생즙의 놀라운 치유력으로

20일의 기적

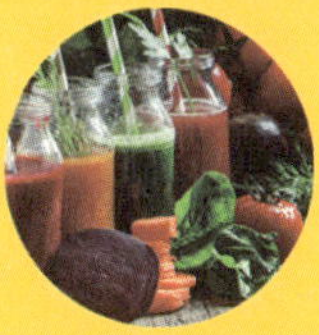

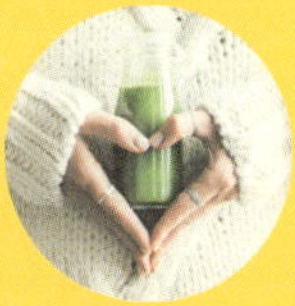

생즙의 놀라운 치유력으로

20일의 기적

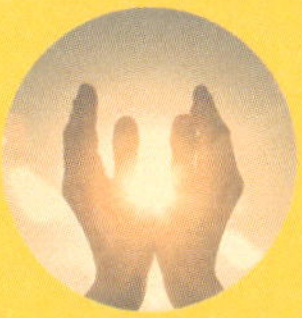

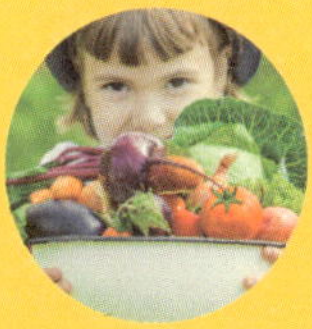

이문현 지음

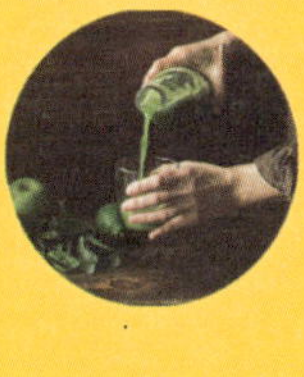

청림뜰

| 프롤로그 |

대부분의 질병은 무엇을 어떻게 먹느냐와 관련되어 있습니다

특히 정제된 식품과 동물성 식품이 심각한 질병을 초래한다는 것을 모르는 분들이 많고, 채식주의자일지라도 열에 익히고 기름으로 조리한 채소가 각종 질병을 일으키는 또 하나의 원인이라는 사실을 모르는 경우가 태반입니다.

질병에서 벗어나는 길은 아주 간단합니다. 이 책에 수록된 무수한 사례들은 오늘날 소위 난치병으로 알고 있는 심각한 질병일지라도 생채소와 생과일을 먹는 단순한 방법으로 어떻게 벗어났는지 생생하게 보여주고 있습니다.

인체를 회복시키시는 분은 하나님이십니다. 녹즙과 과즙을 충분히 마시며 경우에 따라 관장을 병행한 분들에게 현대 의학으로는 설명할 수 없는 놀라운 일들이 매일 벌어지고 있습니다. 세포 단위에서 벌어지는 섬세한 작용들은 인간의 과학으로 결코 설명할 수 없습니다.

이런 치유법은 어느 날 갑자기 창안된 발명품이 아니고 오래전부터 여러 사람들의 경험으로 다듬어진 치유방법입니다. 이 책에는 이렇게 천연의 방법으로 회복된 100여 명의 이야기를 담았습니다. 책을 찬찬히 읽으면 다양한 질병을 가진 분들이 천연치유를 실천하는 과정에서 만난 호전반응들과 그것을 해결한 과정들을 알 수 있습니다. 질병의 발생 원인과 더 자세한 치유 방법을 알고 싶으신 분들은 이문현 저 《난치병혁명 생즙》(청림뜰 刊)을 구입해 읽으실 것을 강력히 추천합니다.

어느 질병이든 그 질병을 발생시킨 원인 인자는 몸의 특정 부위에만 질병을 일으키지 않고 몸 전체를 망가뜨립니다. 실제로 사례들을 읽어보면 대부분의 환자들이 여러 질병을 복합적으로 앓고 있다가 천연치유를 적용하고 나서 어느 한 질병만 좋아지지 않고 전체가 한꺼번에 치유됩니다.

따라서 본서를 읽으실 때는 독자가 갖고 있는 특정 질병과 관련된 부분만 찾아 읽을 것이 아니라 전체의 글을 차례대로 읽으시면 가장 큰 유익을 얻으실 수 있습니다.

이곳에 수록된 사례들은 지난 40년간 국내외에서 수많은 환자들을 상담하고 나서 그들이 가정에서 실천하거나 논산에 위치한 천연치유교육센터에서 치유를 경험한 사례들 중 일부입니다. 아무쪼록 독자 여러분들도 이 책을 통해 동일한 희망을 발견하게 되시길 기원합니다.

2021년 1월
이문현

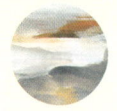

이문현 회장님은 지난 40여 년간 각종 질병으로 고통당하던 수많은 사람들에게 천연치유의 불을 밝혀 주셨고 그들 중 많은 분들이 건강한 삶을 되찾았습니다. 그리고 이 놀라운 천연치유의 혜택을 보다 많은 분들이 누릴 수 있도록 천연치유교육센터를 설립하신 지 불과 6년여 되었을 뿐인데, 벌써 많은 분들이 치유를 경험했고 그분들의 체험을 담은 사례집이 이렇게 책으로 나오게 된 것은 참으로 기쁜 일입니다.

짙은 어둠과 거센 폭풍우 속에서 위기에 처한 배에게 안전한 길을 비추는 등대의 한 줄기 생명의 빛처럼, 이러한 천연치유 체험 사례가 아픔의 시간을 보내고 있는 수많은 분들과 가족들에게 희망과 소망을 보게 함으로 세상을 창조하신 창조주께서 베푸신 천연치유의 길을 찾게 하는 길잡이가 되기를 간절히 소망합니다.

아울러 이렇게 밝은 삶의 증언들이 나오기까지 사랑의 봉사로 헌신한 부산과 영등포 그리고 천연치유교육센터의 모든 봉사자분들의 노고에 진심으로 감사드리며 배려 깊으신 하나님의 은총이 가득하시길 기원합니다.

김정태

천연건강교육원장

| 추천사 |

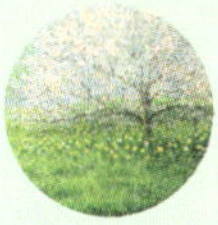

"너의 먹을 것은 밭의 채소인즉"

창세기 3장 18절

이 성경 말씀을 읽으면서, 이 땅에 사는 모든 사람들의 생명을 구하기를 원하시는 창조주 하나님의 사랑을 깨닫고 전율을 느꼈습니다. 부모님들이 뼈가 시리도록 사랑스런 어린 자녀들에게 가장 원하는 건 건강하게 자라서 행복하게 사는 일일 것입니다. 어린 자녀들은 부모가 주는 것을 잘 먹는 것이 가장 좋은 것이라는 사실을 따져볼 필요도 없는 것이지요.

그래서 채소를 연구하면서 채소와 과일이 얼마나 좋은 것인지를 알게 되었고, 내 몸이 병들었을 때 직접 적용해본 후에는 "너의 먹을 것은 밭의 채소"라는 말씀을 더욱 깊이 깨닫게 되었습니다. 그리고 이 말씀에 순종하고 깊이 연구할 때 하나님의 사랑의 깊이를 더욱 알게 되었고, 어떤 사람도 병으로 고생할 필요가 없는 정도가 아니라 애초에 병에 걸릴 필요도 없었다는 것을 발견하게 되었습니다.

채소를 어떻게 하면 효과적으로 먹을 수 있을까요? 사실 알고 보면 너무나 간단하고 쉬운 문제이지만 "너의 먹을 것은 밭의 채소"라는 선언이야말로 질병이 난무한 현실에서 인류가 가장 중요하게 연구해야 할 주제이며, 그 선언 속에 담긴 과학적 근거를 알게 될 때 모든 인류는 그것으로부터 큰 복을 얻게 될 것이라고 확신합니다.

한국천연치유협회

| 차례 |

제2장 / 내분비계 치유 후기

제3장 / 순환기계 치유 후기

제4장 / 소화기계 치유 후기

제5장 / 비뇨생식기계 치유 후기

제6장 / 근·골격계, 기타 치유 후기

제7장 / 이문현 이사장이 직접 쓴 치유 사례

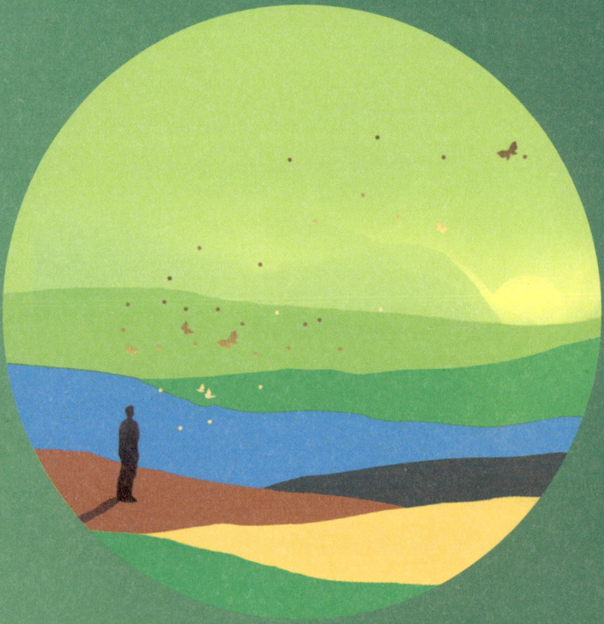

제1장

감각기관 치유 후기

암흑의 시간이었습니다

아토피

김○○(8개월, 남)

한결이는 결혼하고 한참 뒤에 얻은 늦둥이 첫 아이입니다. 미국 시민권자인 저의 영향으로 2017년 6월 30일 미국에서 태어났죠. 비록 미국 시민권자이고 미국에서 생활하고는 있지만 아내는 영아기만큼은 한국에서 보내면 좋겠다고 말했고 저 또한 이견 없이 동의했습니다. 그렇게 얼마 지나지 않아 저희 가족은 한국에 들어왔습니다. 혹시 모른다는 생각에 소아과 병원을 방문했는데 다행히 의사 선생님은 별 문제 없이 건강하다며 "백신 접종 프로그램은 맞았어요?" 하고 물었습니다. 저희는 머뭇거리며 민망한 웃음을 지어 보였습니다. 백신에 부작용이 있다는 걸 알고 있었기 때문이었죠. 이런 저희의 태도에 의사 선생님 역시 "맞는 거죠?" 하고 물었고 저희는 거절하지 못하고 결국 고개를 끄덕였습니다. 그렇게 총 15일간 8번의 백신 주사를 맞았습니다.

문제는 마지막 폐구균 백신 주사를 맞은 다음에 일어났습니다. 한결이가 깨어나지 못한 겁니다. 여기에 의사 선생님은 또 한 번 웃으며 "괜찮아요, 흔히 있는 증상이에요" 하고 말했지만 '흔히 있는 증상'

은 돌려 말하면 모두에게 일어나는 증상이라는 뜻이기에 저희는 불안해하지 않을 수 없었습니다. 그럼에도 아무 말 없이 고개를 끄덕이며 기다려야 했습니다. 하루가 지났습니다. 여전히 한결이는 깨어날 생각이 없어 보였습니다. '안 깨어나면 어떡하지' 하는 생각을 했지만 그보다 옆에서 같은 생각을 하고 있을, 몸을 떠는 아내를 안심시키는 게 우선이었습니다. "괜찮아, 괜찮아질 거야…." 다행히 하루가 더 지나고 나서야 아이는 깨어났습니다. 저희의 얼굴에도 웃음꽃이 피었지만 그것도 잠시, 한결이가 무릎을 긁기 시작했고 얼마 지나지 않아 온몸에 반점이 생기기 시작했습니다. 저희 부부의 얼굴 또한 공포로 물들어 갔습니다. 결국 병원에서 취한 조치는 긁는 것을 막기 위해 아이의 손을 묶는 것이었습니다. 주사 때문이었을까요? 아니면 묶여서 괴로워서였을까요? 한결이는 잠을 이루지 못했고 6개월 동안 울어 댔습니다. 그런 아이를 보는데 문득 죽고 싶다는 생각이 들었습니다. '하지 말았어야 했는데, 알면서도 왜 한 걸까, 나는….'

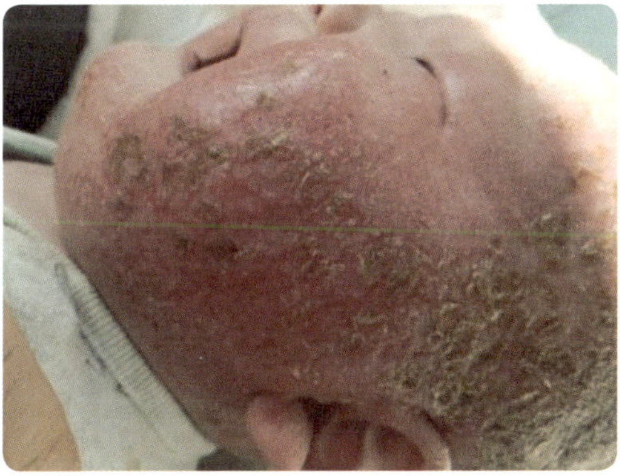

잠을 이루지 못하고 우는 한결이

한결이는 결국 묶인 손으로 긁기까지 했고 온몸에 2차 감염이 일어났습니다. 양방 의사, 한의사, 민간요법 다 시도해 봤지만 아토피는 점점 심하게 온몸에 퍼질 뿐이었습니다. 하늘도 참 무심했습니다. 그럼에도 끝까지 믿었습니다. 하나님께서 회복해 주실 거라고, 그 계기가 있을 거라고 믿었습니다. 암흑의 시간이었지만 기도하는 내내 웃음을 잃지 않았습니다.

제가 할 수 있는 일을 해야 했습니다. 그렇게 아토피와 유기농을 공부하기 시작했습니다. 우리나라에 아토피가 처음 생긴 시점을 보니 1990년 이후로, 그 주 원인이 백신 주사였습니다. 일본은 1980년에, 중국은 2000년에 들어서야 의무화되기 시작했습니다. 이 의무화라는 이름 아래 이 세 나라에 아토피 환자가 폭발적으로 늘었습니다. 즉 백신 주사로 인한 독이 아토피라는 이름 아래 얼굴에 표출이 된 것인데, 얼굴에 표출이 되지 않은 사람은 몸속에 내자되며 어떤 형태로든 우리를 괴롭힌다고 적혀 있었습니다. 즉 암 역시 독의 변형 형태였던 것입니다.

병원은 더 이상 답이 아니라고 스스로 결론을 냈습니다. 그렇게 자연 채식을 섭취하는 요양원으로 향했고 그곳에서 한 달간 머물렀으나 효과는커녕 오히려 악화된 한결이를 안고 그곳을 뛰쳐 나왔습니다. 저희는 좌절했습니다. '이 세상에 우리를 구원해 줄 곳은 정녕 없는 것입니까!' 울부짖고 싶었지만 분명 고통스러울 텐데도 의연하게 엄마 품에 안겨 있는 한결이 그리고 그런 한결이를 안고 행복한 표정으로 울고 있는 아내를 보니 이럴 때가 아니라는 생각이 들었습니다.

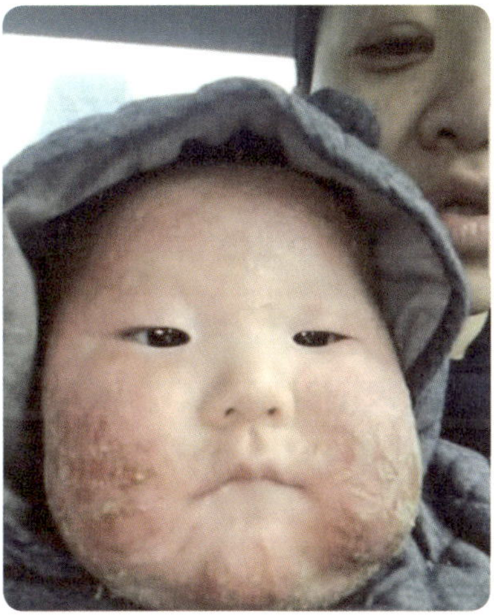
의연하게 엄마 품에 안겨 있는 한결이

그때 마지막이라는 생각과 함께 천연치유교육센터라는 낯선 이름의 공간으로 향했습니다. 사실 확신은 없었습니다. 그저 막다른 길에 놓였고 찬밥 더운밥 가릴 때가 아니라는 생각뿐이었습니다. 즉 모험이었습니다. 그럼에도 겁이 났던 모양입니다. 한결이가 더는 잘못되면 안 된다는 생각에 딱 한 자리 남은 그곳에 제 이름을 채워 넣었습니다. 아내는 당연히 한결이 이름을 넣을 줄 알았는지 "당신조차 잘못되면 어떡해" 하고 걱정의 눈길로 원망하듯 말했지만 저는 분명 잘될 거라며 웃음으로 아내를 안심시켰습니다. 저 역시 마냥 건강하진 않았습니다. 어깨 통증, 이명, 오십견으로 고생하고 있었으니까요. 2018년 2월, 저는 천연치유교육센터 프로그램에 참석했습니다. 그리고 '이거다!' 확신했습니다.

2018년 3월, 천연치유교육센터에 세 명의 이름을 등록했습니다. 그 전까지는 엄마가 모유 수유를 했기 때문에 천연치유교육센터에서는 엄마 먼저 디톡스와 관장을 하는 게 좋겠다고 말했습니다. 그 효과는 금세 드러났습니다. 그 다음은 당연히 한결이 차례였습니다. 그렇게 꼬박 한결이가 좋아지기까지 걸린 시간은 3일이었습니다. 언제나 웃지 못하던 제 아들이 3일째부터 울지 않고 잠을 잤고, 아이의 얼굴에는 옅은 웃음마저 피어났습니다. 회장님은 직접 한결이를 찾아와 어성초 물로 몸을 씻기었습니다. 이 효과는 대단했습니다. 절망에 빠져 있던 저와 집사람은 조금씩 매일 좋아지는 한결이를 보며 희망을 얻었습니다.

수 치료하는 한결이

한결이를 가장 괴롭힌 건 대장이 탈 나면서 생긴 설사로, 하루에 적어도 20번 기저귀를 갈아야 했습니다. 가는 행위가 힘들지 않았다고 말할 수는 없지만 저희에게는 항문이 다 헐어서 고통스러워하는

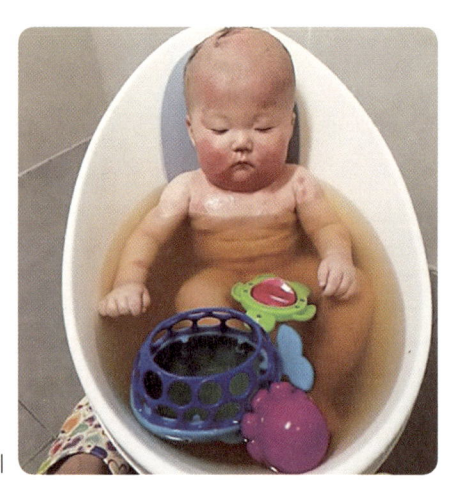

한결이만 보였습니다. 그런데 과즙과 녹즙을 마시면서 설사 횟수가 줄었고, 아주 갓난아이지만 힘든 중에 관장까지 소화한 덕분에 변의 묽기도 사라졌습니다. 비록 레몬즙을 항문에 넣으면 그대로 나왔지만 관장의 효과는 분명히 있었습니다. 관장 후에 어마어마한 점액질과 숙변들이 나오고 그러는 가운데 대장 기능이 회복되는 것을 지켜보았습니다. 변은 서서히 황금색으로 변해 갔습니다. 그리고 설사가 멈추고 정상 변을 보는 기적이 펼쳐졌습니다. 대장의 기능이 회복되니 피부가 급속도로 좋아졌고 몸에 있는 아토피 피부도 하얀 피부로 변하고 온몸이 회복되는 생각하지도 못한 일이 벌어졌습니다. 뜨거운 물로 땀을 흘리며 수 치료를 하는 것 역시 많은 효과를 보았습니다. 회장님 말씀에 따르면 빠져나가지 못한 독들이 배출되는 과정을 거친 것입니다.

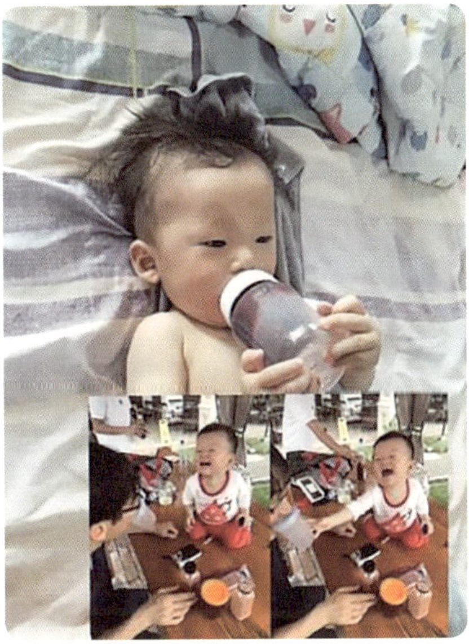

과즙과 녹즙을 마시고 건강해진 한결이

병원에 가면 의사는 항생제 주사를 놓거나 피부 연고를 줍니다. 그게 전부입니다. 이런 행위는 그저 일시적인 효과에 지나지 않고, 평생 아토피를 달고 살면서 병원을 방문해야 하는 상황으로 이어집니다. 한결이는 물론이고 저희 가족은 이곳에서 인내의 시간을 거치면서 완치라는 판정을 받았습니다. 아토피로 인해 성장이 늦어져 체격이 왜소했던 한결이는 이제 보통 아이보다 더 건강한 체격을 가지게 되었습니다. 매 순간 천연치유교육센터의 모든 분, 특히 이문현 회장님께 감사해 하며 지내고 있습니다. 제 아들이 아프지 않았다면 알 수 없었던 천연 건강 원칙입니다. 이제 저희는 가족뿐만 아니라 모든 이웃에게도 이 하나님의 건강 원칙과 그 사랑을 전하고 있습니다. 미국에서 사업하던 저는 사업을 직원들에게 맡기고 일부러 논산의 천연치유교육센터 근처에 집을 얻어서 좋은 식사를 직원들과 함께하고 있습니다. 또한 이 좋은 소식을 전하는 일을 같이하고 있습니다.

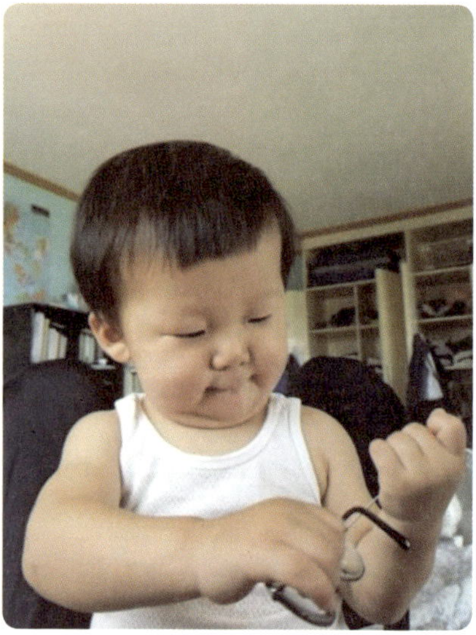
보통 아이보다 건강해진 한결이

건강한 몸은 건강한 피에 있고, 건강한 피는 하나님이 주신 야채, 과일로 얻을 수 있습니다. 어린아이라도 녹즙과 과일즙으로 인체의 모든 기관이 회복될 수 있음을 천연치유교육센터는 확인시켜 주었습니다. 다시 한 번 천연치유교육센터 이문현 회장님을 비롯한 모든 직원에게 감사합니다. 건강을 지키기 위한 진정한 길을 찾고자 한다면 이곳이 답입니다.

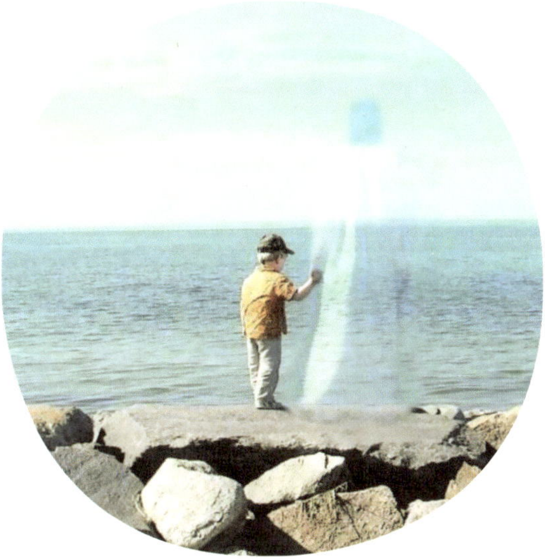

죽었던 시신경의 부활

녹내장, 전립선비대증

김○○(65세, 남)

몇 년 전, 우연히 받은 종합검진에서 안압이 높고 녹내장이 진행되고 있다는 얘기를 들었습니다. 그때는 대수롭지 않게 생각했는데 지난 3월 다시 찾은 병원에서 안압이 32mmHg나 된다며 빨리 녹내장 치료를 해야 한다고 했습니다. 하지만 현대의학으로 녹내장의 완치는 불가능하고 진행을 조금 늦출 수 있을 뿐이라는 얘기를 듣고 낙심했습니다.

그러나 하늘이 무너져도 솟아날 구멍이 있다고, 천연치유교육센터를 다녀오신 한 분을 통해 이곳을 알게 되어 4월 프로그램에 즉시 참석하게 됐습니다.

저는 오래전부터 고기는 일절 입에도 대지 않고 채식을 해 왔는데 대부분 열을 가해 익혀 먹는 채식이었습니다. 이곳에서 들은 강의대로라면 고기만 안 먹었을 뿐 채식이라고 할 수 없는 그런 채식을 한 것입니다. 3주간 원장님의 강의를 듣고 녹즙과 과즙을 먹으면서 살아있는 영양소를 공급하는 것이 얼마나 중요한 일인지 새삼 깨달았습니다.

3주가 끝난 후 다시 병원에 가서 검진한 결과 양쪽 눈의 안압이 모두 19mmHg라는 얘기를 듣고 얼마나 기뻤는지 모릅니다. 언젠가 실명할 수도 있다는 불안감에서 완전히 해방된 것입니다. 더불어 오랫동안 저를 괴롭히던 전립선염도 다 사라졌습니다. 사실은 녹내장

치료가 급하여 전립선염은 치료할 생각도 안 하고 있었는데 함께 나아서 얼마나 좋은지 모릅니다.

이제는 이 방법대로 하면 어떤 병이라도 고칠 수 있다는 확신이 듭니다. 앞으로의 제 삶은 완전히 변할 것입니다. 병원에서는 시신경이 죽어서 녹내장이 생긴 거라며 시신경이 살아나는 건 불가능하다고 했지만 현대 과학으로 불가능하다고 한 것을 저는 보란 듯이 해냈습니다. 저에게 놀라운 치유의 기적을 맛보게 해주신 분들께 진심으로 감사를 드립니다. 다음 기회에는 제 아내도 이곳에 보낼 예정입니다.

천연치유교육센터의 한마디

김○○ 님은 고기를 일절 입에 대지 않는 채식가로서 건강 하나는 자부하고 사신 분입니다. 그러나 전립선염과 녹내장이라는 무서운 병의 진단을 받고서야 문제가 있음을 알게 되셨습니다.

많은 분들이 채식하면 그것을 어떻게 먹든 건강한 줄 생각합니다. 그러다보니 채식을 강의하는 분들도 심각한 질병이 걸리지만 숨길 때가 종종 있습니다.

김○○ 님은 가열한 채식이 실병을 일으키는 데는 돼지고기나 별반 다를 바가 없다는 사실을 천연치유교육센터에 와서 비로소 깨달으셨습니다. 여기에서 가르치는 대로 생채식을, 또한 현미밥이 아닌 생씨앗즙을 먹고 프로그램에 따라 실천해보면 바로 성경에 기록한 대로 "너의 먹을 것은 밭의 채소"(창3:18)라는 말씀의 진가를 깨닫게 됩니다.

또 채소는 씹어 먹는 것이지 즙으로 먹는 것이 아니라고 말씀하시는 분들도 상당히 많습니다. 그러나 몸이 병들었을 때는 채소 속의 비타민, 미네랄, 효소를 대량으로 공급해야 비로소 급속한 치유의 효과가 나타납니다. 생채소와 생과일, 생씨앗(곡식)에는 사람의 피를 건강하게 하고 혈관을 깨끗하게 청소하고 간 기능과 모든 세포를 건강하게 만드는 모든 성분이 있기 때문입니다. 이러한 창조주의 기적 같은 천연의 물질들을 이해하고 사용하는 방법을 아시는 분들은 기적 같은 일들을 몸소 체험하게 될 것입니다.

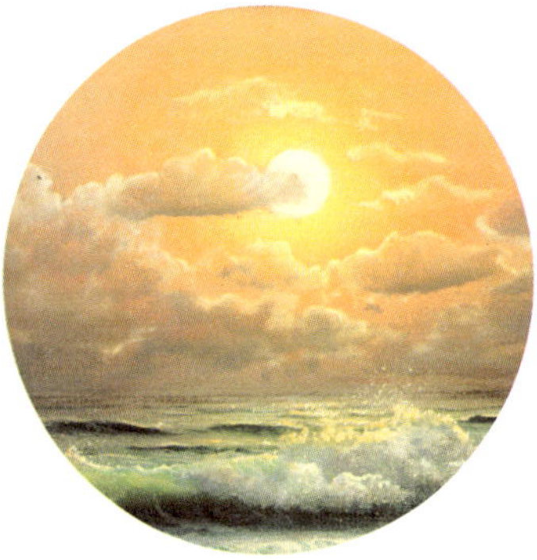

69세에 키가 컸습니다

녹내장, 위염, 시린 이

허○○(69세, 여)

지난 4월, 3주간 천연치유교육센터에서 보낸 시간은 저에게 가장 행복한 시간이었습니다. 저를 15년간 괴롭혔던 녹내장과 이별했기 때문입니다.

15년 전에 이미 안압이 27mmHg까지 올라가면서 녹내장이 시작됐다는 얘기를 듣긴 했지만 그 당시 별다른 치료는 받지 않았습니다. 하지만 작년 10월부터는 더 이상 버틸 수가 없어서 병원에 가서 안약을 처방받았습니다. 백내장이 감기라면 녹내장은 암에 해당할 만큼 치료가 어려운 질병이란 것도 그제서야 알았습니다. 이제는 평생 약을 사용하지 않으면 안 되는 상황이 되고 말았습니다. 그러던 중 천연 치유교육센터를 알게 되었고 이곳에 온 첫날부터 약을 일절 사용하지 않고 이곳에서 가르쳐 주는 대로 열심히 실천했습니다.

처음엔 여기서 주는 레몬즙을 위가 쓰라려서 마시지 못했습니다. 저는 제가 위염이 있다는 것도 여기서 처음 알았습니다. 더군다나 치아에 움푹 패인 곳이 있어서 신 과일은 입에도 대지 못했습니다.

이곳에 처음 왔을 때는 도수가 상당히 높은 안경을 쓰고 왔는데 원장님께서 안경을 벗는 게 회복에 더 도움이 된다고 하셔서 첫날부터 과감하게 안경을 벗었습니다. 그리고 치유를 위해 하루 18잔의 녹즙과 과즙을 먹고 매일 관장을 했습니다.

1주일쯤 지난 어느 날이었습니다. 그날 안경을 쓰고 복도에 나갔다가 복도가 휘청거리는 것처럼 느껴져 깜짝 놀랐습니다. 그사이에 시력이 좋아진 것입니다. 그 후로 다시는 안경을 쓰지 않았습니다. 그렇게 고생하며 3주가 지나고 집에 돌아와 2주 후에 병원에 가서 안압을 쟀더니 두 눈 모두 17mmHg까지 떨어져 정상이라는 판정을 받 았습니다.

지금은 레몬을 4개씩 짠 원액을 하루 3, 4회 마셔도 아무 문제가 없습니다. 치아에 움푹 팬 부분도 어느새 다 메워져 더 이상 시리지 않습니다. 위가 쓰리던 증상도 다 사라졌습니다. 녹내장 치유를 위해 녹즙과 신 과즙을 먹었는데 녹내장이 치유되고, 시린 이가 회복되고, 위염까지 사라지는 놀라운 경험을 덤으로 한 것입니다.

그리고 또 한 가지, 전엔 집에 있는 전등을 켜려면 키가 작아서 껑충 뛰어서 겨우 줄을 당길 수 있었는데 치유센터에서 돌아오던 날 집에 불을 켤 때 껑충 뛰지 않고 까치발을 드는 것만으로 줄을 당겨 불을 켰습니다. 그렇게 불을 켜고 나서야 제가 키가 컸다는 것을 알았습니다. 청소년기도 아닌 69세에 말이죠. 어떻게 이런 일이 있을 수 있습니까? 혈관의 막힌 부분이 청소되고 영양 공급이 회복되면 영양 공급 불량으로 얇아졌던 관절이 회복돼 키가 크는 일들이 자주 있다는 원장님의 말씀이 사실이라는 걸 제가 직접 체험했습니다.

이 글을 읽는 여러분들도 더 이상 질병으로 고민하지 마시고 가장 확실한 치유방법인 천연치유로 건강을 회복하시기를 바랍니다.

도로 표지판도 못 보던 사람이 이젠 성경을 읽습니다

녹내장, 전립선비대증

주○○(69세, 남)

지난 가을, 안과에 갔더니 의사가 "녹내장 기운도 있으니 치료를 시작해야 한다"고 했지만 그때는 대수롭지 않게 생각해 치료를 거부하고 그냥 돌아왔습니다. 그런데 올 2월부터는 도로 표지판이 희미하게 보이기 시작했습니다. 병원에 재차 갔더니 "녹내장이 많이 진행된 상태이며, 안약을 넣는다고 치료가 되는 건 아니지만 시력이 나빠지는 속도를 늦출 수 있다"고 했습니다. 병원에서 준 안약을 넣으니 눈이 충혈되고 눈 밑이 시커멓게 변하기 시작했습니다.

그러던 중 천연치유교육센터를 알게 되어 지난 3월 6일 입소하는 날부터 안약을 한 번도 넣지 않았습니다. 처음 이틀간은 눈이 쓰리고 불편했지만 3일째부터는 쓰린 증상이 없어지더니 보름 정도 지난 후부터는 성경을 읽어도 전혀 불편하지 않게 되었습니다. 지금은 멀리 있는 글씨나 가까이 있는 글씨가 다 잘 보입니다. 전에는 시신경이 붉게 물들어 있었는데 지금은 정상으로 회복되었습니다.

또한 5년 전부터 전립선에 문제가 생겨, 밤에 자다가도 서너 번씩 일어나서 화장실을 다녀와야 했습니다. 소변을 볼 때마다 찌르는 것처럼 아프고 소변이 시원하게 나오지 않았습니다. 방광이 조금만 차도 참을 수가 없었습니다. 전립선 약을 먹는 날은 소변을 잘 보고 먹지 않는 날은 소변을 잘 못 보는 일이 반복되었습니다. 여기서 강의 들은 내용대로라면 아마도 요도나 전립선과 관련된 혈관들에 석회가 끼어서 신축성이 떨어지고 관이 좁아져서 나타난 증상이었을 것입니다.

천연치유교육센터에 와서 생즙을 며칠간 마시고 나서는 어느 날 소변을 보는데 악 소리가 날 정도로 큰 통증이 있었습니다. 소변을 보는데 뭔가 막힌 듯한 느낌이 들면서 잘 나오지 않았습니다. 혈관, 요도 등을 막았던 석회성분이 생즙에 녹아 떨어져 나와서 그랬을 것이라고 생각합니다. 2주 정도 지난 20일부터는 늘 딱딱하던 부위가 부드럽게 만져지면서 소변볼 때 있던 통증이 서서히 사라져서 지금은 전혀 느낄 수가 없습니다. 5년 동안 저를 괴롭히던 전립선 통증도 완전히 사라졌습니다.

전 원래부터 채식을 하던 사람이지만 살이 잘 안 찌는 체질이다 보니 먹는 데 욕심이 생겨서 과식을 자주 했습니다. 더구나 아내가 요리를 잘해서 늘 정성껏 데치고 삶은 요리를 차려주었습니다. 하지만 그렇게 열을 가하고 양념을 많이 한 음식이 몸에 독소를 쌓는다는 건 알지 못했습니다. 제 아내도 아프지 않은 데가 없지만 지금 이곳에 와서 함께 건강 원리를 배우고 있습니다. 창조 당시의 에덴의 건강 원리를 깨닫게 해주신 하나님께 감사드립니다.

교직 생활에 찾아온 큰 위기

녹내장

지○○(45세, 여)

저는 학교에서 학생들을 가르치는 교사입니다. 어느 날부터인가 앞이 잘 안 보이기 시작하더니 녹내장으로 교사 일을 못할 정도로 시력이 떨어졌습니다. 교사 일도 할 수 없을뿐더러 아이들도 아직 어린데 평생 시력장애를 갖고 살아갈 것을 생각하니 앞이 캄캄해졌습니다.

마침 서울에서 있었던 이문현 이사장님의 천연치유 세미나에 참석하여 녹내장을 비롯한 각종 질병이 발생하는 원인을 알게 되었습니다. 그리고 당뇨나 고혈압, 심지어는 암이 천연치유로 나은 사례들을 접하면서 녹내장도 나을 수 있겠다는 확신이 들었습니다.

곧바로 학교에는 휴직서를 내고 천연치유교육센터의 3주 프로그램에 참석했습니다. 프로그램을 끝내고 안과에서 안압을 체크하니 안압이 정상 범위로 내려왔고 녹내장이 완치됐다는 얘기를 들었습니다. 너무나 감사하고 기쁩니다. 육신의 시력을 회복시켜주셨을 뿐만 아니라 건강을 어떻게 지켜야 할지에 대한 새로운 눈을 뜨게 해주신 이문현 회장님께 감사드립니다.

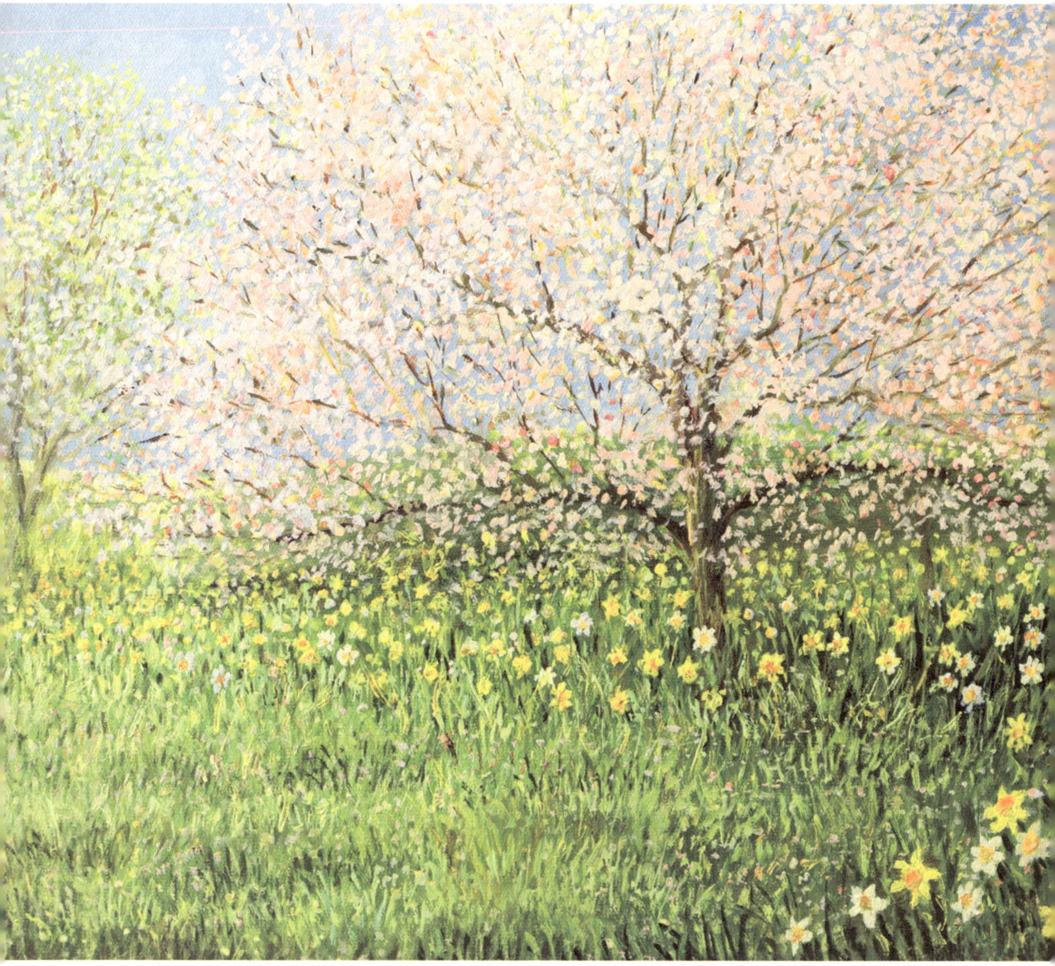

안압 낮추려고 레이저로 구멍까지

녹내장

이○○(70세, 남)

시야를 가리는 눈꺼풀 살 제거 수술을 받고 나서부터 사물을 보는데 어두운 점 같은 것이 생겨나 시야를 가렸습니다. 대형병원으로 가서 여러 가지 검사도 받았지만 수술 후유증은 아니라고 했습니다. 녹내장이 의심된다며 약을 처방해 주었습니다. 그리고 나중에는 약물로도 치료가 되지 않자, 안압이 올라가지 않도록 레이저를 사용해 눈에 구멍을 뚫었습니다.

수술 이후에도 하루에 두 번씩 눈에 약을 넣으며 안압을 유지하고 있었습니다. 약을 넣지 않으면 눈에 열이 나고 통증이 있었는데 이곳에 입소하고부터는 안약을 넣지 않고 있습니다. 그런데도 신기하게 통증이 없습니다. 열도 나지 않습니다. 앞으로 시력도 좋아지리라는 희망이 생깁니다. 그리고 예전부터 앓아오던 담석증도 치료가 되기를 희망해 봅니다.

인공 눈물, 하루에 100번도 모자라

녹내장, 이명, 전립선비대증, 성기능 저하

이○○(71세, 남)

2011년 귀에 문제가 생겨서 병원을 찾았다가 우연히 눈에 급성 녹내장이 있다고 해서 치료를 했습니다. 그리고 2년이 지난 2013년에 만성적인 녹내장으로 악화되고 말았습니다. 안압이 30mmHg까지 오르고 왼쪽 눈의 시력을 30~40%가량 잃었습니다. 매일 아침저녁으로 항생제를 눈에 넣었고 인공눈물은 하루에 100번도 넘게 사용해야만 했습니다. 항생제는 사용할수록 내성이 생겨서 자주 더 많이 넣어야만 하는 상태가 되었고 안약을 사용해도 눈이 충혈되고 아팠습니다.

천연치유교육센터로 오기 두 달 전에 1차 상담을 받고 녹즙을 먹고 식이요법을 시작했습니다. 그리고 11월에 입소해 이곳 생활을 시작했습니다. 하루 18잔의 녹즙이 몸에 버거워 다 마시지 못한 날도 있고 관장도 쉽지만은 않았습니다. 하지만 원장님의 강의와 하루하루 나아져가는 내 몸의 변화들을 보며, 이 방법이 최선이고 나을 수 있을 거라는 믿음이 생겼습니다.

혹시나 하는 마음에 가져온 약도 사용하지 않았지만 눈에 아무런 문제가 없었습니다. 충혈도 없어지고 하루하루 지나는 동안 통증도 점점 줄어들었습니다. 평생 눈에 안약을 수없이 넣어도 결코 완치되지 않을 질병이라는 생각에 너무 힘들게 지내왔는데 이제는 마음까지 가벼워집니다. 눈이 편안해지니 세상도 아름다워 보입니다. 너무 감사한 마음이 생기고 가족들 얼굴이 떠올라 얼른 만나고 싶어집니다.

그리고 몇 년간 지속되어 온 이명도, 숫자로 표현하기는 힘들지만 30% 정도는 소리가 작아진 느낌입니다. 또 전립선 비대증과 전립선염이 깨끗하게 나았고 남성기능도 확실히 좋아졌습니다. 몸에 가려움도 사라졌고 발바닥에 굳은살도 없어져 부드러운 새살이 만져집니다. 몸이 너무 가볍습니다. 마치 새로 태어난 기분으로 흥이 나고 기운이 납니다.

천연치유로 병이 나을 수 있습니다. 증상만 완화시키고 힘든 삶을 이어가는 것이 아니라 완치되고 건강한 삶으로 돌아올 수 있게 도와주신 분들께 감사드립니다.

실명의 위기를 넘기고

급성 녹내장

송○○(54세, 남)

병원에서 뜻밖의 급성 녹내장 진단을 받은 건 2013년 4월의 어느 봄날이었습니다. 호사다마라고 했던가요. 남들보다 열심히 일해 경영하던 사업이 잘 되던 어느 날, 갑자기 눈에 충혈이 심해지고 안압이 오르더니 앞이 잘 보이지 않게 된 것입니다. 1년 8개월가량 ○○대학 병원을 드나들며 치료를 받았지만 증세는 호전되지 않고 오히려 악화되어 갔습니다. 마침내 담당의사는 수술 외에는 다른 방법이 없다며 수술을 권했습니다.

하지만 수술이 어디 쉽게 결정할 일이던가요. 심각하게 고민하던 중 평소에 대체의학 쪽에 관심이 많던 큰딸이 수술하기 전에 마지막으로 천연치유를 한 번 해보라고 간절하게 권하였습니다. 저는 평소에 대체의학에는 통 관심이 없었지만 물에 빠진 사람이 지푸라기도 잡는다는 심정으로 2015년 1월 8일 천연치유교육센터를 찾게 되었습니다.

그곳에서 3주 동안 교육받으며 강의와 상담을 통해 그동안 너무도 몰랐던 가장 소중한 내 몸을 건강하게 관리할 수 있는 천연의 원리를 깨닫게 되었습니다. 그리고 과일즙과 녹즙을 마시면서 몸의 상태가 좋아지고 안압이 조절되는 것을 느낄 수 있었습니다.

프로그램을 마친 후 병원에 가서 검진을 받았는데 의사가 깜짝 놀라며 수술을 하지 않아도 된다는 것입니다. 이제는 그곳에서 습득한 새로운 삶의 방식을 즐기며 건강하게 살고 있습니다.

천연치유교육센터의 한마디

송○○ 님, 축하합니다. 녹내장의 원인과 모든 것을 배웠으니 이제는 녹내장과 실명이라는 사슬에서 풀려나셨습니다. 그대로 계속 실천하시면 점점 더 좋아져서 나중엔 녹내장에서 해방될 뿐 아니라 안경도 충분히 벗을 수 있게 될 것입니다.

중요한 건 그다음입니다. 사람들은 어떤 질병이 발생하면 그 해당 질병에만 신경 쓰는 경향이 있습니다. 그러나 녹내장이 발생했다면 몸의 다른 부분에도 이미 다른 질병의 싹이 시작됐다는 걸 알아야 합니다. 인체를 조금만 이해하면 그 이유를 알 수 있습니다.

앞으로 꾸준하게 인내심을 가지고 배운 대로 노력하시면 몇 년 후에는 완전히 다른 사람처럼 건강하게 변한 자신의 모습을 발견하게 되실 것입니다.

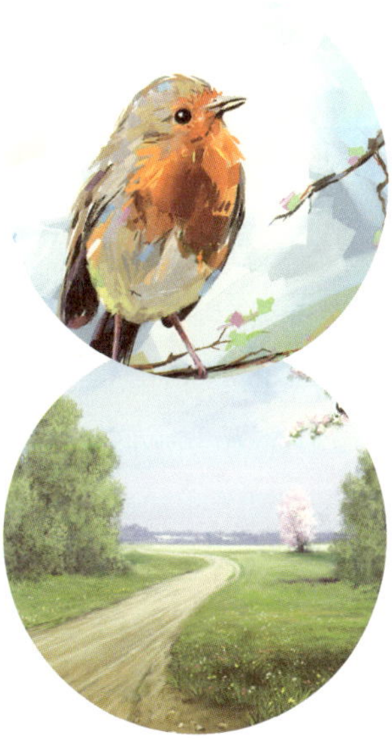

두 번의 사고 후, 발견한 질병

녹내장, 무릎 시림

유○○(68세, 남)

나는 30년간 운전하면서 별 사고 없이 잘 지내왔는데 5년 전 어느 날은 주차하다가 옆에 세워져 있는 차를 긁는 사고를 냈다. 그리고 며칠 후, 또 다른 차와 접촉사고를 내고 말았다. 이렇게 한 달에 두 번이나 접촉사고가 나니, 아내는 빨리 병원에 가서 시력검사를 해보라고 성화였다.

난 건강에 누구보다 자신 있는 사람이었다. 20년 넘게 채식을 해왔고 건강을 해롭게 할 만한 어떤 음식이나 습관도 없었기 때문에 지난 17년 동안은 한 번도 건강검진을 받지 않았다. 심지어는 이러다 질병에 걸리면 이제는 하나님 책임이라고까지 생각했다.

그런데 아내가 하도 재촉해서 종합병원에 가서 검사하니 녹내장이라는 게 아닌가. 병원에서 약을 처방해주며 하는 말이, 이 약을 넣으면 녹내장을 낫게 하지는 못하지만 악화되는 속도를 늦출 수는 있다고 했다. 처방받은 약 세 가지를 눈에 넣으니 눈이 아파 견디기 힘들었다. 그때 내 시력은 사물이 좀 어두워 보일 뿐, 생활하는 데 큰 지장이 있는 정도는 아니었다. 그래서 약을 더 이상 넣지 않고 버텼다.

그렇게 1년 반이 지난 후에 다시 병원을 찾아갔다. 젊은 안과과장은 내 눈 상태를 보더니 불같이 화를 내며 "왼쪽 눈은 이미 실명이 됐고 오른쪽 눈은 시력이 40%밖에 남지 않았다"고 속상해 했다. 의사는 "아파서 약을 안 넣었다고 하는데, 아프면 아프다고 얘길 해야지 왜 마음대로 안 넣었나? 나를 찾아왔다면 안 아픈 다른 약으로 바꿔 줬을 텐데…" 하며 마치 부모가 아들을 나무라듯 나를 나무랬다.

한쪽 눈은 이미 실명했고 다른 쪽의 시력도 조금밖에 남지 않았다는 말에 이제는 약을 넣지 않을 도리가 없었다. 그 후로 약은 부지런히 넣었지만 시력은 조금씩 더 나빠져 가고 있었다.

어느 날 아내는 자신이 출석하는 교회에서 1주일 디톡스 프로그램이 있다며 내가 꼭 참석해야 한다고 말했다. 사실 나는 사업상 사람을 자주 만나야 해서 꾸준히 참석할 수 있는 상황이 아니었다. 하지만 아내가 사랑하는 남편의 눈을 뜨게 해주려고 그렇게 애를 쓰는데 참석할 수 없다고 거절하는 것도 도리가 아니었다.

아내와 함께 참석한 건강세미나에서 가장 인상 깊었던 내용은 채소를 익혀 먹으면 채소 속의 미네랄이 건강에 도움이 되기는커녕 오히려 혈관을 막아 각종 질병을 일으키는 주범이 된다는 내용이었다. 지난 20년간 철저히 채식을 하고서도 녹내장이 생긴 이유를 알게 되었다.

교회에서 주는 녹즙과 과즙을 하루 3잔 먹고 집에 돌아가 관장을 하는 디톡스 프로그램을 단 하루 실행하고 다음 날이 됐을 때 평소에 시리던 무릎이 전혀 시리지 않는 놀라운 일이 일어났다. 난 이제 나이가 70이 되니 자연스레 몸이 아파지는 것이라고만 생각했던 터였다. 그런데 단 하루 디톡스를 했을 뿐인데 그다음 날 무릎 시린 증상이 사라지더니 지금은 디톡스 11일째인데 지금까지 단 한 번도 다시는 시리지 않는다.

사흘째 되던 날은 혹시나 시력에 어떤 변화가 왔을까 싶어서 오른쪽 눈을 가리고 왼쪽 눈으로 글자를 보니 실명됐다던 바로 그 눈에 초승달만큼 시야가 열린 게 아닌가. 정말 기적 같은 일이었다. 엿새째 날은 왼쪽 눈의 시야가 40% 정도 열려 사물을 볼 수 있게 되었다.

지금은 교회 1주 프로그램이 끝난 후, 집에서 4일째 녹즙을 짜 먹고 있다. 아직 왼쪽 눈의 중심 부분은 안개가 낀 듯 뿌옇게 가려 있지만 그 부분의 농도도 서서히 옅어지고 있어서 앞으로 계속 이렇게 하면 시력이 정상으로 회복될 것이라 믿어 의심치 않는다.

정말 이 녹즙・관장 디톡스는 놀라운 것이다. 하나님께서 우리에게 알려주신 최고의 치유법이라고 생각한다. 이런 놀라운 방법을 나만 알고 있을 수 없어서 내가 알고 있는 모든 사람들에게 이 디톡스 방법을 알려주고 싶다.

황소같이 일하느라 몸이 종합병원이 되는 줄도 몰랐습니다

이명, 협심증, 황반변성, 퇴행성관절염, 원형탈모, 진전증(머리 떨림)

김○○(68세, 남)

모두가 그렇겠지만 회사를 30~40년 다니며 일에만 열중하다 보니 몸이 종합병원이 되었습니다. 한 달에 두세 번 심장이 조여져 오는 협심증 증세로 병원에 다니게 되었고 두통과 이명도 심각한 정도였습니다. 괜찮다가도 어느 순간 머리가 멍해지고 미칠 것 같았습니다. 관절에서는 걸을 때마다 두둑두둑 소리가 났고 손가락 마디마디가 안 아픈 데가 없었습니다. 그리고 나이 많은 시골 할아버지처럼 저절로 머리가 흔들거리는 증상까지 나타났습니다.

어느 날은 운전을 하고 가는데 갑자기 물체가 퍼져 보이며 시야를 가렸습니다. 그동안 여러 아픈 곳들이 있었지만 걱정할까 봐 가족들에게는 알리지 않았습니다. 하지만 눈까지 이렇게 되니 하는 수 없이 혼자서는 병원에 가지 못하고 아내와 같이 병원에 가게 되었습니다.

시골병원에서는 상태가 심각해 보이는지 큰 병원을 알려주고 가 보라 했습니다. 병원에서 황반변성이라는 병명을 진단받았습니다. 치료약은 없고 병이 진행되는 것을 늦추는 치료밖에 없다고 했습니다. 병원에서 시술을 받았지만 시술 후에 시야는 더 흐릿해지고 어두운 원은 더 커졌습니다. 그렇게 저는 희망을 잃어갔고, 남아 있는 가족을 위해 생명보험을 3개나 들어놓았습니다. 내가 없더라도 아내가 어느 정도 여유 있는 삶이 되도록 준비하는 것만이 할 수 있는 유일한 일이라 여겼습니다.

그러던 중 2014년 10월 말에 교회에서 디톡스 세미나가 열렸습니다. 나는 별로 관심이 없었지만 아내는 "그래도 교회에서 하는 일이니 참여해야 하지 않겠냐"며 세미나 참석을 권했습니다. 아내는 평소 채식을 하며 건강식생활을 한다고 했지만 고혈압과 고지혈증 환자였습니다. 그러던 아내는 디톡스 세미나에 참여하고 나서 약을 먹지 않고도 혈압이 정상으로 돌아오고 건강이 좋아졌습니다. 아내는 나에게도 디톡스를 해볼 것을 권했지만 나는 워낙 병도 많고 심각한 상태라 별로 기대를 하지 않았습니다. 하지만 아내는 어차피 병원에서도 못 고치는 병이니 밑져야 본전이라는 마음으로 교회에서 배운 방법대로 나를 위해 해달라고 말했고 그렇게 집에서 디톡스를 시작했습니다.

2014년 11월 5일이었습니다. 그로부터 3년이 지났지만 저는 지금도 그 날짜를 생생하게 기억하고 있습니다. 디톡스를 시작한 지 4~5일쯤 지났을 때, 아침에 일어나서 창문을 바라보는데 늘 눈앞을 가렸던 검은 먹물 같은 점이 연해져 있어서 깜짝 놀랐습니다. 그때부터 확신을 가지고 더 열심히 천연치유법대로 실천하고 있는데 지금은 눈은 확실히 좋아졌고 무릎은 완전히 나은 것은 아니지만 걸음이 상당히 부드러워졌습니다. 손가락 마디도 부드러워지고 심장이 더 이상 조여오지도 않고 두통도 없어졌습니다.

그리고 이명이 눈에 띄게 약해졌습니다. 저는 이 이명 때문에 정말 많은 고통을 당했습니다. 단순히 귀가 울리고 멍해지는 정도가 아니라 사람을 미치게 할 만큼 심각한 상황이었습니다. 정말 그것 때문에 미칠 것 같았던 이명이 신경을 써서 들어야 느껴질 정도로 약해졌습니다. 그리고 가만있어도 저절로 머리가 흔들리던 증세도 사라졌습니다.

이 모든 것이 기적이었고 그래서 더 감사합니다. 물론 천연치유를 실천했던 지난 3년간, 팔이 더 아프고 시력이 좋아졌다 나빠졌다를 여러 번 반복했습니다. 그때는 내가 하고 있는 방법이 옳은지 그른지 당황스럽고 힘들었지만 지나서 생각해보니 좋아지는 과정에 나타나는 명현반응과 호전반응이었습니다.

이렇게 제 몸에 있던 여러 질병들이 모두 좋아진 어느 날, 이번엔 아내가 아파서 병원에 가게 되었습니다. 고지혈증과 고혈압, 당뇨 진단을 받았습니다. 의사는 아내의 병은 약만 먹으면 관리가 가능한 병이라고 말했습니다. 물론 평생을 먹어야 되지만 약으로도 충분하다는 것이었습니다.

우리 부부는 고민이 시작되었습니다. '병원 치료를 할 것인가? 아니면 나를 낫게 했던 그 방법으로 치료를 계속할 것인가?' 사실 우리 부부는 3년 전에 디톡스 세미나를 통해 천연치유의 원리를 배운 후, 집에서 실천하려고 많은 노력을 해오던 터였습니다. 그렇게 하지 않아서 아내의 병이 재발한 거라면 쉽게 천연치유를 선택했을 텐데 나름대로 열심히 실천했다고 생각했고 나는 그 방법으로 온갖 질병에서 벗어나고 있는데, 아내는 좋아진 듯했던 질병이 다시 심해지니 고민이 안 될 수가 없었습니다.

생각을 정리하려고 나는 아내와 드라이브를 했습니다. 한참을 기도하며 고민하던 아내가 마침내 결정을 내렸습니다. "여보, 우리 이왕 시작한 일이니 오히려 더 정석대로 제대로 천연치유를 해보기로 해요."

11월 첫 주에 아내가 먼저 천연치유교육센터에 입소하고 저는 일주일 뒤에 합류했습니다. 이곳에서 아내는 너무나 쉽게, 약을 먹지 않고도 혈압이 정상이 되었고 당수치도 정상으로 돌아왔습니다. 그리고 이곳에서 몸도 회복이 되고 많은 감동과 감화를 받았습니다. 우리 몸이 주님이 거하시는 성전이라는 의미를 깊이 깨닫게 되었습니다.

제가 아내를 따라 센터에 온 지 1주일이 지났을 때 강의실에 앉아 있는데 뒤에 앉아 있던 한 분이 깜짝 놀라며 물었습니다.

"장로님 요즘 뭐 좋은 거 드세요?"

원형탈모로 휜했던 정수리 부분에 머리카락이 가득 나 있었던 것입니다. 그 말을 들은 아내도 그제야 제 머리를 보며 기뻐했습니다. 모세혈관이 청소되고 영양소가 충분히 공급되니 모근이 건강해졌나 봅니다.

건강하려면 어떻게 해야 하는지 많은 분들이 알고 건강해지면 좋겠습니다. 이 글이 아픈 많은 분들에게 용기와 희망이 되기를 바랍니다.

5년간 치료에도 악화된 여드름

여드름

한○○(30세, 여)

저는 늘 여드름으로 고생하다가 25세 때 너무 심해져서 피부과 치료는 물론이고 독한 여드름 약과 레이저 치료 등 여러 치료들을 5년간 받아왔습니다. 하지만 별 호전이 없어서 한의원 치료도 받았었고 한약도 먹어보았지만 소용이 없었습니다. 이때 어느 분이 녹즙 디톡스로 몸을 해독하면 여드름도 많이 개선될 수 있다는 얘기를 해주셔서 논산에 있는 천연치유교육센터 프로그램에 참여하게 되었습니다.

일주일이 지난 지금, 고름과 피지로 울긋불긋했던 여드름이 많이 가라앉았습니다. 큰 염증성 여드름은 염증이 많이 줄고 대신 속에 자리 잡았던 염증이 밖으로 배출되면서 많이 호전되고 있는 상태입니다.

몇 년간 병원에서 압출기로 억지로 짜내고 스케일링을 받아도 호전되지 않던 여드름이었는데 천연치유 디톡스 프로그램 일주일 진행으로 이렇게 눈에 띄게 좋아졌습니다.

앞으로 집에 돌아가서도 천연치유교육센터에서 습득한 방법으로 녹즙, 과즙을 마시면서 해독 프로그램을 잘 병행하여 아름다운 피부로 거듭날 것입니다.

풍부한 영양으로 피부건강까지

호르몬 과다분비성 피부발진

박○○(여)

첫 생리를 고통 속에 치른 후부터 저는 깨끗하고 맑은 피부를 꿈꾸게 됐습니다. 티 하나 없던 제 피부는 생리를 시작하면서 변해갔습니다. 다음 예정일이 다가오면 두드러기 같은 뾰루지가 하나둘 솟아나와 흉터를 남겼습니다. 처음에는 하나둘이던 것이 생리 횟수를 더할 때마다 조금씩 늘어나서 언제부터인가는 등 언저리를 뒤덮었습니다. 어쩌다 건드리기라도 하면 아프기도 했지만 깨끗한 피부 위로 돌출된 발그레한 발진은 없어진 다음에도 흉터를 남겼습니다. '나는 남들과 무엇이 그리 다르기에 이런 증세가 나타나는 것일까, 이제 나에게 깨끗한 피부는 상상할 수도 없는 걸까.' 이런저런 생각에 모든 것이 고통스러웠습니다. 이런 저의 모습을 보다 못한 엄마는 한의원에서 약을 지어 아침저녁으로 달여 주셨고, 쓰디쓴 약을 참고 먹었지만 전혀 호전되는 기미가 보이지 않았습니다. 등 전체를 뒤덮은 발진으로 여름이면 조금이라도 파인 옷을 입지 못했고, 누군가 내 등이라도 두드릴 때면 짜릿한 아픔과 함께 수치스러움으로 얼굴이 붉어져 등을 친 사람과 얼굴을 붉히는 일이 많았습니다. 대중목욕탕은 사람이 없는 새벽이나 늦은 밤을 이용하여 되도록 사람을 피해 다녔습니다. 그것이 가져다주는 고통은 엄청난 것이었습니다. 외모에 대한 열등의식은 깊어만 갔고 나를 숨길 만한 것을 찾기에 급급했으며 여름이 싫고 피부에 관해 남 앞에서 거의 언급을 하지 않았습니다.

생리일이 다가오면 참을 수 없는 불안감에 불면증까지 왔습니다. 사춘기가 지나면 괜찮아질 거라는 말에 위안도 삼아봤지만 결국 사춘기가 지난 후에도 증세는 변함이 없었습니다. 거친 피부와 우둘투둘한 감촉, 예민해져가는 신경 때문에 밝게 지내야 할 저의 학창시절은 고민과 걱정으로 얼룩지고 말았습니다. 피부과에 다녀도 다닐 때만 잠시 좋아질 뿐이고, 처음 갔을 땐 화농성 피부염이라 하더니 나중엔 호르몬 과다분비로 인한 현상이라고 했습니다.

그렇게 몇 년의 세월을 보내고 결혼 적령기에 들어선 저에게 엄마는 어디에서 듣고 오셨는지 "녹즙으로 식이요법을 하면 체질도 바뀔 수 있다더라" 하시며 푸른 채소를 정성으로 갈아 베보자기에 꼭 짜서 규칙적으로 마시게 해주셨습니다. 푸른 채소를 갈아 먹은 지 석 달쯤 되었을 때 '정말 이럴 수 있을까?' 하는 기적이 저에게 일어났습니다. 제 몸을 뒤덮고 있던 발진이 현저히 줄어들고 흉터조차 조금씩 없어졌으며 피부는 몰라볼 정도로 깨끗해졌습니다. 녹즙을 먹은 지 7개월 남짓 되었을 땐 보통 사람들처럼 자유로이 대중목욕탕에 드나들 수 있었고 여름을 즐길 수 있었습니다. 결혼생활 9년째를 맞이하는 지금, 전 꺼내기도 싫은 옛 기억을 더듬어냈습니다. 다시 생각해도 고통의 시간이었습니다. 지금은 남편에게도 녹즙을 해주고 있지만 누구에게든지 녹즙을 마셔보라 권장하고 싶습니다. 약은 더 이상 악화만을 막을 뿐이고, 증상이 다시 좋아졌다 해도 다른 기능을 저하시킵니다. 하지만 풍부한 영양으로 모든 기능을 정상적인 상태로 돌리는 것은 우리가 먹는 채소에서 얻는 것뿐입니다. 음식으로 섭취할 경우 17% 흡수밖에 기대할 수 없지만 즙으로 섭취할 경우 67%의 흡수를 기대할 수 있기에 건강을 추구하고 염려하는 모든 분들에게 한번쯤 실천해 보시길 권합니다.

3일 만에 사라진 접촉성 피부염

접촉성 피부염

이○○(72세, 여)

2015년 12월에 갑자기 얼굴 여러 곳에 빨간 반점과 각질이 생기기 시작하더니 가려워서 미칠 지경이 되었습니다. 사람들과의 만남도 꺼려지고 밤에 잠을 잘 수도 없었습니다. 국내에서 가장 실력 있다는 의사들을 만나보아도 아무 소용이 없어서 해외에까지 가보았지만 어떤 의사는 제 피부병을 알레르기라고 하고, 다른 의사는 습진, 또 다른 의사는 접촉성피부염, 심지어 아토피까지 진단 결과도 제각각이었습니다.

그 어떤 약이나 어떤 연고도 제 병을 낫게 하지 못했습니다. 그렇게 고생하던 차에 천연치유교육센터를 알게 되었고 이곳에 온 지 단 3일 만에 가려움증이 사라졌습니다. 그 유명한 약과 연고로도 치료되지 않던 얼굴이 녹즙과 과즙으로 치료되는 기적을 보았습니다. 집 약장에 가득 남아 있는 연고와 약은 다 갖다 버리려고 합니다.

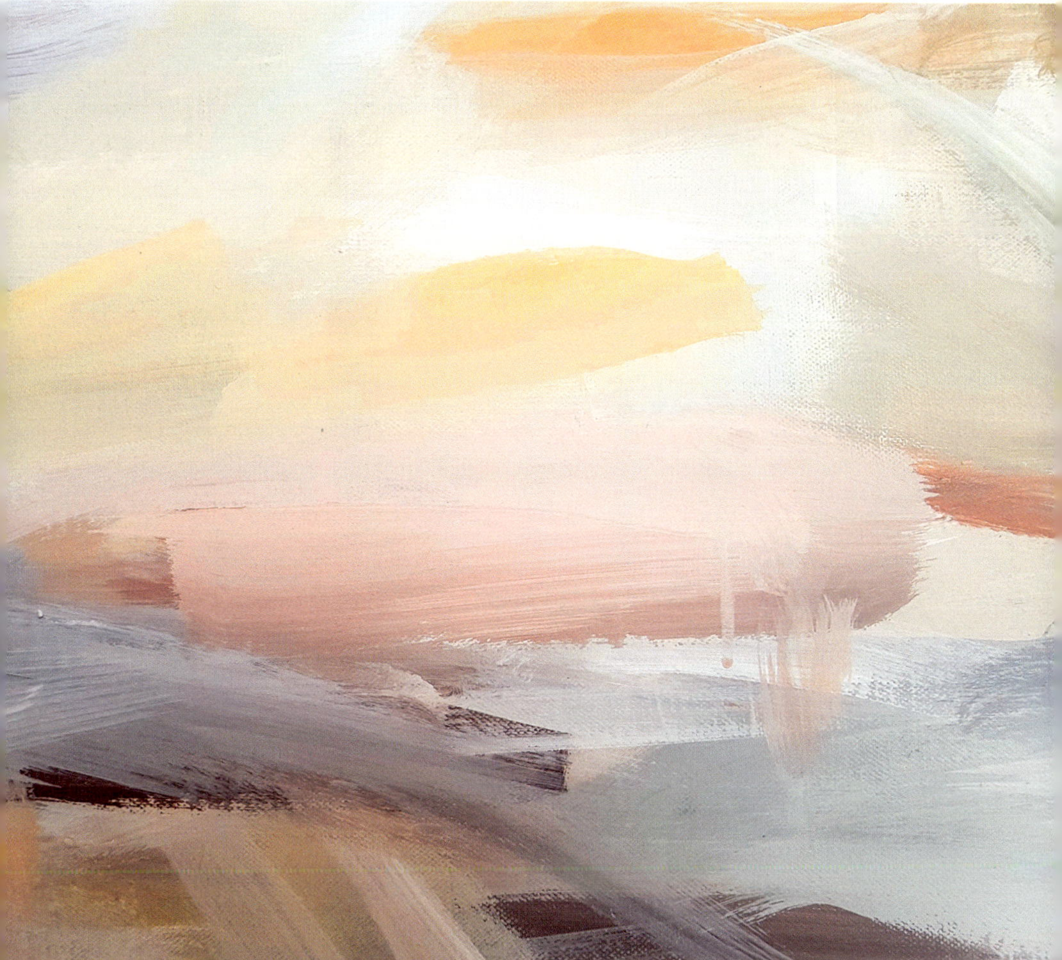

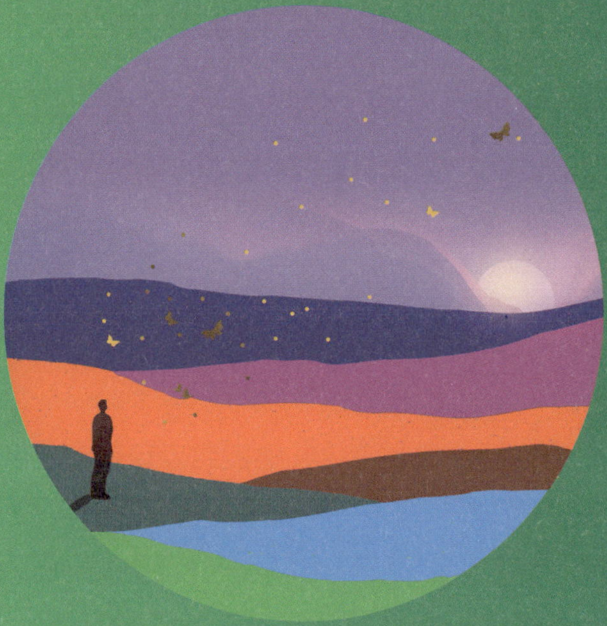

제2장

내분비계 치유 후기

주저하지 않는다면 기적이 일어납니다

갑상선기능저하증, 당뇨병

서○○(여)

저는 갑상선기능저하증과 당뇨병으로 2년째 치료 중인 환자입니다. 갑상선기능저하증이 있으면 소화기능이 약해지고 늘 피곤하여 눕고만 싶어집니다. 계단을 오를 때는 더욱 힘이 들고, 여행도 자유롭게 다니질 못합니다. 아파보지 않은 사람은 이해하지 못할 병입니다.

저는 남편의 권유로 천연치유교육센터를 방문하여 이문현 회장님을 뵙게 되었고, 간을 회복시키는 일이 가장 중요하며 간이 튼튼해지면 다른 병도 자연스럽게 치유된다는 사실을 깨우쳤습니다. 밑져야 본전 아니겠나 싶어 엔젤녹즙기를 구입하고 생즙 단식과 레몬 관장을 해보기로 마음먹었습니다.

시작은 당도가 높은 과일즙을 매일 2000cc씩 마시는 것이었습니다. 당뇨 환자로서는 상상도 못할 일이었습니다. 처음엔 겁도 났지만 녹즙을 마시면 당은 정상으로 돌아온다며 걱정 말고 계속 마시라는 이문현 회장님의 말씀을 믿고 꾸준히 과일즙을 마셨습니다. 그런데 정말 놀라운 일이 벌어졌습니다. 생즙 디톡스와 레몬 관장 16일을 마치고 회복식 5일째인 현재까지 21일간 호르몬제를 일체 복용하지 않았는데도 피곤함이나 소화 장애가 전혀 나타나질 않습니다. 그리고 당 수치는 과즙을 마실 때만 잠시 오를 뿐, 다음 날 아침이면 거짓말처럼 정상 수치인 80㎎/㎗ 이내로 회복되곤 합니다. 그뿐만 아니라, 20일째였던 어제는 시체 썩은 냄새를 동반한 변을 한 주먹 가까이 쏟아냈습니다. 놀란 마음에 치유센터로 전화를 드렸더니 간과 핏속에 있던 독성들이 드디어 빠져나오고 있다는 증거라고 이 회장님께서 말씀해 주셨습니다. 간이 회복되어 가니 덤으로 갑상선 기능까지 자연스럽게 회복되고 있습니다.

단식 관장을 하면서 고생을 정말 많이 했습니다. 몸살감기와 고열로 3일간 앓아눕기도 하고 속이 울렁거려서 더 이상 못 참을 만큼 힘들었던 일도 있었습니다. 그만큼 제 건강이 악화되어 있었다는 증거였지요. 남편은 이 회장님과 아침 일찍부터 전화 상담을 했고 이 회장님의 말씀에 따라 지독할 만큼 철저하게 시간표를 짜서 녹즙을 공급해주었습니다. 살기 위해서는 이 녹즙을 반드시 마셔야 한다는 남편 앞에서 저는 두 손을 들 수밖에 없었습니다. 그 결과 이렇게 기적 같은 놀라운 일들이 제 몸속에서 일어나고 있는 것입니다.

이 글을 읽고 계신 여러분! 저와 여러분은 꼭 나을 수 있습니다. 제가 바로 산증인입니다. 주저하지 마시고 녹즙을 마셔보세요. 그러나 무턱대고 녹즙만 마시는 것은 치료에 큰 도움이 되지 않습니다. 치료를 시작하시기 전에 꼭 천연치유교육센터를 방문해 보십시오. 전화로 하지 마시고 꼭 만나서서 자세히 상담을 받는 것이 가장 정확한 답을 찾는 길이라 저는 확신합니다.

천연치유교육센터의 한마디

갑상선기능저하증을 앓는 대부분의 사람들은 수년간 약을 복용하며 치료하다가 결국은 완치하지 못하고 부작용을 얻게 되거나 암으로까지 진행되는 경우가 많은데, 서○○ 님은 여기에 당뇨병과 비만, 관절염까지 겹치면서 현실적으로 대단히 극복하기 어려운 상황임에도 본인의 확실한 이해와 남편의 극진하고도 치밀한 도움으로 녹즙을 이용한 천연 치료를 꾸준히 실천하여 기적 같은 회복을 만들어 낸 분입니다.

사실 서○○ 님이 건강을 회복해가는 과정 중에는 어려운 순간도 있었습니다. 특히 체중이 감소하고 컨디션이 좋아지면서 당 수치가 정상으로 돌아왔고, 이것을 확인하기 위해 병원에 가서 정확한 검사를 받아보겠다고 하면서 벌어진 일이 지금도 제 기억에 남습니다. 몇 년 전 약을 먹기 시작할 때 80이었던 TSH 호르몬 수치가 검사 결과 200.5로 나타났고, 생즙 디톡스를 열심히 실천했는데 수치상으로는 더욱 건강이 악화되었으니 왜 이런 결과가 나온 것인지 본인도 무척 당황스러우셨을 겁니다. 거기다 내분비계 분야의 권위자였던 의사에게서 "그동안 왜 약을 먹지 않았느냐, 심장이 10분 후에 멈출지, 20분 후에 멈출지 장담할 수 없고 환자가 임의로 의사의 처방을 무시한 것에 대해 자신은 책임을 질 수 없다"는 말까지 들었으니 더욱 놀라고 기절할 만한 일이 아니었을까 싶습니다.

저녁에 집에 돌아온 남편이 울음을 그치지 않는 아내를 달래 자초지종을 들으시고는 제게 불평 섞인 목소리로 전화를 하셨지요.

"회장님께서 가르쳐주신 대로 지금까지 잘했는데 병원에서는 왜 이런 결과가 나온 겁니까?"

"오늘 진찰 전까지 환자의 상태가 최선이라고 들었습니다."

"예, 오늘 아침까지 그랬습니다."

"그렇다면 처음부터 지금까지 병원 진찰 결과를 앞에다 모두 펴보십시오. 처음 진찰에서 매우 낮았던 T4와 T3 호르몬의 수치는 정상이지요?"

"예, 그렇습니다."

"바로 이 호르몬이 갑상선 호르몬인데 이것이 정상으로 돌아왔기 때문에 현재 몸의 컨디션이 최상의 상태인 겁니다. 다시 말해서 갑상선 호르몬이 정상 수준으로 생산되고 있다는 말입니다. 그리고 TSH 호르몬은 갑상선 호르몬이 부족할 때 갑상선 호르몬을 더 많이 생산하라고 독촉하는 자극 호르몬입니다. 전체를 다시 해석하면 몸의 다른 문제로 갑상선 호르몬이 많이 필요하게 되었고, 이 필요에 따라서 더 많은 자극 호르몬을 방출한 것입니다. 이것까지는 극히 정상이나, 문제는 이러한 요구에 갑상선이 따라오지 못해서 이것이 갑상선기능저하증으로 나타난 것입니다. 다시 말해서 자극 호르몬 수치가 높은 것만으로 저하증이라고 판단하는 것은 잘못된 것입니다. 제 생각에는 지금 모든 것이 잘 되어가고 있습니다. 이대로 계속 자극 호르몬 수치가 높으면 이제는 갑상선 호르몬 수치가 계속 올라가서 결국 갑상선 항진증으로 돌아가기 전에 자극 호르몬 수치는 떨어질 것입니다. 모든 상태가 저하증 증세도 없이 호전되었다면 걱정할 필요가 없다고 생각합니다."

"알겠습니다. 잘 되어가고 있다고 말씀하시니 하던 대로 계속해 보겠습니다."

이후에 서○○ 님은 심장이 멎기는커녕 오히려 모든 상태가 좋아져서 이렇게 체험담을 보내주셨고, 자신처럼 희망 없이 고생하는 많은 사람들을 돕겠다고 나서주셨음에 감사할 따름입니다. 창조주께서 이분의 바른 생각과 아름다운 마음을 무척이나 좋아하시리라 믿으며 이 사건으로 도리어 잘 회복되는 계기가 되었을 것이라 생각합니다. 몇 년 후에 서○○ 님을 뵈었을 때는 얼굴을 알아보기 어려울 정도로 날씬해지시고 그야말로 미인이 되어 계셨습니다. 하나님께서 앞으로 이 가족에게 더 큰 복을 안겨주시리라 기대합니다.

평생 채식했는데 암이라니

갑상선암, 오십견

정○○(53세, 여)

올해 4월, 어떤 분하고 식사를 하다가 갑자기 목에 혹 같은 것이 만져져 병원에 가보았더니 갑상선암이라고 했다. 너무 큰 충격이었다. 다른 형제자매들은 식생활에 별다른 주의를 기울이지 않아도 별 탈 없이 잘 사는데 난 채식한다고 주의하는 데도 병에 걸렸으니 어찌 된 영문인지 몰랐다.

난 평생 채식주의자였다. 하지만 내가 했던 채식이 잘못된 채식이었다는 것을 여기 와서 깨달았다. 채소를 생으로 먹지 않고 대부분 익혀 먹었던 것이다. 그리고 그동안 어떤 일을 해도 항상 잘해야 한다는 압박을 나 자신에게 가하면서 엄청난 스트레스를 받으며 살아왔다는 걸 뒤늦게 깨달았다. 밤에 잠자는 시간이 아까웠으니까.

나는 암 진단으로 충격을 받긴 했지만 천연의 방법으로 분명히 치유될 수 있을거라는 희망을 잃지 않았다.

난 여러 해 전에 자궁근종으로 수술받은 적이 있었다. 내 주변에도 자궁근종이 있는 사람들이 꽤 있는데 그들도 다 수술로 치료했다. 그때는 그게 최선인 줄 알았다. 하지만 갑상선마저 수술로 떼어내고 싶지는 않았다. 하나님께 천연의 방법으로 치유될 수 있는 길을 보여 달라고 기도했다.

센터에 온 사람들 중에는 호전반응이 올 때 그걸 견디지 못하고 집으로 돌아가는 사람들도 있다. 나도 쉽지는 않았다. 처음엔 녹즙을 마시는 게 괜찮았는데 나중엔 마시면 속이 울렁거렸다. 하지만 천연치유만이 나를 살릴 수 있는 길이라는 확신이 있기에 끝까지 신념을 갖고 따랐다.

4월에 암 발견 이후, 일을 쉬면서 이런저런 천연치유를 시도하는 동안 조금씩 몸이 회복되기 시작했다. 그러던 차에 이곳 센터에 와서 본격적인 녹즙, 관장을 시도한 후에는 갱년기 증상처럼 갑자기 열이 오르거나 가슴이 뛰거나 목 뒤가 아팠던 증상들이 완전히 사라졌다.

갑상선 질병은 절대 무리하면 안 되고 누워만 있어야 해서 일명 '공주병'이라고 한다. 이곳에 오기 전에는 풀 한 포기 뽑을 힘도 없고 집안일을 할 힘이 하나도 없어서 종일 누워 있어야 했다. 그런데 지금은 종일 녹즙, 과식만 마시고 다른 음식은 먹지 않는데도 마을을 한 바퀴 돌거나 운동장에서 운동을 해도 괜찮을 정도로 체력이 좋아졌다. 산에 올라도 숨이 차지 않는다.

오십견도 사라졌다. 팔을 들어 올리면 너무너무 아팠었는데 지금은 약간의 불편함만 느껴질 뿐 통증이 대부분 사라졌다. 가슴이 쾅쾅거리던 것도 사라졌다. 목 양옆에 있는 울대를 만지면 아프고 부어 있었는데 지금은 전혀 아프지 않다. 전에는 밤에도 3, 4번씩 화장실을 들락거리며 불면증으로 잠을 이루지 못했었지만 지금은 매일 밤 편안한 잠을 자고 있다.

내가 느끼는 몸의 상태를 %로 나타낸다면 40% 정도까지는 몸이 회복된 것 같다. 하지만 내 몸이 완전히 건강하게 되려면 아직 가야 할 길이 멀다. 집에 돌아가서도 이곳에서 배운 건강 원리를 잘 실천하고 많은 이들에게도 알리고 싶다.

긴 고통의 끝에서 본 희망

뇌종양, 시력저하, 임파선 종양

이○○(58세, 여)

2004년 8월 말이었다. 갑자기 머리가 무겁고 목에 통증이 느껴져 목을 움직이기 힘들었다. 발가락이 6개 이상으로 보이는 등 눈에도 이상이 생겨 '노안이려니…' 생각했는데 병원에서 검사를 받으니 뇌하수체에 거대 선종이 생긴 뇌종양이라고 했다. 하지만 뇌종양을 수술로 치료한다는 건 위험부담이 많은 어려운 일이었다. 대체의학으로 치료하기 위해 이런저런 시도를 해보다가 10여 년이 흘렀다. 하지만 건강은 좀처럼 회복되지 않았다. 손가락 끝이 늘 갈라져 물만 닿아도 자지러질 듯이 아팠다. 걷는 것도 힘들고 숨이 찼다.

마침내 2017년 2월에 마지막 희망을 걸고 천연치유교육센터에 입소했다. 입소한 다음 날부터 이곳에서 가르치는 대로 레몬관장을 하고 녹즙과 과즙을 마시기 시작했다. 레몬관장은 커피관장과 달리

간에 손상을 주지 않는다고 했다.

입소한 지 이틀 만에 정말 놀라운 일이 일어났다. 불과 이틀을 이렇게 했을 뿐인데 손가락 끝의 갈라졌던 피부가 매끈하게 아물었다. 물이 닿기만 해도 자지러지던 고통에서 마침내 벗어나게 된 것이다. 그리고 4일째 되던 날은 운동장을 두 바퀴 돌았는데도 숨이 차지 않았다. 머리를 끄덕여도 무겁게 느껴지지 않고 몸이 가볍게 느껴졌다. 전에는 노래를 할 때도 통증이 있었는데 다 사라지고 목소리도 확 트였다.

2주 정도 지나자 눈 안에 날아다니던 까만 점들이 거의 사라졌다. 입술도 더 붉어지고 하루에 40회 이상 보던 소변 횟수도 20회 이내로 줄었다. 시력도 정상으로 돌아와 이제는 발가락이 6개가 아니라 5개로 보인다. 이곳에서 하는 천연치유 방법이 아니었다면 불가능한 일이었을 것이다.

불면의 밤을 끝내다

만성두통, 비염

최○○(66세, 여)

저는 10년쯤 전에 뇌혈관에 꽈리가 생겨 수술을 하고 작년에 또 한 번 수술을 했습니다. 5년 전에는 머리에 대상포진이 발생했는데 그 후 밤마다 두통에 시달려 지난 5년간은 숙면을 취한 적이 거의 없었습니다.

그런데 놀랍게도 천연치유교육센터에 온 지 15일쯤 지나자 두통이 사라지고 지금은 매일 숙면을 취하고 있습니다. 또한 비염으로 인해 밤마다 코를 푸느라 휴지가 바닥날 정도였는데 지금은 코를 풀 일이 전혀 없습니다. 요즘은 너무 꿀잠을 자느라 아침에 일어나기 싫을 정도입니다.

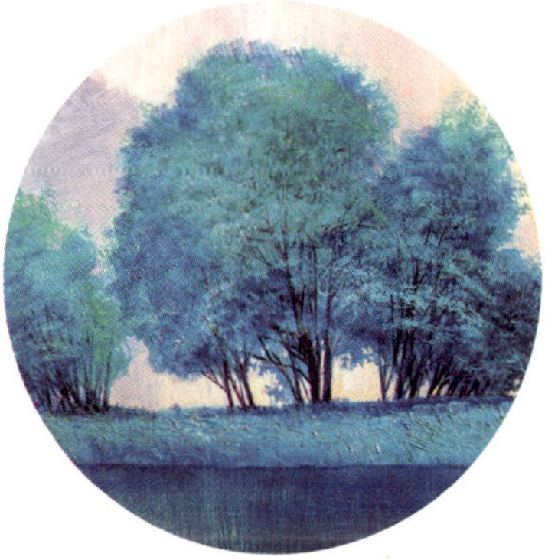

아내의 치유를 경험하며

본태성진전(머리 떨림)

조○○(80세, 남)

한 번 사선을 넘고, 현대의학으론 불치병이라며 포기했던 병을 치유한 치료방법이 있다면 그것이 의학적인 근거가 없다고 해서 무관심해도 될지 생각해 봅니다.

저는 30일 동안 매일 과즙 8잔, 녹즙 10잔을 만들어 아내에게 정성스럽게, 기도하며 믿음으로 제공한 결과 병세가 호전되는 경험을 했습니다. 어느 의사 친구가 말한 대로 아직도 인간은 하나님이 주신 음식(채식)에 들어 있는 모든 영양소를 모르고 있다는 말이 진리인 것 같았습니다.

이런 경험을 하고 나니 요새 유행하는 디톡스에도 관심이 갔습니다. 반신반의하면서도 말입니다. 마침 이때 한국에 디톡스 치유를 교육하는 센터가 생겼다는 소식을 듣게 되었습니다. 그래서 2015년 4월 7일, 있는 것 없는 것 다 긁어모아 아내를 데리고 논산에 있는 천연치유교육센터를 찾아갔습니다. 4주간의 치료를 마치고 아내는 건강해져서 무사히 귀국했습니다.

저는 목사입니다. 직접 얻은 경험 말고는 질병을 설명할 의학적인 지식이 없습니다. 한 가지 확실한 것은 아내가 예전에 못 자던 잠을 지금은 잘 잔다는 겁니다. 잠을 잘 자니 밥맛이 돌아오고, 밥맛이 돌아오니 몸무게 나갈까 봐 밥도 조심해서 먹네요. 옆에서 그 모습을 보는 것만으로도 저는 즐겁습니다. 이젠 확신이 생겼습니다.

죽을병에 걸린 후에 고생하면서 벌어 놓은 것 다 탕진하지 말고, 죽을병에 안 걸리도록 예방하며 사는 것이 지혜로운 사람이 사는 법이 아닐까요. 아내는 내년에는 저도 같이 가서 몸무게를 좀 줄이라고 하네요. 그 얘기가 잔소리가 아니기에 심각하게 생각하려고 합니다.

만성통증이 사라지다

3차 신경통

정○○(77세, 여)

이곳에 오기 전에는 3차 신경통으로 인해 늘 왼쪽 머리를 무언가로 누르는 느낌이 있었고 한번 통증이 시작되면 5~10분간 지속되곤 했습니다. 특히 눈 부위에 통증이 심했었는데 여기 와서 2주가 지나면서 누르는 느낌과 눈 부위의 통증이 거의 사라졌습니다. 전에 비해 통증이 나타나는 빈도도 상당히 줄어들었고 통증이 나타나더라도 지속시간이 30초에서 길어야 1분을 넘지 않습니다. 여기 방법대로 계속 실천하면 다 나을 거라는 확신이 듭니다.

녹즙에 이런 효과가 있는 줄 몰랐습니다

쇼크로 인한 언어장애와 행동장애

지○○(77세, 여)

저는 오래전 미국으로 이민 가 자식들 잘 키우며 나름대로 성공한 삶을 살고 있었습니다. 그런데 2년 전, 갑작스레 남편과 사별하고 나서 쇼크가 왔습니다. 언어장애가 오고 허리를 쓸 수가 없었습니다. 몸을 움직이는 것도 힘들고 앉아 있는 것도 거의 불가능했습니다.

제대로 움직이지도 하고 싶은 말도 하지 못하니 내가 생각해도 나 자신이 바보같이 느껴졌습니다. 이러다 치매가 오는건 아닌지 걱정도 됐습니다. 몇 군데 병원에 들러 검사를 해봤지만 치매는 아니라고 했습니다. 제가 겪어야 했던 고통은 말할 수 없이 컸지만 병원에서 해줄 수 있는 건 아무것도 없었습니다.

어떻게 해야 하나 고민하던 차에 제가 아는 한 분이 이곳 프로그램에 참석하고 있다는 얘기를 듣고 저도 이곳에 참석해야겠다고 생각했습니다. 프로그램이 시작된 다음에 알게 돼 남들보다 1주일이나 늦게 왔습니다. 저는 오자마자 여기서 배운 대로 매일 관장을 하고 생즙을 하루에 18잔씩 마셨습니다. 사실 저는 생즙이라면 딱 질색인 사람입니다. 한 모금만 마셔도 이상하게 느껴지고 몸이 받지를 않습니다.

처음, 하루에 생즙을 18잔이나 마셔야 한다는 얘기를 들었을 때 저는 걱정이 이만저만이 아니었습니다. 참석자들 중에 방에 갖고 가서 먹겠다고 하고는 제대로 먹지 않는 사람들도 있었습니다. 하지만 저는 몸이 낫기 위해서라면 아무리 힘들어도 해보자는 생각에 여기서 하라는 대로 뭐든지 그대로 순종했습니다. 드디어 1주일이 끝날 때쯤 몸이 상당히 좋아진 걸 느낄 수 있었습니다. 불과 1주일 만에 이런 변화가 생겼다는 걸 도무지 믿을 수가 없었습니다.

처음 왔을 때는 운동장 이 끝에서 저 끝까지 3번 정도 왕복해서 걸으면 숨이 찼습니다. 고혈압 증세도 있었고 자리에 앉아 있을 수도 없었습니다. 하지만 1주일이 지났을 때는 2~3시간 동안 강의를 들으며 앉아 있어도 괜찮을 만큼 좋아졌습니다. 처음부터 참석했더라면 얼마나 더 좋았을까 생각하니 너무 아쉬웠습니다.

3월 프로그램까지 참석해야겠다는 생각에 프로그램이 없는 1주일을 아는 분 댁에서 머물며 이곳에서 배운 대로 먹으려고 노력했습니다. 하루하루 변화를 스스로 느낄 수 있었습니다. 그 후 다시 이곳에 와서 지금 3일째 참석 중인데 여기 오기 전에 비하면 몸이 상당히 많이 나아졌습니다.

일단 호흡이 가쁘지 않아서 너무 좋습니다. 오늘 아침에 운동장 왕복을 다시 시도했는데 단순히 걸은 게 아니라 뛰어서 10번을 왕복했는데도 전혀 숨이 차지 않았습니다. 정말 제가 생각해도 놀라운 일입니다. 말하는 것도 이렇게 자연스러워졌습니다.

여기 오기 전에는 무절제하게 먹었습니다. 고기도 많이 먹고 무엇이든 먹고 싶은 대로 다 먹었습니다. 하지만 여기 참석한 후부터는 일체 고기를 먹지 않고 있습니다. 사실 2월에 1주일 마치고 가면서, 밖에 나가면 고기를 안 먹고 어떻게 살 수 있을까 걱정이 많았습니다. 그런데 밖에서 지낸 1주일간 고기는 물론, 밥조차 당기지 않아 밥도 한 번 안 먹고 야채와 과일만 먹었는데도 지내는 데 전혀 문제가 없었습니다. 물론 현미밥을 먹는 건 상관없지만 이상하게 현미밥도 별로 당기지 않아서 먹지 않았습니다.

사실 그동안 먹던 습관이 있어서 걱정을 많이 했는데 불과 1주일 사이에 식성이 그렇게 바뀌어서 평생 먹었던 고기를 먹고 싶은 마음이 전혀 들지 않았다는 게 참 신기한 일입니다.

지금 몸이 이렇게 좋아졌다는 게 전부 거짓말 같고 아직도 잘 믿겨지지 않습니다. 저는 여기서 하라는 대로 그대로 따라 했습니다. 그게 빠른 회복의 비결인 것 같습니다. 강의도 너무 좋았습니다.

이제 집에 가면 또 많은 유혹들이 있을 텐데 최대한 여기서 배운 대로 실천하려고 노력하겠지만 의지가 약해질 수도 있을 것입니다. 그래서 1년에 한 번씩은 다시 와서 교육받고 갈 생각입니다. 남은 인생을 건강하게 살 수 있으니 얼마나 행복한 일입니까.

저렴한 비용, 최대의 효과, 최고의 치료법

두통, 만성피로, 역류성 식도염, 관절염

정○○(여)

1994년, 예기치 못한 교통사고로 다리 골절과 비장을 떼어내는 등 신체적으로 많은 피해를 입으면서 두통이 찾아왔습니다. 운동 삼아 산에 올라도 머리가 지끈거리고, 조금만 피로해도 머리가 아파왔습니다. 게다가 고혈압 판정을 받은 건 아니었지만 항상 고혈압 판정을 받기 직전의 단계까지 혈압이 올라가 있는 상태였습니다.

그러던 어느 날 심한 두통과 피로감으로 병원을 찾았을 때 의사로부터 뜻밖의 이야기를 전해 들었습니다. 콩팥 하나가 선천적으로 기형이어서 잘 움직이지 않고 제 구실을 못한다는 것이었습니다. 보통사람들은 두 개의 콩팥이 움직이며 제 역할을 하는 반면에 저는 하나의 콩팥이 두 몫을 하고 있기 때문에 많이 비대해져 있다고 했습니다. 그래서 몸이 쉽게 피로하고 몸이 자주 부었던 것이라고도 말해주었습니다. 또한 왼쪽 어깨와 팔이 많이 아파서 유방암 검사까지 받았지만 별다른 이상이 없었고, 두통의 원인이나 치료법 등 뚜렷한 대답을 듣지 못한 채 병원을 나왔습니다.

집안 형제들 9명 중에 오빠가 위암, 동생은 유방암, 언니가 자궁암으로 유명을 달리한 탓에 항상 암에 대한 공포가 잠재되어 있었고, 또 다른 언니는 원인을 알 수 없는 희귀 질환으로 2년간 투병생활을 해왔기 때문에 건강에 대한 염려증 또한 극에 달해 있었습니다. 게다가 이것저것 신경도 쓰고 스트레스도 많이 받아서 우울증 약까지 복용하기 시작했습니다.

그렇게 작년 4월 말에 병원에 다녀온 후, 심적으로나 신체적으로 힘든 상황을 겪고 있을 때 한 교회에서 열린 디톡스 프로그램에 참여하게 되었습니다.

아침에 일어나면 항상 베갯잇을 적실 정도로 땀을 흘렸었는데 강의를 들어보니 몸속의 독소를 배출하기 위해 몸에서 땀을 내보내는 것이었습니다. 이문현 회장님의 강의를 들으니 그제야 비로소 내 몸속에 독이 가득하다는 것을 알았고, 그 독들로 인해서 장이 제 기능을 하지 못하고 영양분을 흡수하지 못해서 각종 질병을 유발할 수밖에 없었다는 것을 알게 되었습니다. 그렇게 첫 디톡스 프로그램을 마치고 몸이 가뿐해진 것을 느끼자 다음에는 남편과 함께 8월에 열리는 디톡스 프로그램에 참여했습니다. 남편은 평소 역류성 식도염과 관절염으로 고생을 하고 있었는데 디톡스 프로그램에 참여하고 나서 이 같은 질병이 모두 사라졌습니다. 항상 귀가가 늦다보니 자기 전에 꼭 무언가를 먹고 자는 습관이 있어서인지 목이 따갑고 아플 정도로 역류성 식도염이 심한 상태였습니다. 가끔은 목이 아파서 말을 못하기도 했었는데 디톡스 후에 이런 증상이 사라졌을 뿐만 아니라 피부도 좋아져서 아주 만족스러워하고 있습니다.

현재까지 디톡스 프로그램에 5회 정도 참여하면서 만성두통에서 벗어난 것은 물론 혈압도 정상으로 돌아왔습니다. 잘 체하고 소화가 안 될 때가 많아 항상 손 따는 기구를 가지고 다녔는데 이제는 필요가 없어졌습니다. '암'이라는 가족력 때문에 어딘가 조금만 아프면 암이 아닐까 신경이 쓰이고 스트레스를 받았던 두려움에서도 벗어났습니다. 혈관이 청소되고 제대로 순환이 이루어지니 몸이 가볍고 붓는 증상도 사라졌으며 체중도 적당히 줄어들었습니다.

디톡스를 하며 평소 개의치 않았던 사소한 질병들까지도 깨끗하게 치유되고, 몸 전체가 좋아지는 것을 경험하고 나니 나만 이렇게 좋아질 것이 아니라 더 많은 사람들이 나와 같은 행복함을 느끼게 된다면 더욱 보람 있는 삶을 살 수 있겠다는 생각에 건강 카운슬러로 활발히 활동하고 있습니다.

아직도 천연 디톡스에 대해 전혀 알지 못하는 분들이나 또는 의구심에 선뜻 참여하지 못하시는 환자들이 많을 것이라 생각합니다. 저의 주변에도 많은 사람들이 병원에 다니면서도 각종 질병들로 고통스러워하곤 합니다. 병원에 가면 증상은 나아진 것처럼 보이지만 사실 근본적으로 병이 나았다고 보기는 힘들며 오히려 병세가 더욱 악화되는 경우가 많다는 것을 주변 사람들을 통해 봐왔습니다.

한 예로 지인 중에 직업이 약사이신 분이 있습니다. 늘 여기저기 아프지만 특히 갑상선기능저하증이 있어 오랫동안 약을 복용하고 있는 분입니다. 그러나 이분도 디톡스를 실천하고 있습니다. 자신이 의·약학에 대한 지식이 충분함에도 불구하고 본인이 가진 질병을 약으로 치료할 수 없음을 알기 때문에 디톡스를 하는 것입니다. 약은 겉으로 나타나는 증상만 없애줄 뿐 근본적으로 병을 고칠 수는 없다는 것을 알기 때문이지요. 또한 약은 해당 증세에 영향을 주면서 다른 장기에도 무리를 줄 위험이 있고, 처음에는 한 알로 시작하지만 시간이 지날수록 알약의 개수가 많아지는 것은 고혈압이나 당뇨 등으로 오랫동안 양약을 복용해온 분들이라면 누구나 공감할 것입니다.

천연 디톡스는 누구나 할 수 있고, 저렴한 비용으로 최대의 효과를 얻는 최고의 치유법이라고 생각합니다. 언제든 재료를 쉽게 구할 수 있고 많이 마셔도 우리 몸에 전혀 무리를 주지 않는 자연의 치유법입니다. 가끔 제게 '어떻게 하면 제가 가진 병이 나을 수 있을까요?'라고 묻는 분들에게 '천연 디톡스를 하면 200% 나을 수 있어요!'라고 자신있게 말할 수 있을 정도로 믿음이 있고, 저를 비롯하여 많은 사람들의 치유 사례가 있습니다.

TV만 틀면 나오는 건강 상식들 중에 야채와 과일에 항산화제가 많으니 많이 섭취하면 좋다는 말은 누구나 들어보셨을 것입니다. 그러나 머리로는 알지만 실천하기가 쉽지 않은 것이 사실입니다. 천연 디톡스는 이것을 실천할 수 있게 해주는 유일한 방법입니다.

물론 병이 낫는 것도 중요하지만 생활과 식습관을 개혁하는 것이 더욱 중요합니다. 디톡스로 질병을 치유하더라도 다시 원래의 습관으로 돌아간다면 병은 또 찾아옵니다. 따라서 디톡스를 실천한다는 것은 과거 무절제한 생활을 버리고 새 삶을 사는 것과 같습니다. 저 또한 완전히 생활습관을 바꾸고 나서 크고 작은 질병들이 모두 사라졌습니다. 제가 변하고 또 우리 가족이 변하고 나아가 지역 사회가 변하는 긍정적인 변화가 나에게서부터 시작됨을 많은 분들이 알게 되시기를 바랍니다.

40년 두통이 하루 만에!
만성두통

신○○(여)

내 두통의 시작은 40년 전, 대학에서 조교생활을 하고 고등학교 교사로 첫발을 내디딜 즈음이었다. 수업에 대한 긴장감 때문이었는지 일주일에 서너 번 정도는 두통에 시달렸고, 그때마다 진통제를 복용하곤 했다. 사실 진통제는 생리통이 심하여 한 달에 한 번 복용하기 시작했는데, 두통이 올 때도 똑같이 진통제를 복용했다. 처음에는 일주일에 한두 번 정도 머리가 아파서 진통제를 복용하다가 점차 그 횟수가 늘어나 작년 봄부터는 매일 진통제를 먹지 않으면 안 될 정도로 상태가 악화되었다. 극심한 만성두통으로 종합병원 신경과에서 뇌 CT, MRI, 뇌파검사, 뇌 혈류검사, 혈액검사, 심전도 등 안 해본 검사가 없는데 결과는 아무런 이상이 없다는 얘기뿐이었다.

병원을 10년 넘게 다니면서 병명도 모른 채 그저 처방해주는 약을 꾸준히 복용했지만 차도가 전혀 없었고, 도리어 진통제 용량만 늘어갔다.

두통은 시도 때도 없이 찾아왔다. 몸이 피곤해도, 소화가 안 돼도, 과식을 해도 머리가 아팠다. 마치 내 몸의 이상 증세가 모두 두통으로 나타나는 것같이 하루 종일 아팠다. 더 심하게 아프기 싫어서 조금만 머리가 띵하기 시작하면 약부터 먹고 봤다. 아플 때는 머리 전체가 욱신욱신하면서 띵하고, 젊을 때는 그런 증상이 전혀 나타나지 않았는데 작년부터는 가끔씩 심하게 어지러워서 막내아들의 등에 업혀 응급실에도 몇 번이나 실려 갔었다.

나는 지인들을 통해 이것저것 정보를 얻어 한방치료로 부항도 떠보고, 커피 관장과 단식을 하면서 포도만 먹는 디톡스도 해봤지만 대부분 별다른 효과가 없었다. 또 지압이 좋다기에 머리 지압도 받았는데 그나마 좀 시원하고 나아지는 듯해서 가끔 머리가 깨질 듯이 아픈날에는 지압을 받으러 가곤 했다.

그러던 어느 날 가까운 곳에서 천연치유 강좌가 열린다기에 교인들과 함께 강의를 들으러 가게 되었다. 자동차로 20~30분 정도 걸리는 거리였는데 차를 타고 가는 도중에도 머리가 띵하더니 두통이 찾아왔다. 그러나 가져온 진통제도 없었고 여럿이 가는데 혼자 집에 가겠다고 할 수도 없어서 그냥 온힘을 다해 참으며 디톡스 강좌에 참석했다. 사실 디톡스 강의를 듣기 위해서 하루 전부터 복용하던 약을 중단하고 지압으로 겨우겨우 버티고 있던 터였다. 진통제 없이 이틀째를 맞이하니 그전보다 통증이 더 심하고 너무나 힘들었다. 다행히 같이 강의를 듣는 사람들 중에 지압을 할 줄 아는 분이 있어서 잠깐 틈나는 시간에 지압을 받고 나니 조금은 견딜 만했다.

디톡스 강의를 듣고 나서 '이거다!' 싶은 마음에 당장 실천에 옮겼고 다음 날 아침에 일어나니 신기하게도 머리가 아프지 않았다. 진통제를 끊은 지 3일째, 생즙 천연 디톡스를 시작한 지 하루 만이었다. 신기하기도 하고 놀라운 마음에 이문현 회장님을 뵙고 직접 상담을 받았다. 프로그램에 참여했을 때 사례들을 들어가며 이해하기 쉽도록 설명을 잘 해주셔서 좋았는데 역시 개인 상담에서도 한 사람 한 사람의 병에 초점을 맞추어 상당히 자세하게 설명해주신 점이 참 고마웠다.

우리가 매일 음식을 먹지만 그 음식들이 모두 우리 몸에 에너지로 흡수되는 것이 아니기 때문에 항상 우리 몸에는 에너지가 부족하고, 그러한 음식물들이 몸에서 독을 생성하여 질병을 만들어낸다고 말씀하셨다. 녹즙과 과즙을 많이 마시고 관장을 하면 몸속의 독소가 배출되므로 이것이 곧 두통뿐 아니라 모든 병을 낫게 하는 원리라고도 말씀해주셨다.

집으로 돌아와 보름 동안 금식하고 녹즙(당근:비트:오이:미나리=8:2:4:2)은 하루에 4~5잔, 과즙(사과:레몬:귤:자몽=1개:1개:3개:2개)은 10잔 정도를 매일같이 짜서 마셨다. 이 프로그램을 실천하는 동안 거짓말처럼 두통은 한 번도 찾아오지 않았다.

현재는 아침에 일어나자마자 남편과 배즙을 한 잔씩 마시고 하루는 과즙, 하루는 녹즙을 번갈아가며 하루 종일 마시고 있다. 이 생활을 7개월째 하고 있고, 그동안 한 달에 한 번 두통이 올까말까 할 정도여서 진통제도 거의 복용하지 않게 되었다. 특별히 피곤한 일이 있거나 장거리 여행을 할 때를 제외하고는 두통이 거의 없으며 예전에는 멀미도 많이 했는데 멀미 증세도 완전히 사라졌다.

천연치유법을 알고 나서 나는 거의 딴 세상에 살고 있다고 말해도 과언이 아닐 만큼 건강하고 활기찬 생활을 하고 있다. 원래도 그렇게 뚱뚱한 편은 아니었지만 천연치유 프로그램을 하고 나서는 항상 52kg을 유지했고, 주위에서 대체 뭘 먹어서 그렇게 날씬하고 예뻐졌냐는 말을 많이 듣게 되었다. 평소 고혈압과 전립선 기능이 좋지 않은 남편도 나와 함께 꾸준히 생즙을 마시고는 많은 효과를 보고 있다.

어찌 생각해보면 그냥 밥 굶고 내 손으로 녹즙, 과즙 짜먹는 것인데 남의 손을 빌리지 않고도 내 병을 내가 치료할 수 있다는 사실이 천연치유의 가장 큰 매력이 아닐까 싶다. 우리가 섭취하는 음식이 곧 약이고, 약이 곧 음식임을 일깨워주는 천연치유는 야채와 과일을 우리 몸에서 에너지로 받아들이기 쉬운 상태로 섭취하는 것이 전부이므로 어느 누가 실천해도 손해가 없다. 그러나 나 또한 그랬듯이 인식하고 받아들이는 게 처음부터 쉽지 않았던 건 사실이다. 나이 든 사람들은 아픈 곳이 많기 때문에 이것저것 다 해보자는 심정으로 믿고 따르는 반면 비교적 젊은 사람들은 애타는 마음이 없어서인지 받아들이기가 더 힘든 모양이다. 병원 약으로도 낫지 않던 두통이 단 하루 만에 치유된 것을 보고 의사인 막내아들도 처음에는 우연이라며 믿지 않았지만, 몇 개월이 지나도 멀쩡한 나를 지켜보고는 정말 신기하다며 계속 실천하라고 격려해주고 있다.

이문현 회장님이 디톡스 강좌에서 하신 말씀 중에 "길가에 있는 복주머니는 주인도 없다"는 말이 기억에 남는다. 어차피 길가에 버려진 주머니라 아무나 가져가서 쓰면 되는데 아무도 그것이 복주머니인 줄을 모르고 그냥 지나친다는 것이다. 여기서 복주머니는 바로 천연치유법이다. 이렇듯 우리의 '인식'이라는 것이 참 중요하다는 생각이 든다. 길가에 놓인 주머니 안에 복이 들었다는 걸 인식하기가 굉장히 어렵고 시간이 많이 걸리기 때문에 쉽게 치유가 가능한데도 망설이다가 시기를 놓친다. 나도 처음에는 주위의 권유에 '요새 의학이 얼마나 발달했는데 겨우 과일, 채소 갈아먹는다고 병이 낫겠어? 병원에 가면 되는 걸 굳이 귀찮은 일을 만들어서 할 필요가 있나?'라는 생각을 했다. 그러나 나는 버려진 주머니를 집어 들었고, 그 안에 든 복을 발견해 잘 써서 병이 나았다. 이 과정은 매우 의미가 있고, 나처럼 많은 사람들이 이 복주머니를 발견하여 더 이상 고통받지 않고 건강한 삶을 되찾기를 바라는 마음이다.

쓰러질까 두려워도 용기를 내어 약을 끊었습니다

당뇨, 백내장

하○○(74세, 여)

35년 전부터 당뇨를 앓고 있었고 당뇨약은 30년 동안 먹고 있었습니다. 뇌경색으로 쓰러져 119에 실려 병원에 간 적도 있었고 그 이후로 입이 돌아가서 신경과 진료를 받고 있으며 눈도 나빠져 백내장 증상으로 안과에서 치료를 받고 매일 약으로 병을 관리하고 있습니다. 그리고 다리가 불편해서 지팡이에 의지해서 걸어야 했습니다. 이런 몸으로 논산에 있는 천연치유교육센터에 입소하게 되었습니다. 원장님과 상담 후 천연치유를 시작하였습니다. 강의도 듣고 녹즙도 열심히 먹었습니다. 사실 30년 넘게 먹던 당뇨약을 끊는다는 것은 쉬운 결정이 아니었습니다. 약을 먹지 않아 혈당이 올라가서 혹시나 몸 상태가 악화되고 장애가 생길까 봐 두려웠습니다. 하지만 용기를 내어 약을 먹지 않고 기도하는 마음으로 알려주신 방법대로 지냈습니다.

3주간의 생활이 끝나가는 지금은 지팡이를 사용하지 않고 걸어 다닙니다. 혈당약을 먹지 않는데도 혈당이 정상으로 돌아왔고 혈압도 정상 범위가 되었습니다. 쓰러질까 두렵고 무서웠지만 용기를 내어 운동장도 달려보았습니다. 신기하게 아무런 이상이 없었습니다.

천연치유교육센터에서의 생활을 통해 망가져가던 몸 전체가 다시 정상이 되었습니다.

이제는 단 하나의 약도 먹지 않고 지냅니다. 몸도 가벼워지고 피부도 정말 부드럽고 깨끗하게 되었습니다. 생식을 하고 생즙을 먹는다는 게 쉽지 않은 일입니다. 처음에는 적당히 해야지 하는 마음이 었지만 몸이 회복되고 좋아지니 마음도 바뀌었습니다. 집으로 돌아가서도 이곳에서 배운 대로 제대로 해보려고 합니다. 건강기별을 알려주시고 도움을 주신 원장님께 감사드립니다.

의사인 저도 제 병을 못 고쳤습니다

당뇨, 고혈압

이○○(61세, 여)

저는 병든 사람들을 치료하는 의사입니다. 그런데 정작 저 자신은 지난 30년간 당뇨병을 떨쳐내지 못하고 매일 인슐린을 맞으며 괴로운 나날을 보내고 있었습니다. 그뿐만 아니라 고혈압, 지방간, 풍습성관절염, 백내장, 디스크 등 온갖 질병들을 갖고 있었습니다. 열심히 현대의학으로 치료해 보았지만 병세가 오히려 더욱 깊어가던 차에 지인의 소개로 논산에 있는 천연치유교육센터로 가게 되었습니다.

그곳에서 명쾌한 강의를 들으며 제가 그동안 얼마나 잘못된 방법으로 당뇨병을 치료하려고 애썼는지 깨닫게 되었습니다. 그곳에 있던 3주 동안 천연치유의 원리를 통해 저의 몸은 점점 회복되어 갔습니다. 그리고 집에 돌아온 후에도 그곳에서 배운 대로 생채소와 생과일을 섭취한 결과 이제는 완전히 건강을 회복했습니다. 정말 감사합니다.

천연치유교육센터의 한마디

이○○ 박사님, 축하합니다. 박사님께서 갖고 계셨던 모든 질병들은 어느 것 하나 가벼운 것이 없었습니다. 박사님께서 이 모든 난치병들을 천연치유를 통해 일거에 떨쳐버리신 것처럼 이 땅에 사는 모든 분들도 그렇게 질병에서 회복되시기를 원합니다. 많은 분들이 현대의학이 권하는 많은 치료를 받으면서도, 잘해야 생명연장일 뿐, 완치는 요원한 실정에 머물러 있는 것은 증세치료에 초점이 맞춰져 있기 때문입니다.

그러나 천연치유교육을 통해 질병의 원인을 알고 그 원인을 해결하면 짧은 기간에 몸이 회복되는 기적 같은 일들을 많은 분들이 경험하고 있습니다. 이것은 어느 특정인에게만 일어나는 일이 아니라 누구든지 그 원리를 알고 실천하면 같은 기적을 경험할 수 있습니다. 인간이 아무리 많은 지식을 갖고 있다고 한들 사람을 창조하신 창조주에 비하면 얼마나 되겠습니까? 따라서 창조의 법칙, 천연의 법칙, 신체의 법칙, 생명의 법칙 속에는 현재 인간의 과학으로 증명할 수 없는 신비한 사실들이 얼마든지 있을 수 있습니다.

기대 이상의 놀라운 효과

당뇨

김○○(64세, 남)

천연치유교육센터에 온 지 열흘 됐습니다. 이곳에 오기 전에도 술·담배는 안 했지만 당뇨병으로 15년 동안 약을 먹고 있었습니다.

다른 병은 몰라도 당뇨는 고치기 어려울 거란 생각에 큰 기대를 하지는 않았지만 여기 오던 날부터 약을 먹지 않았습니다. 1주일쯤 지났을 때 당 수치가 떨어질 수 있겠다는 느낌이 들었고 지금은 정상 범위에 들어왔습니다. 평소에 135mg/dℓ 정도였는데 지금은 120mg/dℓ 정도입니다. 그동안 병원에서 수없이 약 처방을 받았지만 약을 먹어도 120mg/dℓ까지 내려가 본 적이 없었고, 늘 130mg/dℓ 부근에 머물렀었습니다.

지금은 컨디션이 너무 좋아서 꼭 날아갈 것 같습니다. 몸무게는 평상시에 89kg 정도였습니다. 여기 와서도 체중은 그저 3~4kg 정도 밖에 안 빠졌지만 몸 상태는 마치 구름 위를 걷는 것처럼 너무 가볍고 좋습니다.

지금은 신체의 어느 부분도 아픈 데가 없습니다. 자면서도 몸이 종잇장처럼 가볍다는 생각은 평생 처음 해봤습니다. 여기선 보통 10시에 누우면 5시 정도까지 잡니다.

지금 제 머리카락을 보면 부분적으로만 흰머리가 조금 있을 뿐 여전히 검은색입니다. 보통 때 같으면 보름에 한 번씩 염색을 해야 하는데 지금 제 머리카락이 여전히 검은색이라 거울을 보면서 저도 깜짝 놀랐습니다. 이런 건 전혀 기대하지 않았던 일입니다.

저는 원래 체중이 많이 나가서 등산하는 걸 별로 안 좋아합니다. 그런데 여기서 산을 올라가는 일이 너무 쉬워졌습니다. 계단 올라가는 데 힘이 하나도 안 들었습니다.

전 원래 근육이 딱딱한 사람입니다. 사람들이 제 어깨나 등을 만져보고선 왜 이렇게 딱딱하냐고 물어볼 정도입니다. 운동해서 그런 건 아니고 그냥 오랜 세월 그런 상태였습니다. 여기서 지난 10일 동안 생즙만 마셨는데 지금 제 온몸의 근육이 상당히 부드러워졌습니다. 아마도 근육 조직 사이사이에 박혀 있던 불순물, 노폐물이 빠져나가서 그런 게 아닌가 생각됩니다.

제가 경험해본 결과, 건강한 사람일수록 이곳에 와야 한다는 생각이 듭니다. 전 원래 어머니의 보호자로 왔지 제 병을 치료해야겠다는 생각은 없었습니다. 당뇨병은 절대 치료 못한다고 생각해 아예 기대도 하지 않았습니다. 하지만 제 몸에도 놀라운 변화가 일어나고 있습니다. 건강하다고 생각하는 사람이라도 누구든지 한번은 꼭 경험해 볼 것을 적극 추천합니다.

하루라도 빨리 죽고 싶은 마음뿐이었습니다

당뇨

박○○(남)

저는 경남 김해에서 20년간 농약 판매업을 하며 아주 건장한 체격(체중 85kg)을 가지고, 평소 병원이 어디 있는지도 모르고 살아왔습니다. 몇 년 전, 건강에도 좋고 피로회복에도 뛰어나다기에 아는 분으로부터 강원도에서 채밀했다는 싸리 벌꿀 한 말을 구입했습니다. 한 여름철 무더울 때 벌꿀을 냉수에 타서 한 그릇씩 마시면 달콤한 게 맛이 아주 일품이었습니다. 땀을 흘리고 나서 마시면 마실수록 더 마시고 싶어지곤 했습니다.

그런데 건강에도 좋고 피로회복에도 좋다는 싸리 벌꿀을 즐겨 마신 지 2년째부터 이상할 만큼 목이 마르고 입속이 바싹바싹 타들어가기 시작했습니다. 밤에 잠을 자다가도 입속이 바짝 말라 물을 자주 마셨고, 주위 사람들도 이런 저를 보며 부쩍 물을 많이 마신다고 걱정할 정도였습니다. 평소 3~5시간에 한 번 정도 소변을 보던 것이 불과 1시간을 참지 못했고, 밤에 잠을 자다가도 2~3회씩 일어나 소변을 보아야 되니 밤잠을 설치기가 일쑤였습니다. 밤에 잠을 설치고 낮에 책상 앞에 앉아 있으면 약 먹은 파리처럼 꾸벅꾸벅 졸았고, 조금만 일을 해도 피로를 쉽게 느끼면서 만사가 귀찮아지고, 얼굴이 거칠어지기 시작하면서부터 체중이 차츰차츰 줄어 어느새 68kg이 되었습니다.

그러나 겉으로 보기에는 신체에 아무 이상이 없었으므로 이웃의 친지나 주변 친구들은 남의 아픈 속마음도 모르고 지금의 몸이 정상적인 체중이라면서 어떻게 체중을 그렇게 줄였냐고 물어보곤 했습니다. 잇몸이 붓고 이가 아파 약국에서 받아온 약을 아무리 먹어도 낫지 않고, 오래도록 약을 먹다 보니 음식을 먹어도 소화가 더디고 속만 쓰려 치과에 갔더니 당뇨병 검사를 권했습니다. "이렇게 몸이 튼튼하고 건강한 체질인데 무슨 병이 있겠습니까?" 하면서 웃어넘기니까 당뇨병은 치아와 매우 밀접한 관계가 있다며 꼭 검사를 받아보라기에 병원에 가서 당뇨 검사를 받았더니 아니나 다를까 당뇨병이라는 진단이 나왔습니다.

진단을 받기 전까지만 해도 아무런 근심 걱정 없이 농약 판매업에 최선을 다하며 성실하게 살아왔었는데, 막상 당뇨병이라는 진단을 받고 나니 착잡한 심정이 들기도 했지만 한편으로는 '이런 병쯤이야 의료 기술이 좋으니 충분히 고칠 수 있겠지'라는 생각이 들기도 했습니다. 당뇨병에 좋다는 약은 아무리 구하기 어려워도 수소문하여 구해 먹었고, 있는 돈 다 긁어모아 유명하다고 소문난 병원마다 백방으로 찾아다니며 치료에 힘썼지만 조금 나아지는 듯하다가 재발하는 과정의 연속이었습니다. 설탕물에 벌꿀 냄새가 나는 향료를 섞고 거기에 벌의 날개를 부숴 넣어 먹으면 몸에 좋다는 말만 믿고 장기 복용한 탓에 당뇨병에 걸렸고, 당뇨병이 생기고 부터는 유명하다는 약도 먹어 보고 용하다는 병원도 여럿 가봤지만 모두 엉터리인 사기꾼들에게 내 건강을 담보로 사기당한 느낌뿐이었습니다.

이 세상에서 가장 불쌍한 사람은 건강을 잃은 사람입니다. 천만금이 있다 한들 무슨 소용이 있겠습니까? 갈가리 찢겨진 몸과 마음에 '내가 도대체 무슨 죄를 지었기에 이런 혹독한 벌을 받는가?' 싶어 실오라기 같은 희망도 없이 실망감과 허탈감에 빠져 하루하루를 신세 한탄만 하며 지냈고, 고통과 아픔 속에서 남은 생을 살아갈 것을 생각하면 차라리 하루라도 빨리 죽고 싶은 마음뿐이었습니다.

마음의 안정이라도 찾기 위해 전국의 명산 사찰을 두루 찾아 나선 지 일 년. '조용한 산골짝 계곡에서 맑은 물소리와 새소리를 들으며 지내야겠다' 다짐하고 주변을 정리하던 중, 하늘의 계시처럼 어성초 녹즙이 혈당치를 조절하여 당뇨병을 치료할 수 있다는 기사를 우연히 읽게 되었고, 이것이야말로 나의 병을 고칠 수 있을 거라는 확신이 들었습니다. 곧장 녹즙기와 어성초를 구했고, 비린내가 나서 먹기가 여간 힘든 게 아니었지만 밤낮없이 녹즙을 먹기 시작했습니다. 처음에는 먹기 힘들었지만 살아야겠다는 일념으로 참고 먹었는데, 10일째부터는 비린내와 역한 느낌이 들지 않았으며 안 먹으면 못 배길 정도로 입맛이 당기고 있었습니다.

하루도 빼놓지 않고 어성초 녹즙을 먹은 지 한 달, 더 이상 입안에 침이 마르질 않았고, 오줌 줄기가 시원하게 나왔으며 밤잠을 설치지 않으니 일상생활에서 피로함을 느끼지 않았습니다. 점차 얼굴색이 좋아지고 체중도 조금씩 늘어 병원에 가서 혈당 검사를 받았는데 뜻밖에도 정상이라는 판정을 받았습니다. 절망 속에서 병마에 시달리다가 다시 건강을 찾아 새로운 삶을 사는 저의 모습을 지켜본 이웃, 친지, 친구들은 집집마다 녹즙을 마시는 것이 생활화되었습니다.

험하고 어려운 세상살이 온갖 고생을 다하며 자식들 다 키우고, 이제는 이웃들의 부러움을 받으며 아쉬움 없이 살 만한 나이에 불치의 병에 걸렸다는 의사의 통보를 받았을 때의 절망감은 겪어보지 않은 사람은 결코 모를 것입니다. 환경오염, 수질오염, 한 발자국도 걷기 싫어하는 게으름으로 인한 운동 부족, 사기꾼들이 선전하는 보약, 정력에 좋다면 굼벵이도 먹어 치우는 극성스러움, 육식 위주의 식생활 등으로 넘쳐나는 성인병은 어떠한 의료 기술로도 완치될 수 없고, 오직 자연의 순리에 따라 살 때에만 완치될 수 있다는 것을 경험으로 알게 되었습니다.

이제는 어떠한 불치의 병이라도 자연이 베풀어 준 식품인 녹즙으로 예방과 치유를 할 수 있습니다. 녹즙 마시기를 생활화할 때, 비로소 자신과 가족의 건강과 행복을 지킬 수 있습니다.

당뇨에 과즙을?

당뇨

김○○(66세, 남)

지난 7월 더운 여름날, 내 인생의 전환점을 만들어준 한 분을 만나게 되었다. 그분은 천연치유 상담사 교육을 받은 김○○ 상담사였다.

난 지난 20년간 당뇨로 정말 많은 고생을 했다. 신장 기능도 떨어지고 힘도 없고 무기력한 상태였다. 그러던 차에 김 상담사를 만나 당뇨의 원인에 대해 자세한 설명을 듣고『난치병혁명 생즙』란 책을 소개받았다. 그 책에는 질병의 원인과 질병을 치유하기 위한 천연치유 방법이 알기 쉽게 설명되어 있었다.

그로부터 며칠 후 친절하게도 김 상담사가 당근즙을 직접 짜서 가져왔다. 녹즙을 먹어 본 경험이 없는 나를 배려해 먹기 좋은 당근즙을 가져온 것이다. 김 상담사의 친절 때문인지 당근즙 때문인지 모르겠으나 당근즙을 마신 후부터 왠지 모를 힘이 생긴 것 같았다.

그 후 벌곡에 있는 천연치유교육센터에서 2주간 녹즙과 과즙을 마시고 관장을 했더니 혈당 수치가 정상으로 내려갔다. 집에 돌아온 후에 녹즙과 식사를 병행하는데 혈당이 다시 367까지 올라가 깜짝 놀랐다. 교육센터에서 2주 프로그램에 참석한 것으로는 부족했던 게 아닌가 생각됐다. 췌장의 기능이 아직 정상으로 회복되지 않았다고 생각해 다시 관장에 돌입했다.

집에서 하루에 18잔의 녹즙과 과즙을 짜서 먹는다는 게 결코 쉬운 일이 아니었다. 하지만 이대로 포기할 순 없었다. 관장을 하기엔 너무 불편한 여건이었지만 하루에 두 번씩(오전, 오후) 관장도 계속했다.

체중 증가를 위해 녹즙보다는 과즙을 더 많이 마셨다. 그렇게 2주 정도 지나자 혈당은 110 정도로 떨어졌고 그 후에도 정상 범위를 계속 유지하고 있다. 만약 내가 천연치유를 만나지 못했더라면 평생 어떻게 살았을까를 생각만 해도 끔찍하다. 난 정말 행운아다.

천연치유교육센터의 한마디

당뇨병 환자가 과즙을 먹고도 이상이 없다는 건 현대의학에선 이해 불가능한 일입니다. 하지만 천연치유에서는 당뇨병 환자가 과즙을 먹어도 괜찮은 정도가 아니라 당뇨병을 치유하기 위해 과즙을 반드시 먹어야 한다고 말합니다.

병원에서는 현대의학으로 아무리 애를 써도 평생 당뇨환자의 당뇨수치가 더 오르지 않게 겨우 억제할 수 있을 뿐이지만 천연치유에서는 과즙을 먹는 것만으로도 당뇨병이 완치가 됩니다.

흔히 당뇨병의 원인을 당의 과잉섭취 때문이라고 생각하지만 당뇨병의 원인은 탄수화물이 아니라 세포 내에 축적되는 지방입니다. 과일에 포함된 파이토케미컬은 심혈관질환, 암, 뇌졸중 등을 일으키는 활성산소를 제거합니다.

절망이 희망이 된 순간

당뇨

이○○(여)

저는 프린스턴대학 교수로 근무하며 8년 이상 당뇨병으로 투병 생활을 하던 환자였습니다. 처음 5년은 약물치료를 했으나 병세는 호전될 기미가 없었고 오히려 점차 악화되어 인슐린을 맞아야만 했습니다. 게다가 3년 전부터는 하루에 4번 당 검사를 하고, 하루에 2번 인슐린 주사를 맞았습니다. 그야말로 피눈물 나는 투병 생활이었습니다.

저는 악화되는 병세 때문에 귀중하고 막중한 책임을 가진 교육행정과 교수 자리를 두 번씩이나 사임하고, 엎친 데 덮친 격으로 지난해에는 오른팔이 골절되었는데 당뇨병으로 인해 수술도 할 수 없는 그야말로 막막하고 절망적인 형편에 놓이게 되었습니다. 그러다 저의 이런 사정을 아는 지인의 권유로 지난 4월 이문현 회장님의 건강수련회에 참석하여 녹즙을 마시기 시작했습니다. 지인 역시 얼굴과 이마, 뺨, 양손 등 피부가 심하게 터져 피부과에서도 치료가 불가능했는데 녹즙으로 완쾌되었기 때문에 확신을 갖고 저에게 권유했던 것입니다.

녹즙 프로그램 첫날부터 인슐린을 떼고 과즙과 녹즙을 번갈아 마시는데 8년 동안 의사의 권유로 과일을 먹지 못했던 저는 몹시 당황했습니다. 과일즙은 마실 수 없다며 몰래 버티기도 했고 가급적이면 안 마시려고 무던히 애를 썼습니다. 어떻게 눈치를 챘는지 자원봉사자가 마음 놓고 마시라 권했고, 이문현 회장님께서도 안심하라고 자상하게 말씀하셔서 과일즙을 마시게 되었습니다.

3일째 되던 날 아침, 당을 재고 난 저는 제 눈을 의심했습니다. 인슐린을 하루에 2번씩 맞고도 250~350㎎/㎗이던 당수치가 인슐린을 맞지 않고 오렌지즙을(자몽+오렌지+레몬) 여러 컵 마신 것만으로 106㎎/㎗이 되었고, 4일 후부터는 80~90㎎/㎗으로 내려갔습니다.

여러 달이 지난 현재도 인슐린 투입 없이 수치가 지극히 정상을 유지할 뿐 아니라 체내에 약물기가 없어 몸이 가뿐하고 기분까지 상쾌합니다. 언제나 피로하고 기운이 없던 제가 식단을 채소로만 바꾸고 나니 지금은 얼마나 기운이 넘치는지 아침 산책할 때마다 발걸음이 아주 가볍고 피로감이 전혀 없습니다.

체내에 건강한 세포를 매일 생산할 수 있도록 계속해서 창조의 사역으로 우리를 치유하시는 하나님의 큰 사랑에 감사드리고, 천연치유교육센터가 더욱 발전하시기를 기원하며 자원봉사자 여러분과 이문현 회장님께 깊은 감사의 말씀을 전합니다.

천연치유교육센터의 한마디

수많은 당뇨 환자가 이렇게 쉽고도 완벽하게 완치되는 모습을 매번 확인하면서 기쁨과 환희로 제가 완치된 듯한 착각이 일어나곤 합니다. 그러나 이러한 기쁨을 너무나 많은 사람들이 모르기 때문에 그런 분들이 아직도 외로운 투병의 싸움을 하고 있다는 것을 생각하면 한편으로는 안타까움과 답답함이 한숨을 자

아내게 합니다. 용기 있는 분들만이라도 빨리 실천하셔서 우리와 기쁨을 나누시게 되기를 기원합니다.

우연히 먹은 녹즙이 저를 살렸습니다

당뇨

홍○○(65세, 남)

다른 사람들처럼 저도 저의 미래와 가족을 위해 열심히 살아왔습니다. 35년을 큰 병 없이 아주 건강한 몸으로 살아왔으나 90년도 말부터 작은 활동을 해도 매우 피로감을 느낄 정도로 몸의 상태가 나빠졌습니다. 원래 건강은 자신 있었던 터라 조금만 쉬면 나아지겠지 생각하고 하루하루를 버티며 생활했습니다.

저는 충주에서 살았고 저의 부모님은 노은에서 농사를 지으며 살고 계셨습니다. 70이 다 되신 노인께서 농사를 짓는다는 것은 여간 힘에 부치는 일이 아닌지라 공휴일에는 항상 농사일을 거들며 생활하였습니다.

91년 3월 여느 공휴일과 마찬가지로 시골에 내려가 논갈이를 하고 집으로 돌아오니 몸이 천근만근이고 입안이 헐기 시작하였습니다.

배고파 본 사람만이 배고픔을 안다고 했죠. 제가 아픈 것도 사람들은 잘 이해하지 못했습니다. 저는 겉으론 멀쩡했지만 입이 아프니 음식을 마음대로 먹을 수도 없고 말도 잘 나오지 않아 스트레스만 쌓여 갔습니다. 약방에서 약을 지어 며칠을 먹어 보았지만 아무런 효과가 없어 병원(이비인후과) 치료를 시작했습니다. 병원에서 치료를 받아도 치료 당시만 나아지다가 다시 나빠지긴 마찬가지였습니다. 그로부터 한약은 물론 개소주, 염소탕, 알로에 등을 몇 개월씩 복용했지만 아무런 효과가 없었습니다. 기분은 좀 나아지는 것 같았지만 구내염이나 피곤함은 더욱 심해졌습니다.

그렇게 한두 달을 보낸 어느 날 아침 잠자리에서 일어나려는데 도저히 일어날 수가 없었습니다. 종합병원 검진 결과 당뇨병이었습니다. 그로부터 일주일에 한 번씩 병원에 다니며 열심히 약을 먹었습니다. 그러나 회복의 기미는 보이지 않고 피곤함이 더해져서 출근도 못하는 경우가 가끔 생겼습니다. 참으로 암담했습니다. 이대로 건강을 회복하지 못하면 늙으신 부모님과 아직 어린 두 아들은 어떻게 살아갈지 생각하며 참 많이 울었습니다.

92년 8월에 친척집에 들렀는데 점심식사 후 녹즙을 한잔 주면서 먹어보라 하였습니다. 한잔을 먹었는데 속이 무척 편했습니다. 거기서 녹즙의 좋은 점과 먹는 방법에 대한 설명을 듣고 집에 와서 녹즙을 먹기 시작한 지 6개월 정도 지났을 때 몸이 상당히 회복되고 있는 걸 느꼈습니다.

93년 봄에는 녹즙의 재료도 직접 재배해야겠다고 생각해 50평 땅에 다 케일, 신선초, 컴프리 등을 심고 매일 정성껏 가꾸었습니다. 여기서 나온 채소와 들에서 뜯은 민들레, 돌미나리, 톳나물 등을 1년간 즙으로 먹었습니다. 7월 정기 검진 결과, 의사는 당뇨가 사라졌다며 앞으로 약은 먹지 말고 식이요법만 철저히 지키라고 얘기해주었습니다. 녹즙을 통한 천연치유를 시작한 지 1년 4개월이 지났습니다. 직장생활과 가정생활 모두 아무 어려움 없이 지내고 있으며 가족들도 저의 좋아진 건강을 보고 모두 기뻐하고 있습니다. 지금은 주변에 저와 같은 병으로 고생하는 분들에게 녹즙을 마셔보라고 적극 권장하며 살고 있습니다.

갱년기 우울증, 10일 디톡스로 작별하다

갱년기 장애, 우울증

김○○(58세, 여)

5년 전부터 갱년기가 시작되면서 갑자기 얼굴에 열이 나고 가슴이 답답하고 손발이 시리고 우울증이 왔습니다. 가슴이 뛰고 답답한 증상이 심해져 3번이나 병원에 실려 가기도 했습니다. 우울증이 심해서 약을 먹었고, 1년에 한 번 정도는 아주 심하게 증상이 나타나 정신병원에 입원해서 열흘 정도의 시간을 병상에서 보내곤 했습니다. 치료를 위해 좋다는 것도 많이 해봤지만 차도가 없었고 가슴 답답함과 우울증이 심해져 극단적인 행동을 할까 고민도 했습니다. 그러던 중에 인터넷 검색을 통해 우연히 이문현 회장님의 강의를 보게 되었습니다. 건강 원리를 듣고 희망이 생겼고 더 알고 싶어서 몇 번이고 강의를 돌려 보았습니다. 그리고 드디어 천연치유교육센터로 오게 되었습니다.

10일 정도 디톡스를 하고 건강 생활을 하고 나니, 안절부절 못하고 답답했던 마음이 사라졌습니다. 정말 신기하게도 약을 먹지 않아도 편안함을 유지하게 되었습니다. 그리고 몸에 있던 붓기도 빠지고 오랫동안 달고 살았던 주부습진도 없어졌습니다. 그뿐만 아니라 왼팔에 골절되었던 부위가 시리고 통증이 있었는데 다 없어졌습니다. 뻐근하던 무릎이 유연해지고 활동하기가 편해졌습니다. 이 모든 것이 정말 거짓말처럼 좋아졌습니다.

처음에 이곳에 온다고 했을 때 말렸던 친구들도 이제는 응원해 줍니다. 얼마나 좋아졌는지 빨리 보고 싶다며 궁금해 합니다. 이제는 제가 건강 전도사가 되려고 합니다. 이곳에서 배운 건강 원리를 다른 아픈 사람들에게도 전해 주고 싶습니다.

열흘 만에 극복한 남성갱년기장애

남성갱년기장애

이○○(48세, 남)

최근 몇 달간 아무 기운도 없고 소화도 잘 안 되었습니다. 스트레스도 너무 많아 일에 집중을 할 수 없어서 병원 진단을 받아보니 남성갱년기 증세라고 했습니다. 그리고 얼마 후에 쓰러져서 응급실에 실려가 검사를 받았는데 암이 의심된다며 유전자검사를 하자고 했습니다. 이때 저는 10년 전 제 어머니가 위궤양으로 힘들어하셨을 때 녹즙으로 단 10일 만에 완치되셨던 경험이 떠올랐습니다. 10일이라면 짧을 수도 있는 기간이지만 어차피 결과를 기다리는 데 10일이 걸리니 그 10일 동안 어머니가 하셨던 대로 녹즙치료를 시도해보기로 했습니다.

검사 결과를 기다리는 그 짧은 기간에 집에서 매일 녹즙을 10여 잔씩 마신 결과, 남성갱년기 증상이 완전히 사라지고 전보다 더 많은 활력을 얻게 되었습니다. 10일 후에 병원에서도 암 검사 결과가 나왔는데 다행히 암은 아니었습니다.

저는 이번 일을 통해 정말 녹즙의 효능을 다시 한 번 경험했습니다. 지친 몸을 회복시키고 질병을 예방하고 치유하는 데 녹즙보다 더 좋은 건 없는 것 같습니다.

난치병은 없습니다

섬망증(정신착란), 하지정맥류

박○○(57세, 여)

제 아내 박○○을 사랑하시는 지인님들 안녕하세요.

제 아내가 뇌종양으로 사형선고를 받고 마지막으로 선택한 희망의 땅, 논산에 온 지 벌써 15일이 지났습니다. 이번 주 토요일에 잠시 집으로 돌아갔다가 다음 달 다시 3주 과정으로 입소할 예정입니다.

제 아내는 작년 12월에 종양을 제거하는 수술을 받고 좀 좋아지는가 싶더니, 금년 7월에 재발해 항암치료를 받다가 지푸라기라도 잡는 심정으로 이곳에 왔습니다. 이곳에 올 때는 제 아내에게 섬망증(정신착란)과 하지정맥류까지 있는 상태였습니다.

정보가 조금만 늦었더라면 집사람은 지금쯤 저세상에 갔을 수도 있습니다. 엔젤녹즙기를 구입하도록 3번이나 저를 설득해주신 아내 친구분께 감사 인사드립니다. 그동안 많은 격려를 해주신 지인 여러분들도 여러분의 가족이나 친지들을 성인병 및 암으로부터 해방되게 하시려면 근본 원인인 식생활 개선이 시급한 점을 꼭 기억하시기 바랍니다.

저는 병원에서의 치료는 근본 치료가 아니기 때문에 합법적인 사기이며 살인 행위라고 감히 말하고 싶습니다. 병 주고 약 주는 경우가 많습니다. 반면, 이곳 논산의 치유는 그 근거가 성경에 있다고 합니다. 저는 믿음이 없습니다. 치유는 종교와 관계없이 되는 것 같습니다. 그러나 정신건강을 위해 필요할 것 같습니다.

누구나 암에 걸리면 지푸라기라도 잡기 위해 많은 시행착오를 겪고 경제적 · 정신적으로 손해를 보면서도 믿는 곳이 병원이다 보니 사형선고를 받을 때까지 시간을 낭비합니다. 그중에 운이 좋은 분들은 이런 천연치유를 통해 치유되고 나머지는 죽음을 맞습니다.

물론 몸의 피가 건강하여 저항력이 강하면 죽을 때까지 병이 없겠지요. 그러나 앞으로 식생활 개선 없이 어느 누구도 성인병에서 자유롭지 못한다는 사실을 우리는 인정해야 합니다.

여기에 와보니 정보가 빠른 분은 예방차원에서 항암치료 받기 전에, 또는 중간에 항암치료를 포기하고 오신 것을 보니 정말 정보가 중요한 것 같습니다. 여기서 그 원인과 치유방법을 배웁니다. 간단하면서도 끈기와 인내가 필요합니다. 그러나 항암치료보다 경제적 · 시간적으로 쉽습니다. 우선 몸을 망가뜨리지 않는 자가 치유이며 희망이 있습니다. 전 세계 어디에도 항암약이 없다는 것은 누구나 인정합니다. 그러면서도 항암치료를 끝까지 받습니다. 천연치유만이 사는 길이란 사실을 믿지 않기 때문입니다.

마지막으로 지인들께 고마운 마음을 담아 전하고 싶은 말은 "난치병 환자는 있어도 난치병은 없다"는 것입니다. 반드시 치유됩니다. 단지 병세에 따라 시간이 필요할 뿐입니다. 제 아내는 이곳 천연치유 교육센터에 와서 2주가 조금 지난 지금은 섬망증이 사라지고 하지정맥류도 사라졌습니다.

현대의학은 이런 난치병이 자연 치유되면 기적이라고 하지만 이곳에서는 치유되는 것을 당연한 사실로 여깁니다. 단, 식습관을 완전히 바꾸는 조건에서입니다. 예를 들어, 김치 · 고추 · 육고기 · 생선 등을 먹지 말고, 가능한 제철에 나는 신선하고 조리하지 않은 곡식·야채·과일만 드셔야 가능합니다. 사람은 소와 같이 되새김질을 못하므로 충분한 비타민과 미네랄 효소를 섭취하기 위해서는 녹즙을 먹어야 합니다. 야채즙은 과일즙보다 4배나 효과가 있습니다. 배즙은 소화기관 청소용이나 간암 말기에 복수가 찰 때 제일 많이 먹는 즙입니다. 또한 굽거나 튀기거나 볶은 음식은 절대 먹으면 안 됩니다. 프라이팬을 버려야 한다고 합니다. 생명의 소중함을 경험하면 가능해집니다. 자세한 정보는 천연치유교육센터 홈페이지를 참조하시면 됩니다.

저는 홍보요원이 아닙니다. 정보를 늦게 접해서 너무 후회가 돼서 말씀드립니다. 암(성인병)의 종류와 시기(1기~말기)에 관계없이 빠른 천연치유 결정만이 환자가 살 수 있는 유일한 길임을 잊지 마시기 바랍니다. 감사합니다.

파킨슨 환자의 줄넘기

파킨슨

노○○(80세, 남)

저는 파킨슨병으로 근육이 말을 잘 듣지 않아 걸을 때도 자주 넘어지고 옷 입는 것조차 불가능해 다른 사람의 도움을 받아야 했습니다. 오래전부터 천연치유 방법을 어렴풋이 알고는 있었지만 평생 길들여진 입맛을 포기하고 건강에 좋은 음식을 먹는다는 게 참 힘든 일이라 실천하지 못하고 있었습니다. 하지만 파킨슨병에 걸리고 나니 천연치유 방법 외에는 내 병을 치유할 수 있는 방법이 없다는 걸 알게 되었습니다.

천연치유교육센터에 들어올 때는 차에서 내리는 동작조차 어려워 차문이 열리고서 내리는 데까지 10분도 넘게 걸렸던 것 같습니다. 하지만 여기 와서 2주가 지나자 몸에 신기한 변화가 생기기 시작했습니다. 걸을 때 균형 잡는 일은 여전히 힘들었지만 혼자 힘으로 바지를 입을 수 있게 되었고, 3주가 지나 퇴소할 때는 줄넘기를 100회 이상 할 수 있게 되었습니다. 함께 지내던 분들도 다들 놀라서 축하의 박수를 보내주셨습니다. 물론 차를 타고 내릴 때도 이제는 단숨에 타고 내립니다.

정신분열증 앓던 딸이 마음의 문을 열었습니다

정신분열증

황○○(25세, 여)

제 딸은 현재 25세로, 고등학교 3학년 때 정신분열증이 시작됐습니다. 사람들을 피하고 심지어는 엄마인 저와도 대화를 하지 않았습니다. 이런 딸의 모습을 지켜보던 제 심정은 어떻게 말로 설명할 길이 없습니다. 어떻게든 딸의 질병을 낫게 하고 싶었습니다. 리스페달이란 약을 매일 먹는데 약을 먹어도 병이 낫질 않아서 끊어보려고 했으나 금단증세가 너무 심해서 포기했습니다.

저는 이곳에서 처음으로 정신분열증의 원인이 미네랄 결핍, 특히 칼슘 부족일 수 있다는 걸 깨닫게 되었습니다. 천연치유교육센터에 와서는 과감하게 약을 끊고 혹시나 금단증세가 나타날까 봐 걱정했는데, 녹즙과 과즙으로 영양분을 충분히 공급해서인지 모르겠으나 첫날부터 신기하게도 나타나지 않았습니다. 여기 온 지 8일이 지났을 뿐인데 이제는 제 딸이 저와 눈을 맞추고 이야기를 합니다. 어린 시절 있었던 일 등 자신에 대한 이야기를 끄집어내기 시작했습니다. 녹즙으로 금단증세 없이 치유되고 있는 게 너무 신기합니다.

내 인생 최고의 날

불면증

김○○(53세, 여)

제가 처음 유방암 진단을 받고 수술했을 때는 누구에게도 말하지 말라고 남편에게 부탁했었습니다. '암 걸린 여자'라는 낙인이 찍히고 싶지 않았습니다. 그랬던 제가, 오늘은 제 이야기를 여러분께 들려드리려고 합니다.

저는 워낙 약하게 태어나 부모님이 제가 9살이 되던 해에 처음으로 학교에 보낼 정도로 병약한 어린 시절을 지냈습니다. 평소에 생리 양도 많고 손발이 차고 빈혈도 심하던 차에 8년 전에는 급기야 자궁에 혹이 생기고 유방암까지 걸리게 되었습니다. 건강검진에서 1.2㎝의 작은 암 진주가 제 가슴에 있다는 진단을 받고 수술을 했습니다.

만져도 어디에 있는 줄도 모를 만큼 작은 암이었지만 수술 후 방사선치료를 받고 여성호르몬 차단 주사를 맞았습니다. 다행히 항암치료는 하지 않았지만 그때부터 저의 삶은 피폐해지기 시작했습니다. 수술 후 시작된 불면증으로 인해 저는 밤에는 뜬눈으로 지새다가 아침에 남편과 아이들이 나가면 잠시 눈을 붙이곤 했습니다. 그래서 오전에 누군가와 약속 잡는 게 스트레스였습니다.

건강해지고 싶어서 산을 다녔지만 겨우겨우 따라만 갈 뿐 몸은 천근만근이었습니다. 더군다나 술을 좋아해 날마다 술을 마셨더니 눈은 늘 충혈돼 있었고 바늘로 눈을 쿡쿡 찌르는 것 같은 통증마저 느껴졌습니다. 눈 속에 머리카락이 들어간 것 같은 이물감이 계속 느껴졌습니다.

10년쯤 지난 어느 날, '나는 왜 이럴까?' 하는 생각에 우울해 있을 때 이문현 회장님이 쓰신《난치병혁명 생즙》이란 책을 읽게 되었습니다. 답은 하나였습니다. '피를 깨끗하게 하면 된다.' 피를 깨끗하게 하면 모든 질병의 고통에서 해방될 수 있다는 회장님의 설명에 고개를 끄덕였습니다. 그러나 몸속 독소를 제거해야 한다는데 어떻게 제거해야 할지 고민이었습니다. 가장 좋은 방법은 천연치유교육센터에 입소하는 것이라는 결론을 내렸습니다.

센터에서 하루 18잔의 녹즙을 마시고 하루 2번 레몬관장을 했습니다. 3일이 지났는데 눈에서 느껴지던 이물감이 사라졌습니다. 또 매번 식사를 하고 나서 치실을 사용할 때 잇몸을 건들면 피가 나곤 했는데 그 증상도 사라져서 더 이상 잇몸에서 나는 피비린내를 맡지 않아도 됐습니다. 저는 그 경험만으로도 이건 정말 기적이 일어난 거라고 생각했습니다. 그런데 레몬관장 10일째 되던 날, 변기가 막힐 정도로 아주 끈적한 찰흙 같은 숙변을 쏟은 후에 배가 홀쭉해지고 피부는 투명해지고 불면증도 해결되었습니다. 숙변이 차 있을 때 배를 만지면 시베리아 벌판처럼 한기가 느껴졌는데, 숙변을 쏟아내고 나니 잠잘 때 배를 만지면 따끈따끈한 열이 납니다.

센터에서 배우고 경험한 것을 가지고 집에 와서 남편에게도 관장과 녹즙을 해줬습니다. 그랬더니 남편 고혈압이 내려가 정상이 되고 뱃살도 들어갔습니다. 건강한 여성의 헤모글로빈 수치가 12~15g/dℓ인데 저는 유방암 수술하고 나서 7.6g/dℓ까지 내려갔었습니다. 병원에서 주는 빈혈약을 먹어도 10g/dℓ을 넘지 못했습니다. 하지만 1년 정도 녹즙과 생식을 실천하고 나서 올 12월에 검사했더니 15g/dℓ가 나왔습니다. 헤모글로빈이 두 배나 많아진 겁니다.

또 20년간 양손의 검지, 중지 손가락 끝이 하얗게 되는 레이놀스 증후군이 있었는데 병원에서는 치료방법이 없어서 두 손을 놓고 있었습니다. 그런데 혈액이 건강해지니 어느새 다 사라져서 정상이 되었습니다.

제 나이 53세. 지금 저의 컨디션은 제 인생 최고입니다. 지금은 새벽 6시면 벌떡 일어납니다. 그리고 하루 일과를 계획하고 산뜻하게 하루를 시작합니다. 오늘은 누굴 만나 행복해지는 이야기를 전할까 생각하면 즐겁습니다. 만약 제가 《난치병혁명 생즙》이라는 책과 엔젤 녹즙기 그리고 이문현 회장님을 만나지 못했다면 저는 평생을 질병에 시달리다 생을 마감했을 겁니다. 삶의 희망을 찾기까지 비록 10년이 걸리긴 했지만 이제는 더 이상 예전의 제가 아닙니다.

제 몸이 회복되니 아이들, 남편, 가족, 친구들이 보입니다. 앞으로 더 잘하고 싶고 베풀고 싶고 그래서 더 행복하게 살고 싶습니다. 그리고 우리 아이들이 결혼할 때는 엄마의 선물로 천연치유센터 3주 체험권을 선물할 예정입니다.

경험해보지 않으면 알 수 없는 기적

유방암, 폐암, 림프부종, 골다공증, 고지혈증, 이명

최○○(58, 여)

2010년 이후 저의 삶은 고통의 연속이었습니다. 그해 봄, 건강검진에서 자궁내막이 정상보다 20%나 두꺼워진 걸 알게 되었습니다.

병원에서는 자궁내막암 전 단계이니 조심해야 한다고 했습니다. 그해 가을에 다시 검진했을 때 이번엔 유방암이 발견되었습니다. 그 후 6개월간은 항암 치료를 6회, 방사선 치료를 38회나 하느라 너무너무 힘들었습니다. 백혈구 수치가 700 이하(정상은 혈액 1㎕당 4,000~10,000개)로 떨어져 마지막 항암 때는 백혈구 수치를 올리는 주사를 맞고 항암 치료를 받아야 했습니다. 유방암 치료를 위해 여성호르몬 억제제인 타목시펜을 5년간이나 먹었습니다. 특히 유방암 수술 후 팔에 생긴 림프부종은 한여름에도 붕대를 4개나 사용해서 감아야 할 만큼 상태가 좋지 않았습니다. 병원에서 주는 약을 먹고도 상황은 점점 나빠져 갔습니다.

하지만 저의 고통은 유방암에서 끝나지 않았습니다. 2014년 봄에 폐암이 발견돼 또 수술을 하고, 그해 가을엔 골다공증 치료한다고 헬스클럽에서 운동하다가 운동기구에서 떨어져 흉추 9~12번이 골절되는 사고를 당했습니다. 또다시 6개월간 꼼짝없이 병원에 누워 지내야 했습니다. 그 후로도 독감과 대상포진 등으로 계속해서 병원을 드나들었습니다. 이렇게 갖가지 질병으로 고통받던 저에게 희망의 빛이 비추기 시작한 건 2015년 봄이었습니다. 서울의 한 교회에서 있었던 디톡스 건강 세미나에 참석해서 녹즙관장 디톡스를 알게 되었습니다. 그러나 어떻게 실천해야 할지 몰라 지체하다가 2016년에 비로소 논산의 천연치유교육센터에 입소했습니다. 그 후로도 두 차례나 입소해서 디톡스를 한 결과, 2017년 7월에 있었던 병원 건강검진에서는 3년간 저를 괴롭힌 부종이 다 나았다며 더 이상 병원에 올 필요가 없다고 했습니다.

녹즙디톡스로 건강은 좋아지고 있었는데 이번엔 교통사고가 났습니다. 10월 어느 날, 고속도로에서 시속 100㎞가 넘은 속도로 달리다가 빗길에 미끄러지고 말았습니다. 도로 한가운데서 차가 3바퀴나 빙그르 돌다가 중앙선을 들이받고 멈췄습니다. 얼마나 세게 들이받았는지 운전석 쪽 유리에 머리를 부딪쳐 뇌진탕 증세가 생겼고 유리는 깨지고 차는 폐차를 했습니다. 그런데 MRI 촬영 결과 뼈엔 아무 이상이 없다는 겁니다. 뼈가 그만큼 단단해져 있었습니다. 칼슘, 마그네슘 등 미네랄이 풍부한 녹즙을 매일 먹은 결과가 아닌가 생각합니다.

사고 2달 후에, 해마다 하는 추적검사를 위해 원자력병원에 갔습니다. 지난 4년간 칼슘제를 먹고 있었는데 유방외과에서는 골밀도가 높아져서 이제는 더 이상 칼슘제를 먹을 필요가 없다며 칼슘제 처방을 안 해주었습니다. 난소에 크기 3㎝, 5㎝의 물혹이 있던 것도 다 없어지고 자궁 내막도 두꺼워지지 않았답니다. 5월부터 녹즙을 집중적으로 마셨다고 했더니 의사가 녹즙의 항산화효과 때문이라고 인정해 주었습니다.

흉부외과에서도 "폐가 깨끗하고 모든 결과가 좋다"며 기뻐해주었습니다. 제가 4개월째 병원에서 처방해준 약을 안 먹고 녹즙만 먹었다고 했더니 흉부외과 의사도 "아마도 녹즙의 효과를 본 것 같다"며 인정해 주었습니다. 헤모글로비 수치도 11g/dℓ에서 12.8g/dℓ(건강한 여성 12~15g/dℓ)로 높아졌고, 백혈구 수치도 6600으로 높아졌습니다.

이명도 오랫동안 저를 괴롭힌 질병 중 하나였습니다. 이명으로 입원까지 할 정도였습니다. 하지만 어느샌가 이명도 사라졌습니다. 녹즙, 과즙, 씨앗즙으로 유방암, 폐암, 림프부종, 골다공증, 고지혈증,

이명, 산부인과 질환 등 저에게 있던 모든 질병이 사라졌습니다. 덤으로 체중도 10kg이나 빠져서 얼마나 좋은지 모릅니다.

이렇게 모든 것이 완치됐지만 아직 남아 있는 질병이 없는 건 아닙니다. 2013년 양발에 족저근막염이 생겼는데 마침내 섬유종으로 발전해 지금까지 치료 중에 있습니다. 하지만 이것도 처음엔 발바닥이 찌릿찌릿 아프고 따끔거리던 것이 지금은 찌릿거리는 증상은 없어졌고 조금씩 나아지고 있습니다.

저는 그동안 4번 정도 천연치유교육센터를 다녀왔고 집에 와서도 녹즙을 부지런히 짜 먹고 생채소 중심의 식사를 계속하고 있습니다. 전에 즐겨 먹던 고기도 생채식을 하면서 점점 멀리하게 되었고 이제는 전혀 입에 대지 않습니다. 생채식의 효능을 체험하면 할수록 고기나 익힌 채소를 먹고 싶은 마음이 사라집니다. 이렇게 건강한 삶으로 이끌어 주신 하나님께 감사드립니다.

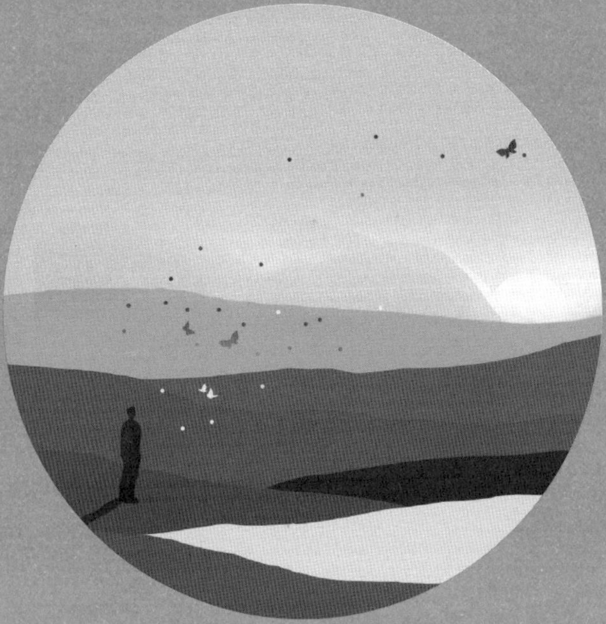

제3장

순환기계 치유 후기

음식과 습관 조절로 치료한 투병 일기

혈액암

김○○(남)

저는 2017년 12월, 약 7개월 전에 여포성림프종 4기로 암 진단을 받았습니다. 당시에는 남의 일 같아서 제 귀를 의심하며 놀랐습니다. 순간 '1년 후에는 내가 이 땅에 있을 수 있을까?' 하는 상상도 해보았습니다. 그 후에 다른 병원에서도 검사를 받았는데, 검사 후 들리는 결과는 뼈와 골수까지 이미 전이된 악성 림프종 4기라는 것뿐이었습니다.

1차 항암제를 투여받으면서 화학 냄새가 나는 것 같은 느낌을 받았습니다. 서 있는 것인지, 앉아 있는 것인지, 누워 있는 것인지 모를 정도로 아플 때가 있었습니다. 한 번의 항암제 투여였지만 불면증을 경험하며 죽음이 눈앞에 있는 것처럼 느껴졌습니다. 온몸에 있는 세포들이 전부 아픈 느낌이랄까? '다른 방법이 없다면 죽을 수밖에 없겠구나' 하는 생각이 제 머릿속을 스쳐 지나갔습니다.

1차 항암을 받고 난 후 남편에게 자연치유라는 얘기를 듣게 되었습니다. 왠지 미덥지가 않았고 전혀 신뢰가 생기지 않아서 그 당시에는 전혀 신경을 쓰지 않았습니다. 그리고 자연치유라고 하면 왠지 한복을 입고 다니시는 분들이나 산속에 사시는 '나는 자연인이다' 하시는 분들 모습만이 제 머릿속에 떠올랐습니다.

그러던 중 우연히 혈액에 관한 강의를 듣게 되었습니다. 피가 깨끗하고 백혈구가 건강해진다면 그 어떤 악성 바이러스도 사라질 거라는 생각이 들었습니다. 외국의 자연치유는 역사가 굉장히 길었고 제가 생각하던 것과는 많이 달랐습니다. 항암제가 화학요법이라면 저는 자연요법을 통해서 고쳐질 수도 있겠다는 생각이 들었습니다.

항암치료를 받다 보면 나타나는 부작용들이 있습니다. 그리고 제 주위에 고혈압이나 저혈압, 당뇨병, 골다공증 등으로 인해 많은 약을 복용하다가 부작용이 생긴 것들을 목격한 경험이 있습니다. 그분들을 통해서 '건강식과 운동을 통해 병을 조금 더 빠르게 이겨낼 순 없을까' 하는 생각이 들었습니다.

처음에는 걱정하고 두려워했지만 나중에는 가족들이 저를 지지해 주었습니다. 치료 방법에 대한 생각을 바꾸자 다른 길이 보이기 시작했습니다.

엔젤천연치유교육센터에 입소하여 녹즙을 먹으며 음식을 바꾸고 자연치료를 시작한 지 현재 6개월이 흘렀습니다. 제 피는 한 달이 채 되지 않은 1월 말에 모든 수치가 정상이 되었고 제 몸의 컨디션은 빠르게 좋아졌습니다.

제가 경험한 여러 과정을 다른 분들에게도 알려드리고 싶다는 생각이 들었습니다. 돈이 많이 들지 않고 고통도 덜한 이 과정을 통해 암 이외의 다른 질병도 함께 이겨낼 수 있었습니다. 2년 정도 복용한 고혈압 약도 끊은 지 6개월째입니다. 혈압이 정상으로 돌아와 약을 먹을 필요가 없습니다. 병원에 가니 의사 선생님께서도 저에게 더 이상 처방해줄 게 없다고 합니다. 저는 모든 일상을 예전과 똑같이 건강하게 지내고 있습니다.

햇빛, 물, 공기, 건강에 좋은 음식과 푸른잎 채소, 여러 색의 다양한 과일 그리고 레몬이 제 건강에 굉장한 도움이 되었습니다. 항암 화학요법은 항암제를 투여하여 암을 잡지만 부작용이 나타나 너무 힘들었고 우울증이 찾아오기도 했습니다. 그래서 건강한 음식과 습관을 통해 자연치료를 함께하기로 더욱 마음먹게 되었습니다.

고형암보다 혈액암은 천연의 채소와 과일 섭취를 병행한 치료가 훨씬 좋다는 것을 알게된 저는 매일 초록잎의 채소와 녹즙을 시간 있을 때마다 의식적으로 챙겨 먹었습니다. 자몽, 오렌지, 포도, 귤, 사과 등의 다양한 과일을 주스로 착즙하여 페트병에 가득 담아 매일 마셨습니다. 또한 레몬즙을 내어 하루에 300ml를 수시로 나누어 마셨습니다.

그 결과는 놀라웠습니다. 한 달도 채 되지 않아 혈액이 최적의 수치를 보였습니다. 혈액이 깨끗해지고 혈관이 건강하고 튼튼해진 것입니다.지금 저는 제 몸속의 암세포를 전부 없앨 수 있을 거라는 믿음으로 최선을 다해 생활하고 있습니다. 음식을 절제하며 고기류와 어패류, 밀가루 음식, 유제품은 전혀 먹지 않고 있습니다. 주위에서 고기류를 권장하는 분도 계시지만 가족과 함께 최대한 먹지 않으려고 합니다.

더불어 하루에 한 시간씩 야외 운동도 빼놓지 않았습니다. 혈류를 강하게 흘려보내고 온몸의 피를 건강하게 돌리기 위해서 다리의 근력이 필요하다는 걸 듣고부터는 열심히 땀 흘리며 움직였습니다. 환자라고 방 안에만 있으면 건강이 더 나빠지고 생각도 건전하지 못하니까요. 식구들은 이제 활발한 저를 보고 환자 취급을 하지 않습니다. 친구들은 본인들보다 혈색이나 피부가 훨씬 좋아진 저를 보고 방법을 묻고 따라 하고 있습니다.

우연히 암이라는 터널을 만나게 되어 알게 된 천연치유력은 병에 대한 저의 생각과 고정관념을 뒤집는 계기가 되었습니다. 저는 주변에 아는 의사가 많아서 약과 수술을 최고의 치료법으로 생각하고 살아왔는데, 그런 치료를 받으며 조금씩 지쳐가는 저를 발견했습니다. 병에 대한 생각을 바꾸니 병마가 제 인생을 지배하지 못했습니다. 저의 이런 삶을 통해 많은 분이 도움받으면 좋겠습니다.

의식만 바꾼다고 되는 게 아니라 방법을 알아야 합니다.

나 자신이 증거

심장병

장○○(53세, 남)

나는 몇 년 전에 감기로 인한 열에 의해 심장병이 생겼다. 가슴이 답답하고 숨이 차는 심근결혈로 한방, 양방 치료를 받아 잠시 호전되는 듯했으나 2년 뒤 감기로 인해 병이 재발했다. 계단을 오르내릴 때면 숨이 차고, 다리에 힘이 없으며 머리가 어지럽고 심근결혈이 매우 심했다. 그러던 중 의사선생님이 녹즙단식을 소개해 주셨다. 녹즙만 먹고 밥을 먹지 않으니 기운이 없는 듯했으나 별다른 이상은 없었다.

녹즙 단식과 관장 결과, 체중이 83kg에서 78kg으로 감량되었고, 녹즙 단식 후에 식사를 하기 시작하면서 40분 간격으로 마시던 녹즙을 하루 4차례로 줄여 계속해서 마셨다. 40여 일 실천하며 하루하루가 달라지는 것을 몸소 느꼈다. 정신이 맑아지고 체력이 상당히 보강되어 5층을 오르내려도 그전처럼 숨이 차지 않았다. 또 아침에 운동을 하며 2시간씩 걸어도 힘든 줄 몰랐고, 제법 무거운 물건을 들고도 계단을 오르내릴 수 있게 되었다. 예전 같으면 상상도 못할 일이었다. 녹즙으로 이와 같이 호전되어 나의 기쁨은 이루 말할 수가 없다.

이번 경험으로 나는 녹즙에 대해 더욱 큰 믿음을 가지게 되었다. 치유기간 동안 두 번 정도 감기에 걸렸지만 열이 나는 증상은 없었고, 마지막 감기에 걸렸을 때는 잠깐 열이 났지만 녹즙으로 모두 해결되어 심장병도 앓지 않았다. 지금까지 40여 일이나 약을 복용하지 않았지만 아무런 이상이 없고 컨디션도 아주 좋다. 얼마 전 심전 검사 결과에서는 심근결혈이 깨끗이 없어졌다는 판정을 받았다.

녹즙치유는 질병에 대한 저항력을 강화하고 체력을 증강하는데 더 없이 좋은 방법이다. 추천할 만한 가치가 있다고 생각되어 이 글을 적는 바이니 나와 같이 병마에 시달리는 많은 분들이 이 녹즙 치유로 효과를 보았으면 하는 바람이다.

천연치유교육센터의 한마디

장○○ 님, 축하합니다. 장○○ 님께서는 고생하는 환자를 긍휼히 보시는 좋은 의사선생님을 만나셨습니다. 일생동안 1분도 쉬지 않고 일하는 심장근육에 혈액 공급이 잘 되지 않으면 얼마나 위험한 일입니까. 이것이 더 심해져서 혈액 공급이 완전히 막히면 심근경색이 되어 결국은 심장이 멎기에 사람들은 이것을 언제 터질지 모르는 '시한폭탄'이라고 말하지요.

이러한 위험한 질병이었지만 의사선생님의 권유로 녹즙치유를 시작하시게 된 것은 천사를 만나신 일입니다. 녹즙치유를 실천하시면 비만이 개선되는 건 너무나 당연한 일입니다.

채소와 과일이 갖고 있는 여러 성분들은 모든 혈관들을 깨끗이 청소하고 중독된 피를 맑게 합니다. 채소와 과일을 녹즙의 형태로 마시면 대량으로 섭취가 가능하고, 그러면서도 소화에는 전혀 부담을 주지 않기 때문에 심장병뿐 아니라 모든 혈관성 질병 즉, 고혈압, 당뇨, 원시, 근시, 녹내장, 황반변성, 망막변성, 근육경련, 뇌졸중, 기억력감퇴, 치매, 탈모 등의 질병에서도 같은 효과를 기대할 수 있습니다.

가슴이 뻥 뚫렸습니다

심근경색, 당뇨병, 고혈압

정○○(58세, 여)

오랜 외국 생활 속에서도 잘 적응해 살던 나의 건강에 어느 날 문제가 나타나기 시작했다. 조금만 걷거나 짧은 계단을 오르려 해도 가슴이 막히고 숨이 차올랐다. 심장병이 아닌가 하는 생각에 병원에 갔더니 의사는 내가 아직 한참 건강할 나이의 여성이고 담배도 안 피우기 때문에 심장병일 리는 없다면서도 혹시 모르니 검사는 해보겠다고 했다. 하지만 검사결과는 고혈압과 당뇨로 인한 심근경색이었다. 담당 의사도 깜짝 놀랐다. 당뇨 수치는 200이 넘었다.

2005년 첫 스탠트 시술을 받고도 완전히 해결되지 않았는지 2015년에 또다시 스탠트 시술을 할 수밖에 없었다. 그러나 두 번째 시술 이후 오히려 더 큰 문제가 생겼다. 몸에서 거부반응이 일어나면서 스탠트 시술한 부분이 막혀 버린 것이다. 의사는 그 해결책으로 관상동맥우회술을 하자고 했지만 나는 거절했다. 수술을 한들 또다시 그런 증상이 나타나지 않는다는 보장이 없었다. 이러지도 저러지도 못한 상태에서 심장혈관을 확장하는 약과 당뇨, 고혈압 약에만 의지했다.

그러던 어느 날, 전부터 알고 지내던 한 분이 내 병을 천연치유로 고칠 수 있을 것 같다며 녹즙을 소개했다. 그분은 프랑스인으로 건강식품을 취급하는 회사의 사장이었다. 그런데 그분이 세계 여러 나라를 다녀봤는데 엔젤녹즙기의 성능이 가장 우수했다며 엔젤녹즙기를 소개해줬다. 나는 당장 한국의 본사에 연락해 녹즙기를 한 대 구입했다. 그리고 엔젤 사장님의 권유로 천연치유교육센터에 오게 되었다.

수술 약속이 잡혀 있었지만 마지막으로 천연치유를 시도해보고 안 되면 죽으리라는 결심으로 치유센터에 왔다.

나는 치유센터에 입소하던 첫날부터, 지난 12년 동안 하루도 안 빠지고 챙겨먹던 약들을 단호하게 끊었다. 이곳에 올 때 정신과 의사인 딸이 약 안 먹으면 큰일 난다며 챙겨준 약이었다. 하지만 난 이왕 천연치유를 선택한 이상, 철저히 해보고 싶었다.

2주가 지난 지금, 내 몸은 날아갈 것같이 가볍다. 심장약, 혈압약, 당뇨약을 먹지 않아도 아무 이상이 없을 뿐 아니라 오히려 몸은 회복되고 있다. 여기 올 때만 해도 약을 먹으면서도 180이었던 당뇨가 지금은 약을 먹지 않고도 130으로 떨어졌다.

물론 처음부터 잘 풀린 건 아니었다. 당뇨가 있어서 과일즙은 다른 사람들에 비해 절반만 먹고 레몬즙은 좀 더 많이 먹었다. 매일 아침마다 배즙을 먹고 나면 심장이 막 뛰는 게 느껴졌는데 10분 정도 지나면 괜찮아지곤 했다. 관장은 입소하고 난 다음 날부터 시도했는데 1주일이 되도록 관장이 잘 안 됐다.

그런데 1주일 후부터 관장이 되기 시작하더니 몸에도 차도가 나타나기 시작했다. 그래서 남들보다 치유가 늦게 시작되었다는 생각에 하루에 관장을 두 번씩 했다. 관장이 되면서 몸에 변화가 생겼는데 처음엔 호전반응으로 피부색이 노랗게 변했다. 수족탕을 한 후에도 가슴이 뻐근하니 아파왔다. 피가 빠르게 돌아서 그런가보다 하고 생각했다.

관장이 되기 시작한 바로 그날이었던 것 같다. 센터 뒤에 있는 산을 운동 삼아 올랐는데 100m도 못 가 가슴이 아파서 내려왔다. 더 가다간 산에서 죽을 것 같았다. 이틀이 지나서 다시 올라갔을 때는 조금 더 높이 올라갈 수 있었다. 그리고 또 이틀쯤 후에 다시 산에 올랐는데 그때는 함께 오른 다른 사람보다 더 빨리 올랐지만 가슴엔 통증이 제법 느껴졌다.

입소한 지 2주쯤 되었을 때 네 번째로 산에 올랐는데, 오르는 도중 갑자기 가슴이 뻥 뚫리는 듯한 시원한 느낌이 몰려왔다. '아, 막혔던 부분이 이제 뚫리는구나' 하는 생각이 들면서 이 치유에 뭔가 특별한 게 있다고 느껴졌다. 산을 끝까지 올라갔지만 가슴이 아프지도 않고 별로 숨도 차지 않았다.

이제 천연치유를 겨우 2주 실천한 것에 불과하고 앞으로도 더 많은 노력이 필요하겠지만 처음 센터에 왔을 때 1층에서 2층 올라가는 것도 숨이 차서 못 올라갔던 걸 생각하면 하나님께 얼마나 감사한지 모른다. 지금은 수족탕을 한 후 나타나던 가슴통증도 더 이상 느껴지지 않는다. 당뇨도 아직 완치는 아니지만 수치는 계속 내려가고 있다. 무엇보다도 약을 안 먹게 된 것이 너무 감사하다.

제2의 인생을 얻기까지

심장판막증

이○○(남)

저는 서울의 한 중소기업에서 직장생활을 하는 중년 직장인입니다. 나름대로 열심히 생활하여 CEO 직급을 가졌지만, 작년 10월 '심장좌심판막증'이라는 난치병 판정을 받았습니다. 이문현 회장님과 든든한 후원자이신 김점두리 사장님이 치밀하고 대가 없이 행하신 그야말로 자애심 가득한 상담과 지도 내용대로 시행한 결과 자연요법시행 116일 만에 병원 검사 결과 완치되었다는 판정도 받게 되었습니다.

제가 이 글을 쓰는 이유는 두 가지입니다. 첫째는 대가 없이, 조금의 싫은 내색 없이 늘 활기차게 환우의 입장에서 상담해 주신 두 분에게 이 글을 바치기 위해서입니다. 사실 두 분을 많이 뵙지는 못했지만 늘 적극적이고 밝은 목소리로 상담해 주신 이유 때문인지 수없이 만나왔던 느낌입니다. 두 번째는 현재 이 순간에도 난치병으로 고생하시거나, 치료에 진전이 보이지 않는 분에게 용기를 드리고자 함입니다. 이문현 회장님은 저에게 "낫지 않는 환우는 있어도 낫지 않는 난치병은 없다"며 만사가 개인이 하기에 달렸다고 말씀하셨습니다.

아직 자연요법을 시행해보지 않으신 분은 지금이라도 당장 상담을 받아보십시오. 차도가 없는 분은 자연요법을 철저히 실행하지 않았기 때문이니, 다시 한 번 자신을 돌아보고 완치의 목표를 향해 채찍질하시기 바랍니다. 다음은 구체적인 치유 과정입니다.

〈신상명세〉

1. 신장 : 169cm
2. 체중 : 64kg(자연식 전), 현재 55kg
3. 나이 : 45세
4. 주량 : 한 시간에 3~4병을 안주 없이 마시는 폭주형
5. 운동: 마라토너(18차례 유명대회 출전—동아마라톤 풀코스 기록 03:43'), 일주일 3~4번, 5~10km 규칙적으로 운동하는 편.
6. 약간 마른 형이었지만, 고기 좋아하고 폭식하는 편임. 윗배가 약간 나와 있고 야근으로 인한 늦은 저녁 식사와 늦은 취침으로 피로가 항상 쌓이는 편이었음.
7. 체질 : 다리는 굵고, 상체는 호리한 편.
8. 관절 마디에서 '딱딱' 하는 소리가 남.
9. 심한 비염과 알레르기성 피부였음.
10. 일을 많이 하고, 자아성취감을 많이 느끼는 타입, 성격 급함.
11. 집안 유전병 없음.
12. 회사에서 받은 건강진단에서는 양호 판정 받음.

〈발병과 치유과정〉

10월2일

'심장좌심판막승모부전'이 정확한 병명이었다. 두통이 심했었

는데 7일간 죽을 만큼 심한 두통이 밤낮을 가리지 않고 와서 동네병원에 갔더니 몸살이니 과로를 피하고 푹 쉬라며 약과 링거 처방만 해주었다. 평소 감기 한 번 없었고 약을 먹어본 적도 없었던 나는 자존심이 상했지만, 그래도 다행이란 생각에 링거를 맞고 나왔다.

10월3일

끼니를 거를 정도로 밤샘 두통이 심했고, 얼음팩도 효과가 없을 정도였는지라 아침부터 대학병원 응급실로 향했다. 가장 문제가 된 것은 체온이 39℃로 올라 3일째 계속된 것이었다. 그로 인해 두통이 얼마나 심했던지 모든 게 원망스러웠다. 두통 탓에 이틀을 굶었고 식욕도 없었다. 한 끼라도 굶으면 큰일이 나는 줄 알고 세끼 식사를 꼬박꼬박 하던 내가 말이다.

2번의 혈액검사를 했으나 이상이 없다고 인턴 의사가 말했다. 응급실에 하루 있어 보니, 더 이상 머무를 곳이 못되었다. 더구나 모두 초짜 인턴들만으로 이루어진 오후의 응급실이라서 그런지, 열이 떨어지지 않는 이유를 전혀 모르는 눈치였다. 밤 12시에 주사만 맞고 0.05℃ 정도 체온을 떨어뜨린 후 귀가했다. 다음 날이 토요일이었기에 더 있어도 의미가 없었다.

10월4일

좀 나아진 것 같아 회사에 급한 일이 생겨서 출근했다. 그러나 오후 들어 또다시 두통이 시작되었다. 종합병원에서 혈액검사 결과 문제가 없다고 해서 동네의원을 찾았다. 동네의원은 전과 동일한 진단을 내리고 영양주사를 놔주었다. 일요일은 두통이 심한 상태에서 누운 채로 집에서 보냈다. 열도 그대로였다. 원인을 모른 채 벌써 4일이 흘러갔다. 두통이라도 없어졌으면 하는 마음이 간절했다.

10월6일

대학병원 외래진료를 아침 일찍 신청했다. 두통은 여전했다. 10시경에 진료를 받았다. 별 문제가 없다고 했다.

10월19일

바쁜 와중에 조선일보 마라톤 대회에 참석해 42.195km를 완주했는데 느낌이 썩 좋지 않았다. 가슴에 약간 통증이 있었는데 마라톤 풀코스 완주 후 으레 그런 것이라고 생각했다.

10월24일

20일 전에 예약했던 K교수에게 특진을 받았다. 이 교수는 가끔 TV에서 얼굴을 볼 수 있을 정도로 순환기내과 분야의 권위자였다. 그런데 의외의 말을 꺼냈다. 류마티스균이 심장내막에 침투해서 승모판막을 건삭화시키고 죽었다는 것이다. 이른바 심장병이 생긴 것이다.

자세한 것은 심혈관센터에서 얘기를 들어보라고 했다.

심방이 커지지 않은 것으로 보아 최근 치아 스케일링 시의 혈흔으로 류마티스균이 침투하여 심장 내막에 있다가 신체 리듬이 불안정할 때 발병하여 심장판막을 고장냈는데, 마라톤을 해서인지 균이 버티지 못하고 죽었다는 것이다. '지금 당장 수술할 정도는 아니지만 언젠가는…' 하며 말꼬리를 흐렸다. 그것이 무슨 의미인지 나중에야 알았다. 그날로 바로 심장 초음파와 심전도 검사를 예약했다.

11월2일

일단 당장의 큰 문제는 아닐 듯싶어서 잠실운동장에서 열리는 중앙국제마라톤에 출전하여 완주했는데 느낌이 이상했다. 숨이 심하게 차고, 가슴이 조이며 아팠다. 이상이 있음을 감지했다.

11월6일

K대 심혈관센터 P교수에게 심장 검사를 받았다. 혹시나 했는데 역시나 심장에 문제가 생겼다는 얘기를 들었다. 아프지 않느냐는 물음에 아프지 않다고 했더니, 아직 젊어서 그렇지 곧 아프기 시작할 것이라면서 지금은 수술할 단계는 아니지만 수술 시기가 곧 올 것이라고 했다. 그러곤 뉴욕심장학회(NYHA)의 질병진전분류 중, 2기와 3기 사이에 있다는 얘기를 하는 것이 아닌가? 수술은 5기 정도에 하지만, 2기가 지나면 5기까지 가는데 걸리는 속도는 상당히 빠르다고 했다. 염분을 과하지 않게 먹는 것 외에 다른 것은 주의할 필요가 없다고 대수롭지 않게 얘

기했다. 또한 고치지 못하는 병이고 나빠지지만 않게 할 뿐이라고도 얘기했다. 남아 있던 일말의 희망까지 사라지는 순간이었다. 살얼음 밟듯이 조심스레 살아가도 언젠가는 수술을 받아야 하고, 수술을 받더라도 예후가 썩 좋지 않아서 인공심장수술을 돼지판막으로 하면 10년을 넘기지 못하고 또다시 수술을 해야 하는데 60세 이상은 힘이 없어 수술도 못 받는다고 했다. 알루미늄 판막은 영구적이지만, 혈액이 쇠를 만나 응고되지 않도록 항혈액응고제를 평생 복용해야 하는데 부작용이 많다고 했다.

11월7일~12월3일

진전이 빨라지는 느낌이었다. 아침 조깅을 해보면 박동이 빨라지고, 가슴이 아팠다. 병이 있다는 것을 알고부터는 죽음을 향해서 속도를 내고 있는 열차를 타고 있는 듯한 느낌이었다. 밤엔 잠도 오지 않았다. 물론 식욕도 없었다. 회사에 와도 일은 뒷전이었다. 오전엔 가슴이 옥죄이고 힘들어서 어쩔 줄 몰라 하는 시간이 점점 늘어났다. 약도 방법도 없었다. 인터넷에서 관련 자료들을 찾았다. 예후가 나쁜 병이고, 예방에 관한 얘기만 나왔지 어떻게 고쳤다는 얘기는 어디에도 없었다. 또한 서점도 샅샅이 뒤졌다. 심장병을 고쳤다는 어느 교수의 얘기도 판막에 관한 얘기가 아니었다. 심장병에 관한 서적도 구입해서 읽었으나 예방과 수술에 관한 이야기였다. 수술은 언급한 대로 인공판막과 돼지판막에 관한 얘기가 전부였다. 상황은 갈수록 악화되고 어디에도 희망이 없어 보였다.

12월4일

밝은 빛 1탄 : 이문현 회장님의 상담지도

우연히 천연치유교육센터의 체험사례들을 보았다. 판막의 체험사례는 없었지만 자연치유에 관한 내용이 많았다. 특히 2곳 정도는 한번 가서 체험해보고 싶은 곳이었다. 그러나 일단 천연치유교육센터의 문을 두드려 보기로 하고 이메일을 보냈다. 이틀 후 이문현 회장님으로부터 이메일 답변과 함께 전화가 걸려왔다. 얼마든지 나을 수 있고, 지금 중증이 아니므로 빨리 만나 상담하자고 하셨다. 회장님도 젊은 시절 심장병 중증으로 고생하시다가 자연요법으로 고친 후 자연요법에 매료되어서 지금까지 이 사업을 하고 있으며, 앞으로도 계속할 것이라고 하셨다. 그러면서 심장판막증을 자연요법으로 완치한 부산 영도에 사시는 어느 부인의 체험사례까지 알려주셨다. 더 이상 주저할 이유가 없었다. 회사에 휴가를 내고, 아침 7시 열차로 출발해서 부산 천연치유교육센터에는 12시경에 도착했다. 때마침 일을 보고 돌아오신 회장님과 식사도 함께했다. 쌈과 냉이두붓국에 밥을 맛있게 먹고, 오후 1시부터 4시까지 세 시간 동안 논리정연한 회장님의 인체설명과, 모든 병은 원인과 결과가 따로 있는 것이 아니고 모두 한 묶음으로 보아야 한다는 얘기를 그림까지 그려가면서 설명하시는데 어느 의사의 얘기보다도 신빙성 있게 들렸고, 말씀하시는 것 모두가 체험에서 나온 것이라서 더욱 믿음이 갔다. 현대 의학은 병의 원인을 고치는 것이 아니고 병 부위만 수술하기 때문에 재발되며 완치에는 한계가 있다고 하시면서, 신체와 병과 습관은 따로 뗄 수 없는 이기일원의 관계에 있다고 했다. 의식주 중에서 '식습관'이 병과 가장 밀접한 관련이 있고, 모든 병은 거의 이것 때문에 오는 것이라고 했다. 결국 무분별한 식습관으로 인해 거의 모든 인간이 독을 생산하는 숙변을 가지고 있는데, 자연식 위주의 식습관을 하고 몸 안의 숙변을 제거할 경우 병명에 관계없이 모든 신체 기관은 서로 연결되어 있기 때문에 완치된다는 것이다.

결국은 개개인이 얼마나 노력하느냐에 달려 있고 완치 시간도 개인의 실천에 비례한다는 점도 강조하셨다. 회장님께서는 세세하게 지도만 하는 조력자일 뿐 최종 완치유무는 개인의 부단한 노력에 달려 있다고 하셨다. 말을 물가에 끌고 갈 수는 있지만, 물을 먹고 안 먹고는 말에게 달려 있는 것이다. 자연요법 지도를 100% 믿고 시행한다면, 발병 이전보다 더 강력한 심장판막을 가질 수도 있고 그렇게 완치된 판막은 재발되지 않는다고 희망 상담을 해주셨다. 단순한 이론의 경지를 뛰어넘은 대단한 분이었다. 녹즙기 성능도 맷돌식의 압착식이고, 섬유질과 녹즙이 따로 분리되어 농약 걱정이 없음은 물론, 즙을 짜본 결과 투입량의 90% 가까이 착즙되어 깜짝 놀랐다. 배달되는 녹즙을 한 컵씩 마셔 온 나로서는 엔젤녹즙기에서 바로 짜낸 녹즙을 시음해 본 후에 그 맛과 기계의 놀라운 성능에 감탄하여 바로 구입해서 집으로 돌아왔다. 그 후 노먼 워커 박사의 책을 여러 번 읽고 현대 의학에서는 의사가 얘기한 것처럼 판막 재생이 불가능하지만, 자연요법에서는 유기물질(일반 음식에는 없는)이 관절과 물렁뼈, 인대 및 판막도 재생할 수 있다는 이론을 3번에 걸쳐서 탐독하면서 이를 확신하게 되었다.

12월11일~1월11일

밝은 빛 2탄 : 자연식 실행

녹즙 단식과 레몬 관장을 했다. 녹즙은 하루 180cc(1컵)로 최소한 6컵 이상 음용하라는 지시를 받았다. 식사를 하지 않으므로 생활이 단순해졌지만 직장을 계속 다녀야 하는 이유 때문에 몸은 더 바빴다. 가장으로서 가족을 책임지고 있기에 직장에 구차한 얘기를 하기 싫었고, 16년 다닌 회사에서 중책을 맡고 있었기에 가능한 한 출근을 하면서 시행하기로 마음먹었다. 그간의 생활을 회고해보았는데, 최근 2년 동안에 회사일로 인한 극도의 스트레스가 원인이었던 것 같다. 10명의 부하직원을 두고 있었는데 그중 한 명이 비리와 관련되어 끝내 부서와 나를 배반했던 일이 폭식, 폭음을 불러왔고, 영양의 불균형 상태에서 운동이 만병통치약인 양 믿고 했다가 몸을 더욱 해친 것 같았다.

예비 단식 4일을 해보았다. 처음 해보는 단식이라서 음식에 대한 욕구가 대단했지만, 완치에 대한 갈망과 꾸물댈 시간이 없었기에 갈등 없이 지나갔다. 녹즙을 최대한 40분에서 1시간 간격을 두고 많이 마셔야 한다는 이 회장님의 지시대로 새벽 4시에 일어나서 녹즙을 갈아 마셨다. 죽기 아니면 까무러치기의 심정이었다. 내 기억에 하루 4,000cc를 마셨던 것 같다. 단식 한 달 동안 100,000cc 이상을 마신 듯하다. 직장에서는 오후에 레몬,

자몽, 오렌지즙을 물에 타서 마셨다. 녹즙, 레몬수, 관장으로 숙변을 제거하고 오장육부를 쉬게 할 목적이었다. 퇴근 후에도 취침 전까지 녹즙과 레몬수를 마시고 관장을 하다보면 시간이 화살처럼 빨리 지나갔다.

아침운동도 가끔씩 했다. 활동을 하지 않으면 노폐물이 빠질 수 없으므로 신체를 죽이는 것이라고 해서 구보 대신 5㎞를 걸었다. 심장판막과 관련 녹즙 레시피를 이 회장님으로부터 다음과 같이 전달받고 시행했다.

1. 당근 8온스(225g)+민들레 3온스(84g)+케일 5온스(140g)=16온스(450g) : 판막, 인대, 신경, 뼈, 관절 재생, 안정 작용
2. 당근 8온스(225g)+비트 2온스(56g)+오이 4온스(112g)+미나리 2온스(56g)=16온스(450g) : 간, 신장, 혈액 청소 작용
3. 당근 8온스(225g)+신선초 5온스(140g)+케일 3온스(84g)=16온스(450g) : 간 치료 작용

일주일이 지나서부터 어지럼증과 함께 숙변이 다량 나오기 시작했는데, 먹지도 않았는데 어디서 그런 더러운 오물들이 나오는지 지금도 이해가 안 간다. 더군다나 배가 많이 나오지 않았음에도 숙변은 16일째 몽글몽글하고 까만 시궁창 진흙 같은 것이 한도 끝도 없이 나왔다. 건강검진을 다시 정밀하게 받아보고 싶었다. CT와 초음파, 내시경 진단 결과, 다른 곳은 이상이 없었지만 갑상선 결절이 있어서 음성인지 양성인지를 구분해야 한

다고 했다. 일단 동위원소 피검사 결과 나쁜 결절(암)이 아니라고 얘기해서 그것도 자연요법으로 완치시키기로 하고, 녹즙에 파슬리와 셀러리를 추가했고, 밀순과 보리순도 집 베란다에서 길러 함께 갈아 마셨다. 알팔파도 농원에서 배송받고, 솔잎도 직접 산에서 따다가 숯가루에 담가 뒀다가 녹즙에 같이 갈아 마셨다. 주일마다 숯가루 목욕도 했다. 몸은 하루하루 체중이 빠져서 64kg에서 53kg이 되었다. 피부에서 윤은 나지만, 남들이 볼 때엔 죽음까지 갈 정도로 보이는 피골이 상접한 얼굴이었다. 애초에 단식은 15일로 계획했지만 30일로 바꾼 것은 생각보다 숙변이 늦게 나왔기 때문이다. 숙변이 빠지면서 가슴에서의 조임이나 아픔이 사라졌다.

얼굴은 해골이고 목주름도 보기 흉했지만 가슴의 상태나 기분은 맑은 가을 하늘과 같았다. 숯가루는 기상과 동시에 한 컵씩 마셨다.

단백질 섭취가 없어서인지 머리숱도 많이 빠졌다. 무엇보다도 염분에 대한 욕구가 강했지만, 녹즙에 유기소금이 풍부하기에 그것도 참았다. 죽염이라도 그것은 엄연히 나트륨이라는 것이 이 회장님 말씀이었고, 단식 시에는 심장에 부담이 된다고 해서 섭취하지 않았다.

단식 후 10일이 지나서 다시 심장 상태를 알아보기 위해 심혈관센터에 갔다. 검사 후 담당 의사는 의아해하면서 판막이 거의 제 기능을 하고 있고 피도 극히 조금씩만 새고 있다면서 요즘 어떠냐고 물었다.

그래서 단식과 식이요법 얘기를 했더니 펄쩍 뛰면서 심장에 수분이 안 들어가면, 심장이 쪼그라든다며 즉시 중지하라고 했다. 녹즙에는 많은 수분과 영양이 들어 있고 천연치료제가 있다고 누차 얘기해도 편향된 현대 지식에 길들여진 의사는 오히려 나를 이상하게 쳐다보았다. 더구나 피골이 상접해 있었으니 더욱 그럴 수밖에! 집안 식구들도 모두 그만하라고 만류했지만, 이미 효과가 나타나기 시작했는데 그만둘 내가 아니었다. 거의 매일 전화 상담과 신체의 변화에 대해 이문현 회장님께 보고하고 일일 지시를 받고 그대로 시행했다.

1월11일

설을 열흘 앞두고 예비 단식 4일과 본 단식 26일을 마지막으로 30일 단식을 끝냈다. 몸무게 53kg, 빈혈도 심한 편이고 저혈압 상태였지만 해냈다는 성취감에 뿌듯했고, 회사 동료와 지인들은 독종이라 장수할 거라며 비아냥거렸다.

회복식은 현미밥과 생야채를 조금씩 늘려갔다. 생야채는 5가지 이상의 싱싱한 야채에 올리브와 아보카도로 만든 드레싱을 곁들여 먹되 어떤 양념도 넣지 않았다. 소화는 잘 되지 않았다. 물론 녹즙과 과즙도 2,000cc 이상 함께 마셨다. 확실히 위 기능이 작아졌고 본 궤도에 오르지 않은 탓에 조금만 과식해도 즉각 반응이 왔다. 처음엔 과식 탓인지 방귀가 10번 이상 나왔다. 위장 속도 생야채가 들어가면 오랜 단식 탓인지 불편했다.

회복식 8일이 끝나고 에너지를 올리는 식사로 들어갔다. 과일을 저녁식사 대용으로 조금씩 먹고, 아침과 점심엔 현미오곡밥 한 공기, 생야채 샐러드와 과일 및 견과류로 식사했다. 몸이 가벼워져서 10~20㎞ 조깅도 했다.

병원에서 한 번 더 검사를 받았는데, 혈압이 118/80mmHg이고 관리를 잘하므로 여름 끝나고 보자는 식의 애매한 얘기를 하기에 속으로 '나았구나' 하고 짐작했다. 단식하는 동안은 점심식사 때 할 일이 없어서 목욕탕에서 냉온탕욕을 20분씩 30일 계속했는데, 지금은 각탕기를 사서 하루 한 번씩 하고 있다. 혈액순환에 그만한 것이 없는 듯하다.

2월부터는 갑상선 결절 때문에 자기 전에 숯 패드를 만들어 붙이기 시작했다. 녹즙을 1,200cc로 줄였다. 오장이 정화된 뒤라서 어떤 음식도 맛있었는데, 때론 과식 때문에 힘들 때도 있었다. 그땐 숯가루를 한 숟가락 먹고 바로 감자즙을 갈아 먹으면 소화도 잘되고 머리도 가벼웠다. 떡이 생각나 현미 떡을 다섯 되 뽑아 냉장고에 넣고 주식대용으로 먹으니 맛도 있고 끈기도 있었다. 끼니마다 생야채는 꼭 먹었다. 고기와 가공식품은 먹은 적이 없었다. 심지어는 된장찌개도 먹지 않았다. 운동량을 늘려서인지 체중은 늘지 않았다.

2월 18일

69일째가 되자 가슴을 괴롭히던 모든 통증이 없어졌다. 날아갈 듯 기뻤다.

80일이 되어도 체중이 늘지 않자, 이 회장님은 야채종합효소즙과 과일탕을 만들어 먹게 했다. 버섯 달인 물에 가끔 순두부도 끓여 먹었다. 씨앗즙과 견과류 비율을 높였지만, 익힌 음식은 현미에 율무, 기장, 팥, 콩 등 오곡밥으로 제한하고 생야채는 꾸준히 먹었다. 과일탕과 야채 효소즙을 3번씩 먹은 후 몸무게가 55kg으로 늘었다. 배는 등가죽에 붙어서인지 늘 배가 고팠고 조금 과식하면 완전히 소화가 되지 않는 듯 했다.

100일째 되던 날 녹즙단식과 관장을 4번 했는데, 숙변은 더 이상 없는 듯하여 105일째 되던 날 병원에서 검사한 결과, 심장판막이 정상이라는 판정을 받았다. 갑상선은 결절이 1.5㎝로 줄어 있었다. 3개월 사이에 0.5㎝가 준 것이다. 회장님이 말씀하신 6개월 보다 3개월을 앞당겨서 심장판막이 완치되었다. 심박동이 78로 약간 빠르지만 정상이라고 했다.

아직도 나는 자연식과 녹즙을 아침과 저녁에 갈아 먹고, 생야채에 현미밥을 먹는다. 또한 아직도 현미밥 점심도시락을 가지고 출근한다. 아직 갑상선 결절과의 전쟁이 끝나지 않았기에 자연식을 하고 있다. 최근에는 직접 들에 나가 쑥, 냉이, 민들레를 캐서 녹즙을 만들어 먹는다. 시간이 나면 등배, 붕어, 모관 운동도 하고 있다. 풍욕과 경침 및 오동나무 침대 사용은 맞지 않는다 하여 지금은 하지 않고 있다.

오늘로 123일째다. 4개월이 지났다. 6개월이 되는 6월 초 이전에 갑상선 결절도 나의 지독한 자연식에 녹아 없어질 것이다. 며칠 전 여의도 벚꽃 구경을 두 아이와 다녀왔다. 하늘이 참 맑아 보였다. 나는 아무래도 자연주의자인가 보다.

여기까지가 제가 병을 알게 된 때부터 완치 판정을 받을 때까지의 기록입니다. 다시 생각해봐도 길고 고통스러웠던 여정이었습니다. 다시 한 번, 이문현 회장님과 김점두리 사장님께 존경을 표하며, 낫지 않는 환우는 있어도 난치병은 없다는 의미를 되새겨봅니다. 그리고 이 시대의 진정한 의사는 누구인지 이 글을 읽는 분들의 판단에 맡기며 다시 한 번 제2의 인생을 주신 두 분께 감사의 인사를 전합니다.

단식관장에서 얻은 깨달음

급성심근경색

홍○○(35세, 남)

저는 나이 35세, 키 177㎝, 몸무게 82㎏인 남자로 건강만큼은 자신 있다고 믿었습니다. 그러던 어느 날 울산에 있는 조선소에서 일하던 중 사고로 인해 수술을 받았는데, 그 이후에 가슴이 답답하고 팔이 저리는 증세가 생겼습니다. 가슴을 치고 팔을 주물렀는데도 차도가 없어 병원에 가서 진단받은 결과 '심근경색'이라는 판정을 받고 긴급수술을 받았습니다. 그 일로 심장을 약 12% 상실하여 30대의 심장이 아닌 60대의 심장이 되었습니다. 병원에서 주는 약은 양이 점점 더 늘어나 계단을 오르내릴 때마다 숨이 차고 피부색도 까맣게 짙어만 갔습니다.

사고를 당하기 전에는 누구보다도 건강에 자신이 있었는데, 갑자기 변해가는 저의 모습을 옆에서 지켜보던 아내가 그냥 있을 수 없다며 인터넷을 검색하던 중, 심장판막증을 수술 없이 완치했다는 글을 읽고 천연치유교육센터로 전화를 하여 이문현 회장님과의 상담을 요청했습니다. 천연치유교육센터 문을 들어서는 순간 회장님께서 반갑게 맞아주셔서 너무나 감사했습니다. 또 상담을 받으면서 그동안 내가 먹은 음식에 문제가 많았다는 것을 깨닫게 되었습니다. 어려서부터 술과 담배를 시작한 것, 피자, 닭고기 튀김, 콜라 등 인스턴트식품의 과다섭취, 육식 위주의 식사 등이 몸을 헤친다는 것을 알게 되었습니다. 이러한 식습관들이 혈관을 막았고, 간 기능 저하로 인해 빈혈과 소화불량에 의한 독이 발생하여 방귀도 자주 나왔으며 그 방귀는 염기성 독으로 다시 간으로 흡수되어 간세포와 혈액세포를 파괴할 뿐 아니라 혈전들이 응혈되어 고혈압을 발생시키고 고혈압으로 인한 약물 복용으로 간세포를 파괴하는 악순환이 계속 이어지고 있었습니다.

집으로 돌아와 회장님께서 일러주신 대로 단식관장 프로그램을 시작했습니다. 첫날 레몬즙과 감자즙을 먹었을 때는 머리가 띵하고 설사를 4번이나 했습니다. 게다가 방귀도 쉴 새 없이 나와서 겁이 나 교육센터에 전화를 드렸더니, 특히 신 과즙과 녹황색 채소는 장 속에 숙변을 녹여내고 혈관 내에 스케일을 제거하면서 독이 발생되는 것이라 독의 피해를 최소화하기 위해서는 관장을 반드시 해야 한다고 말씀해주셨습니다. 그래서 관장을 했더니 냄새가 독하고 진한 청록색의 진흙 같은 변과 염소 똥처럼 동글동글한 변, 나뭇잎 같은 변이 1컵 정도 쏟아져 나왔고, 소변은 하루에 300cc씩 7차례나 나왔습니다. 하루 종일 녹즙과 과즙을 20잔 이상 먹으니 당연한 결과였다는 생각이 듭니다.

단식관장 5일이 지나면서 몸무게가 5kg 줄었고, 소변 색깔도 맑아졌으며 방귀 횟수도 현저히 줄었습니다. 그러나 단식관장 중에도 병원에서 주는 약은 계속 복용했습니다. 다른 곳도 아닌 심장에 관련된 약이라 도저히 불안하여 당장 끊을 수가 없었던 것입니다. 천연치유교육센터에서도 불안 요소로 인한 스트레스도 독이니 원하는 대로 약을 복용해도 좋다고 했지만 치유는 그만큼 더 늦어지는 것을 감안해야 한다고 충고해주었습니다.

단식관장 7일째 되던 날, 관장을 하니 숙변과 빌리루빈이 1컵 정도 나오면서 하얗고 투명하고 좁쌀만 한 것들이 바닥에 깔렸습니다. 전화로 여쭤보니 기생충 알이라면서 알이 있으니 성충도 있을 것이라고 알려주었습니다. 날마다 관장을 하니 숙변과 적혈구가 분해되면서 혈관 곳곳에 쌓여 있던 빌리루빈이 침전물로 녹아나왔고 간이 세척되고 혈액이 맑아져 전에는 차던 손발이 따뜻해졌고, 주변 사람들은 얼굴이 맑아졌다고 말해주었습니다. 그 말에 용기를 얻어 7일째 되던날 과감하게 그동안 먹던 약을 중단했습니다. 그래서인지 가슴이 조금 두근거리고 답답한 것 같아 교육센터에 이야기했더니 그동안 복용하던 약을 끊어 불안한 마음 때문에 그런 것 같다고 했습니다. 모든 게 마음먹기에 달린 것이라 생각하고 나니 약을 먹을 때와 안 먹을 때가 별 차이 없이 느껴졌습니다. 단식관장 9일째, 평소와 다르게 5~6번의 방귀만 나왔습니다. 처음에는 독의 피해를 막기 위해 숯가루를 먹고 2시간 동안 아무것도 먹지 않았습니다. 14시간 후 관장을 했더니 냄새가 아주 독하고 평소보다 2배의 양이 나오는데 속이 시원한 느낌이었고 아주 개운했습니다.

단식 13일째, 드디어 6㎜ 정도 되는 새우처럼 붉은색의 기생충과 3㎝ 정도 되는 기생충이 숙변과 함께 등장했고, 콧물처럼 끈적끈적한 점액질도 함께 나왔습니다. 사실 7일째 되던 날 하얀색 좁쌀 크기의 기생충 알이 나왔을 때는 긴가민가했습니다. 왜냐하면 1년에 두 번씩 봄, 가을로 기생충 약을 복용했기에 내 몸에 기생충이 있으리라고는 생각지도 못했기 때문입니다. 그 이후로도 계속해서 10cm 정도 되는 길이의 막창 모양을 한 기생충과 어른 손가락 한 마디 정도의 통통한 기생충도 나왔습니다. 보통 디톡스 관장은 보름 정도 하는데 계속해서 기생충이 나오니 관장을 좀 더 진행하기로 했습니다. 아내도 처음에는 숙변만 나오더니 9일째 되던 날 2~2.5㎝ 정도 되는 구더기 같은 것이 나오기 시작했습니다. 아마도 저와 같은 식단으로 고기를 많이 먹었기 때문에 그럴 거라고 천연치유교육센터에서 설명해 주었습니다.

우리 가족은 단식관장을 통해서 정말 새로 태어나는 것같이 몸이 깨끗해지고 피가 맑아졌습니다. 전에는 혈액순환이 잘 안 되고 눈에는 항상 핏발이 서 있고 늘 피곤하고 소화도 안 되던 것이 지금은 완전히 해결되었습니다. 20일째 단식관장을 마치고 회복식에 돌입하자, 끈끈하고 탁하던 피가 맑아지면서 간혹 어지러운 증세가 나타나기 시작했습니다. 귀가 멍멍한 울림도 있었고, 낮에는 잘 모르는데 자려고 누우면 부정맥도 느껴지고 심장 쪽 근육이 당기는 듯한 느낌도 들었습니다. 천연치유교육센터에 문의하니 빈혈 때문에 그런 현상이 나타나므로 빈혈을 해결하기 위해서는 포도즙과 과일탕을 소화가 되는 범위 안에서 최대한 많이 먹으라고 권해주었습니다. 단식관장을 마치며 몇 자 적어보았습니다.

절망의 그늘에서 발견한 희망의 빛

림프전이암

최○○(남)

대구의 한 병원에서 림프암이 척추 뒤와 폐로 전이되었다는 진단을 받고, 수소문 끝에 치료를 잘한다는 병원을 찾아가던 중 지나가는 행인에게 길을 묻게 되었습니다. 친절히 길을 안내해 주며 왜 그 병원에 가는지 물어보기에 사정을 얘기했더니 자신의 사촌언니가 갑상선암 악성으로 판정을 받았었는데 수술을 받지 않고 천연치유교육센터에서 가르쳐준 방식대로 녹즙과 과즙을 먹었더니 1년이 지난 지금 악성이던 암이 양성으로 바뀌었다는 말을 해주었습니다. KBS의 한 프로그램에도 소개된 바 있다는 이 소식은 절망의 그늘에서 힘들어하던 저에게 한 가닥 희망의 빛으로 다가왔습니다.

즉시 천연치유교육센터에 상담을 의뢰했고, 그다음 날부터 일러주신 프로그램대로 실천에 옮기기 시작했습니다. 체내에 있는 독과 장 속의 숙변에서 배출되는 독 때문에 레몬 관장을 꼭 해야 한다고 하셨습니다. 항문에 관장기 호스를 넣는 것이 쉬운 일은 아니었지만 '이것 말고는 방법이 없다'고 생각하고 용기를 내어 관장을 했습니다.

천연치유교육센터에서 상담을 받고 단식 관장을 시작할 때만 해도 폐에 전이된 암 때문에 조금만 움직여도 숨이 차서 견딜 수가 없었는데 이제는 낮은 산은 물론이고 높은 산도 전혀 무리 없이 등반이 가능해졌습니다. 특히 발에는 감각이 전혀 없었는데 수족탕을 하고 나서부터 점점 감각이 돌아오고 있음을 느낍니다. 신체적으로 상당히 좋아졌으며 피부색도 한결 밝아지고 팽팽해졌습니다. 부은 림프선이 좀 더 커져 보여서 놀란 마음에 천연치유교육센터로 전화했더니 녹즙과 과즙에 있는 영양분을 공급받기 때문에 좀 커질 수도 있으나, 단식 관장을 하면서 체내의 독을 다 배출하고 피를 맑게 하여 면역력을 키운다면 우리 몸에 있는 T임파구가 암 바이러스를 이겨내므로 안심하라고 말씀해주셨습니다. 현재 녹즙 치료 2달째인데 소고기국에 밥 말아먹고 싶은 마음이 간절하지만 그런 식단으로 인해 암이 생긴 것이라 생각하고 철저히 무염식을 실천에 옮기면서 오늘도 힘을 내 녹즙과 과즙을 먹고 있습니다.

천연치유교육센터의 한마디

좋은 선택을 하신 것에 진심으로 찬사를 보냅니다. 몸이 회복되려고 준비를 잘 갖춘 때에 확실하게 밀어붙이면 다시는 질병 없이 건강하게 사실 수 있습니다. 임파선 부위에 숯가루를 24시간 붙여두고 즙의 양도 더 많이 늘리면 임파선 부위의 암도 모두 깨끗이 사라질 것입니다. 한 사람이 회복되는 것은 가족과 이웃 그 외에 많은 분들이 함께 회복되는 것과 마찬가지입니다. 우리의 회복을 위해서 일하시는 하나님께서 그렇게 되기를 간절히 바라고 계시기 때문입니다.

건강은 물론 가족의 사랑도 되찾았어요

고혈압

김○○(여)

저는 매우 건강한 사람이었습니다. 식사도 잘하고, 저를 환자라고 여길 사람은 아무도 없었습니다. 그러던 어느 날, 병원건강진단에서 '고혈압'이라는 병명이 주어지면서 그날부터 투병생활이 시작되었습니다. 혈압은 200mmHg까지 올라가고 네 가지나 되는 약을 지겹도록 먹었는데도 오히려 시간이 흐를수록 혈압은 더욱 올라갔고 약의 단위도 점점 높아졌습니다. 게다가 한 가지 약이 듣지 않으니 또 다른 종류의 약을 먹게 되고, 그 결과 콜레스테롤은 한없이 올라가 이것을 다스리기 위해 또 두 가지 약을 첨가하게 되고, 설상가상으로 자궁에 물혹까지 생겨 3년 동안을 홀로 치료를 할 수밖에 없었으며 이런 일련의 과정들로 인해 몸무게가 갑자기 늘기 시작해서 사람이 아니라 호박덩이가 굴러다니는 것과 다를 바가 없는 비참한 사람이 되고 말았습니다. 진작 이렇게 될 줄 알았더라면 저는 결코 이러한 치료를 받지 않았을 것입니다. 그러나 몇 개월 전 어느 날 걸려온 전화 한 통이 저와 제 가족의 운명을 놀랍게 바꾸었습니다.

가든 그로브에 있는 어느 교회에서 '건강사랑방'이라는 세미나가 있는데 참 좋다며 참석해보라는 전화였습니다. 그리하여 어느 금요일 저녁, 일부러 시간을 내어 참석했더니 이문현 회장님께서 성인병의 원인과 회복에 대해 강의를 하고 계셨습니다. 너무도 쉽고 자세하게 설명을 하셔서 어느새 녹즙에 대하여 깊은 관심을 갖게 되었습니다. 그리고 마침 그때 그분들이 운영하시는 단체수련회가 있다는 얘기를 듣고 이것은 하나님께서 허락하신 일임을 확신하게 되었습니다.

기다리던 그날, 몇 가지 소도구를 챙기고 혈압약과 비타민까지 무려 열두 가지나 되는 약과 혈압 측정기를 가지고 함께 출발 대열에 올랐습니다. 그러나 마음 한 구석엔 '과연 10년이나 나를 괴롭힌 고질병이 나아질 수 있을까? 현대 의학이 못 고친다는 병인데 과연 가능할까?' 믿어야 할지 말아야 할지 도저히 감이 잡히지 않았지만 '내친 걸음이니 한번 해보자'며 용기를 내었습니다.

도착하자마자 이문현 원장님께 혈압약에 대해 말씀드렸더니 혈압약은 이제 필요 없을 거라고 말씀하셔서 그날부터 약을 끊고 과일즙과 야채즙을 마시기 시작했습니다. 그러나 또 한편 걱정이 컸습니다. '이렇게 갑자기 약을 끊고 있다가 쓰러지기라도 해서 반신불수가 되면 어떻게 하나' 하는 공포가 산처럼 밀려올 때마다 열심히 혈압을 확인했습니다.

첫 번째 들어온 배즙을 마시자 배가 부글부글 끓기 시작하더니 배에서 시냇물 흐르는 소리가 들리고 설사가 시작되기를 삼 일, 도저히 견딜 수가 없어서 포기하고 돌아갈 생각으로 일을 돌보는 봉사요원에게 얘기했더니 오히려 그것은 장이 청소되고 있는 과정이라면서 잘되어 가는 거라고 격려하기에 다시 마음을 돌려서 계속해 보기로 결심했습니다.

그렇게 일주일이 지난 후, 아침에 일어나니 몸이 상당히 가벼워진 것을 느끼고 들끓던 배도 멈추면서 몸무게가 3kg 정도 빠진 것을 발견했습니다. 저를 더욱 놀라게 한 것은 혈압이 정상범위로 뚝 떨어진 것이었습니다. 제 낯빛엔 핑크색이 감돌고 있음을 기쁨에 찬 주위 사람들이 얘기해 주었습니다. 언제나 거울에 비친 제 얼굴은 살과 피부가 서로 떨어져서 허옇게 뜬 삶은 햇감자 같았는데 이것이 말끔히 사라지고 건강미 넘치는 피부로 변하다니, 정말 믿을 수 없는 일이었습니다. 이뿐만 아니라 왼팔을 들지 못해서 앞치마를 입지도 못해 1년 이상 고통을 느꼈었는데 겨드랑이에 꼭 붙어 있던 제 팔이 떨어져서 마음대로 움직일 수 있게 되었습니다.

지루한 투병생활로 말 못할 정신병까지 얻었고, 남편이 그렇게 밉고 싫어져서 식사도, 말도 함께하지 않았고 가정은 언제나 엄동설한의 냉방처럼 차가웠습니다. 그런데 수련회가 끝나는 날, 남편이 저를 데리러 왔다가 이 원장님의 강의를 2시간가량 듣고 감동하여 집으로 돌아가는 길에 종전의 잘못되었던 식생활 습관과 10일 동안의 경험담을 나누는 과정에서 옛날과는 전혀 다른 화목한 분위기를 느낄 수가 있었습니다. 지난 10일 동안의 프로그램을 통해서 제 자신의 잘못된 가치관과 고집으로 문제를 더 키워왔다는 사실을 깨달았고 더불어 남편에 대한 미안함과 후회가 밀려왔습니다. 그 순간 남편에 대한 새로운 애정이 싹트게 되었습니다.

체중 감량으로 가지고 있던 옷을 모두 고쳐 입으려면 경제적인 부담은 되겠지만 제 인생에 있어서 일생일대의 전환점을 마련해 주신 하나님과 수고해주신 이문현 회장님, 자원봉사자 여러분께 진심으로 감사를 드립니다.

천연치유교육센터의 한마디

10년이나 괴롭혀왔던 고혈압을 떨쳐내시고 얼마나 후련하셨을까요? 고혈압이 이렇게 쉽고도 완벽하게 완치될 수 있는데 왜 그렇게 많은 사람들이 마치 무엇에 홀린 사람들처럼 약을 정성스럽게 먹으면서 질병을 고이 간직하고 사는지 알 수가 없는 노릇입니다. 고혈압은 모세혈관이 전체적으로 막힌 것이기 때문에 이것을 확실하게 청소하기 전에는 그 어떤 약을 먹어도 완치는 불가능합니다. 그래서 아직 고혈압을 완치할 수 있는 약은 어디에도 없습니다. 그렇지만 천연의 법칙 속에는 너무나 쉽고 간단하게 누구나 할 수 있는 방법으로 이미 해결방법이 준비되어 있습니다. 이 얼마나 다행스러운 일입니까? 치유법은 누구나 손만 뻗으면 닿을 수 있는 자리에 놓여 있습니다.

김○○ 님이 직접 적어주신 체험담을 보면 알 수 있듯이, 고혈압이 사라지고 나니 그날부터 부부 사이가 새로워졌다는 것은 바로 내분비 기관의 혈관도 함께 청소되고, 뇌혈관이 청소되면서 정서적인 부분까지 해결되었다는 증거입니다. 이렇게 되면 이웃 간에도 좋아질 것이며 모든 단체가 새롭게 되고 나라가 건설적으로 평화로워지지 않겠습니까?

거짓말같이 찾아온 기적

고혈압, 신장결석

김○○(60세, 남)

나는 좀처럼 거짓말을 할 줄 모르는 사람이다. 그래서 천연치유교육센터에서 병이 나은 과정을 말하려니 어쩐지 어색하기도 하고 꼭 거짓말을 하는 것 같기도 하지만 빼거나 보태는 것 없이 사실 그대로를 말하고자 한다.

나는 20년 전부터 고혈압에 시달려 매년 봄, 가을이면 입원치료를 받았다. 좋다는 약은 이것저것 다 복용해보았고 병원에 입원하여 링거 치료도 받았지만 약을 먹으면 혈압이 내려가고 약을 먹지 않으면 다시 올라가는 일이 계속 반복됐다. 수축기 혈압은 최고 230mmHg, 이완기 혈압은 최고 130mmHg까지 올라갔다. 목이 뻣뻣하고 오른쪽 뒷골에 동통이 오는 증상이 있어 CT 촬영도 했는데 그 결과, 뇌혈관이 협착되고 뇌 수축이 왔다는 진단을 받았다. 그것은 80세 이상 고령자들에게 나타나는 증상이라고 했다.

의사의 말에 의하면 뇌혈관의 협착은 뇌출혈이나 뇌혈전을 야기할 수 있으며, 뇌 수축은 치매의 우려가 있다고 했다. 안 그래도 아버지께서 환갑이 되기 전에 고혈압을 앓다가 반신불수로 3년 만에 돌아가셨고, 맏형님도 60세의 나이에 뇌출혈로 세상을 떠났기 때문에 나 역시 그렇게 되지나 않을까 하는 걱정이 엄습했다.

그러던 지난 7월 엔젤녹즙기로 녹즙 치유를 시작했다. 그때 나의 체중은 65kg, 수축기 혈압은 190mmHg, 이완기 혈압은

100mmHg이었다. 나는 사흘 동안 관장을 하고 녹즙 단식에 들어갔다. 당근, 미나리, 비트, 오이를 즙을 내 마시기 시작했으며 술과 담배를 일체 끊고 매일 아침 1시간 동안 운동을 했다.

녹즙 치료를 시작한 지 9일째 되는 날 아침 7시에 혈압을 측정하니 160/90mmHg로 내려갔다. 다음 날 아침 7시에는 150/95mmHg, 오후 5시에는 130/85mmHg로 점차 정상범위를 찾아갔다. 그다음 날 아침 5시에는 125/85mmHg, 아침 7시에는 혈압이 130/85mmHg였다. 정말 기적 같은 일이었다.

솔직히 녹즙을 마시기 전만 해도 숱한 약으로도 치료하지 못했던 병을 풀만 먹고 고친다는 사실에 믿음을 갖지 않았다. 그런데 담배, 술, 고기류 등을 끊고 녹즙만 마셨더니 이런 기적 같은 일이 벌어진 것이다. 이때부터 나는 매일 아침 5시에 운동을 하고 들어와서 오전 7시, 10시, 오후 4시에 꼭 혈압을 재보았는데 두 달이 넘도록 140/90mmHg의 상태를 유지했다. 목이 뻣뻣하고 뒷머리가 아프던 , 증상도 깨끗이 사라졌다.

게다가 나는 거의 5년 동안 신장결석으로 고생을 했다. 한 달에 한 번씩 수수알 크기의 결석을 대여섯 개씩 배설했는데, 그때마다 허리가 끊어질 듯 아프고 미열이 나서 참 고통스러웠다. 그런데 녹즙을 마시기 시작한 지 석 달이 다 되어가는 동안 한 번도 재발하지 않았다. 거짓말 같은 이야기지만 이는 내가 몸소 겪은 진실이며 다른 병은 몰라도 녹즙이 고혈압을 치료할 수 있다는 데 대해서 자신 있게 말할 수 있다.

아무튼 나는 다 늙어서 복을 만난 것 같다. 녹즙을 연구하고 또한 녹즙기를 만들어 주신 분들에게 진심으로 고마움을 전하고 싶다.

천연치유교육센터의 한마디

김○○ 님과 같이 위험 지경에서 속수무책으로 수치나 조절하면서 점점 꺼져가는 자신을 지켜보고 있을 수밖에 없는 분들이 이 땅에 얼마나 많을까요? 통계발표에 의하면 세계적으로 고혈압을 앓고 있는 사람은 2억 명이나 되고 고혈압으로 1년에 사망하는 사람의 수는 400만 명이라는 보고가 있습니다. 이분들이 바로 이러한 사실을 알아야 하지 않을까요?

반신반의하던 김○○ 님도 몸소 경험하신 이후에는 확신으로 바뀌었습니다. 그러나 많은 분들은 현대 의학이 아닌 천연치유를 경험해 보지 못했기 때문에 믿지 못하고 시도를 꺼리는 경향이 있는 것이 저로서는 매우 안타까운 마음입니다. 고혈압과 더불어 신장결석이 저절로 해결된 것은 당연한 일입니다. 그 이유는 원인이 같기 때문입니다. 바로 혈관 막힘의 원인인 가열된 음식물 속의 불활성 미네랄이 쌓이는 위치에 따라 병명이 붙게 되는데, 모세혈관이 막히면 고혈압, 췌장에 막히면 당뇨병, 담낭에 쌓이면 담낭결석, 전립선에 쌓이면 전립선염 등의 혈관성 질병이 만들어지는 것입니다. 식생활이 원위치로 되돌아가지만 않는다면 확실한 치유가 가능한 것입니다.

수치로 봐서 아직은 김○○ 님의 건강을 완전히 되찾았다고 볼 수는 없지만, 가르쳐드린 방법대로 좀 더 확실하게 실천하여 완벽한 혈압이 되고 온몸의 혈액순환이 정상적으로 된다면 뇌의 작용부터 온몸의 건강이 좋아져서 10~20년은 더 젊게 살아가실 수 있을 것으로 보입니다.

일주일 만에 경험한 놀라운 해독의 힘

고혈압, 불면증, 만성두통, 만성피로

김○○(57세, 여)

인천에 살고 있는 57세 주부 김○○입니다. 28세 되던 해에 결혼을 하고 한 살 터울의 남매 아이들이 자라 대학을 모두 마치고 큰 걱정을 좀 내려놓았다 싶은 52세가 되던 해에 저는 폐경이 되었습니다.

폐경이 되면서 심하게 걷거나 산에 오르기라도 하면 심장이 터질 듯이 뻐근함을 느꼈습니다. 아이들은 장성하여 집 밖에서 활동하는 시간이 늘어나고, 남편도 일이 바빠 귀가가 늦어지면서 늘 혼자 집에 있는 시간이 많았고, 피로감이 잦아 가만히 누워 있는 시간이 많았는데 그때마다 호흡 곤란과 같은 증상이 생겼습니다. 평소 잠이 무척 많았던 제가 이러한 알 수 없는 증상 때문에 불면증이 생겼고, 어쩌다가 잠이 들어도 심한 악몽에 시달리기 일쑤였고 두통까지 생겼습니다.

그러던 중, 군대에 간 아들이 속이 많이 쓰리다며 검사를 받기 위해 휴가를 얻어와 같이 병원에 갔습니다. 아들이 내시경 검사를 받는 모습을 보고 있자니 숨을 못 쉴 정도로 열이 오르고 심장이 빠르게 요동치기 시작했습니다. 그러더니 갑자기 눈앞이 흐려지고 곧 쓰러질 것처럼 어지러워서 아들의 검사가 끝나자마자 혈압을 재보았습니다.

아니나 다를까 혈압이 180mmHg까지 올라가 있었습니다. 의사는 최근에 무슨 큰 충격을 받은 일이 있었냐며 폐경이 되면서 갱년기 장애가 온 것 같다고 말해주었습니다. 그러면서 "요즘은 약이 잘 개발되어 있기 때문에 복용하면 곧 정상 혈압을 회복할 것"이라며 혈압약을 일주일치 처방해주었습니다.

다음 날부터 아침에 일어나 눈을 뜨자마자 혈압약을 복용하기 시작하여 15개월 동안 계속해서 혈압약을 먹었습니다. 처음에는 어떤 약이 맞을지 몰라 일주일마다 내원하여 문진을 하면서 시험적으로 약을 바꾸어가며 복용했고, 평소에 음식을 많이 먹거나 탐식하는 습관이 없던 터라 소화제 없이 혈압약만 처방받아 복용했습니다.

그렇게 혈압약을 복용하다보니 혈압은 어느 정도 조절이 되었지만 속이 말할 수 없이 쓰렸습니다. 나중에는 자극이 전혀 없는 음식을 먹어도 소화가 안 되고 속쓰림 증상이 계속 되었습니다. 게다가 속이 불편하니 잠은 전보다 더 설치게 되어 결국은 수면제까지 처방받아 복용하기에 이르렀습니다. 혈압이 올라가 있을 때면 꼭 방광염을 앓을 때의 고통이 찾아왔고 어느 날인가는 그 증상이 좀 심각하게 느껴져서 병원에 찾아갔더니 혈압약을 잊어버리고 먹지 않으면 신장에 무리가 가기 때문에 빠뜨리지 말고 꼭 먹으라고 했습니다. 그 말을 듣고 생각해보니 며칠은 혈압약을 잊어버리고 복용하지 않은 것이 생각나 또 다음 날부터 열심히 약을 챙겨 먹었습니다.

워낙 마르고 허약 체질이었지만 젊어서부터 아파도 약을 잘 안 먹는 편이어서 약을 먹고 속이 쓰려 아프나 그냥 아프나 매한가지라는 생각에 열심히 운동하고 나름대로 무염식, 저염식, 현미밥 등 식이요법을 병행하며 혈압약을 먹었을 때와 같은 혈압을 유지하기 위해 노력했습니다. 그렇게 약 없이 혈압을 근근이 조절해 가던 중, 생즙 천연 디톡스 프로그램이 있다는 소식을 전해 듣고 등록을 했습니다.

처음에는 생즙과 단식, 관장만으로 병을 고친다는 것이 믿기지 않았지만 강의를 실제로 들어보니 굉장한 놀라움 그 자체였습니다. 디톡스 일주일 만에 혈압이 정상으로 조절된 것입니다. 또한 개인 상담을 통해서 내 몸속의 모세혈관들이 막혀 있고 독소가 가득하며 많은 숙변들이 쌓여 심한 두통과 변비, 피곤해서 누우면 끝이 없는 낭떠러지로 떨어지는 듯한 만성피로에 시달려 왔다는 것을 알게 되었습니다.

공식적인 일정을 마친 후, 집에 돌아와 프로그램 일정표를 냉장고에 붙여 두고 혼자서 열심히 디톡스를 실천했습니다. 외출할 때에도 꼭 마실 생즙을 챙겨서 다니고 아침저녁으로 레몬 관장을 하면 점액질과 콜레스테롤, 카키색의 동글동글한 것, 하얗고 가느다란 실 같은 것들이 섞여 나왔습니다. 즙 단식 20일째 아침, 여느 때와 같이 관장을 하는데 평소와 달리 배가 너무 아파서 채 10분을 참지 못하고 급히 변을 봤는데 무언가가 마구 쏟아졌습니다. 드디어 쑥 수제비같이 생긴 숙변이 잔뜩 배출된 것입니다. 먹고 싶은 것이 있어도 먹지 못하고 주위 사람들의 염려와 비아냥거림에 불편했던 날이 많았지만, 그 순간만큼은 몸이 날아갈 듯 가볍고 상쾌했습니다. 얼른 체중계를 찾아 몸무게를 재어보니 49kg이었던 체중이 42.5kg으로 감량되어 있었습니다. 그 뒤로 6일을 더 즙 단식과 관장을 실시했고, 27일째부터 프로그램 대로 보식을 시작했습니다.

보식은 생식을 하다가 우리가 일반적으로 먹는 익힌 음식을 갑자기 섭취할 경우에 생길 수 있는 위의 거부반응을 줄이기 위해서 아주 부드러운 음식물부터 아주 적은 양으로 시작하여 점진적으로 양을 늘려 섭취해가는 것인데, 디톡스를 일주일간 시행했다면 보(호)식을 일주일간 똑같은 기간으로 해주는 것이 일반적입니다. 이렇게 디톡스와 보식 기간을 합쳐 장장 52일에 걸친 대장정을 마치니 뭔가 새로운 세상이 열린 것 같은 기운과 기분이 느껴졌습니다.

디톡스를 하기 전에 늘 저를 괴롭히던 고혈압과 두통이 사라졌고, 피곤에 지쳐서 자주 누워 있곤 했는데 지금은 밤에 자는 시간 외에는 눕는 일이 거의 없어졌습니다. 게다가 지난 5월에는 지리산의 최고봉인 천왕봉을 종주하기도 했습니다. 그전에는 동네 산에도 오르기 힘들었는데 제게는 기적과도 같은 일이었습니다.

고혈압이 해결되니 잠도 잘 자고, 식사량도 자연스럽게 조절이 되어 몸무게도 항상 비슷하게 유지가 되며 가슴이 뻐근하고 심장이 막뛰는 증상도 없어졌습니다. 몸 전체가 건강한 상태로 회복되니 소화불량과 변비도 없어졌고, 예전에는 얼굴색이 맑지 않아서 사람들이 언제나 어디 아프냐며 걱정하는 눈빛으로 바라볼 때가 많았는데 이제는 저를 보는 사람들마다 피부색이 아주 맑고 좋아졌다며 칭찬을 아끼지 않습니다.

생즙의 효과는 그냥 우리가 흔히 말하는 '기적'이나 '놀라움' 정도로 단순하게 이야기할 것이 아니라는 생각이 듭니다. 우리 인간이 가장 처음 만났던 자연의 식사로 돌아가는 길인 것 같습니다. 지금 생각해보면 제 몸에서 정말 많은 것들이 치유되었지만 고혈압 못지않게 심했던 온몸의 통증이 없어진 것이 정말 신기할 정도입니다. 비가 오는 날이면 그 통증이 더욱 심해졌는데 내 몸이 아픈 정도로 강수량을 예측할 수 있을 만큼 심각하고 무서운 고통이었습니다. 디톡스로 여러 효과를 톡톡히 경험한 저는 그해 8월에 수목원에 서 진행된 디톡스 프로그램에 딸을 데리고 참여했습니다. 딸은 고등학교와 대학을 필리핀에서 다녔기 때문에 가족과 떨어져 있는 시간이 길었습니다. 그래서 자취를 하다 보니 아무래도 영양 면에서 부족한 것이 많았습니다. 특별히 질병이 있는 것은 아니었지만 항상 만성피로에 지쳐 있었습니다. 이제는 결혼하여 아이도 낳아 기르고 있으니 제대로 음식을 먹는 법과 제대로 살아가는 방법을 배우게 하고 싶어서 등록을 해주었습니다. 딸도 현재는 일반적으로만 피로를 느낄 뿐 옛날처럼 무기력해질 정도로 피로감이 들지는 않는다고 좋아합니다.

두 살 터울인 여동생도 저와 같이 혈압약을 먹지 않으면 활동을 못할 정도로 고혈압으로 인한 고생이 심했는데 배웠던 자료를 들고 가서 집에서 디톡스를 할 수 있도록 도와주었더니 고혈압이 정상으로 조절된 것은 물론이고, 허리와 팔다리 통증이 많이 줄어서 걸을 때마다 무거웠던 몸이 날아갈 것처럼 가벼워졌다고 합니다. 또한 두통에 날마다 시달렸는데 머리도 맑아졌다며 매우 기뻐했습니다.

디톡스를 하면서 사람의 몸은 무엇을 먹느냐에 따라 그날그날 만들어짐을 깨달았습니다. 현대 기술들을 등에 업고 새로이 만들어지는 상품화된 음식들에 대해 저항 없이, 의심 없이 받아들이는 것을 경계하지 않는다면 우리의 몸은 각종 희귀한 질병들로부터 벗어날 수가 없습니다. 재료와 음식에 대한 영양, 내가 섭취했을 때 그것들이 내 몸 안에서 어떤 작용을 하게 되는지 책을 비롯하여 여러 매체를 통해 정보를 습득하셔서 더 많은 분들이 자신을 살펴보는 계기를 만드셨으면 합니다. 음식을 먹는 데에도 순서와 시간이 있다는 것을 아시나요? 이러한 것들을 배울 수 있는 기회를 꼭 가지셔서 우리가 하고 있는 식사와 음식에 대한 상식을 바꾸셔야 비로소 자연 그대로의 내 모습을 되찾으실 수가 있을 것입니다. 심지어 저명하다고 하는 영양학자나 방송에 얼굴을 내비치는 많은 요리연구가들이 하는 말 속에도 오류가 많다는 사실을 깨달아야 할 필요가 있습니다. 음식에 대해 위기감을 갖지 않고 의심하지 않는 습관이 수많은 질병을 키우기 때문입니다.

또한 식자재를 구입하는 데 있어서도 요즘 같은 시대에 건강한 재료를 만나기는 어려우니 그러한 재료들을 건강하게 먹는 방법을 터득해야 할 필요성도 커졌다고 생각합니다. 한마디로 우리의 식탁에 그야말로 커다란 개혁이 필요하다는 것을 강조하고 싶습니다.

지금도 저는 작년에 만났던 천연치유 프로그램을 생각하면 감사에 감사를 더할 뿐입니다. 현재 대한민국에는 수많은 디톡스 프로그램이 유행처럼 번져가고 있지만 생즙 디톡스 프로그램은 전혀 다른 차원의 치유 프로그램임을 몸소 경험하고 이 같은 수기를 적는 바이니, 저와 같은 병으로 곤란을 겪고 계신 분들께 매우 복된 소식이 되지 않을까 생각합니다. 아무쪼록 놀라운 체험을 하게 해주신 하나님께 감사드리며 이렇게 좋은 프로그램으로 전국 방방곡곡 다니시며 많은 이들에게 희망을 주시는 이문현 회장님께도 다시 한 번 감사의 인사를 드립니다.

질병의 공포에서 벗어난 기쁨

암, 고혈압

김○○(61세, 여)

저는 고혈압 약을 15년 동안 복용하고, 암 수술을 9번, 항암치료를 4번, 방사선 치료를 11회나 했던 사람입니다. 다리에서 시작된 암이 가슴과 폐로 전이되어 그렇게 많은 수술을 해야 했습니다. 지난 1월에 병원에서 다리에 암이 6번째 재발했다는 진단을 받았을 때는 이 지긋지긋한 암과 영원히 결별할 수 있는 다른 방법을 찾아야만 한다는 생각이 강하게 들었습니다. 3개월이 멀다하고 재발하는 병원치료에 다시는 내 몸을 맡기고 싶지 않았습니다. 이미 수없이 많은 방사선 검사와 항암치료로 온몸에 독이 쌓였던 터라 CT, MRI 검사를 다시 받을 생각은 없었습니다. 병원에서는 이번에도 강하게 수술을 권했지만 단호히 거절하고 2월에 천연치유교육센터를 찾았습니다.

여기 오기 1주일 전부터 여기 식대로 녹즙과 과즙을 먹고 왔는데 입소 하루 뒤 혈압을 재보니 정상범위(118/78)로 돌아왔습니다. 집에서는 생즙을 먹는 동안 혈압약도 함께 먹었습니다. 이곳에 온 뒤로는 약을 일체 먹지 않고 있는데 지금까지 정상입니다. 전에는 약을 먹어도 수축기 혈압이 120~130, 이완기 혈압이 80~90 범위였습니다.

다행히 이곳에서 3주 프로그램을 마쳤을 때 제 몸은 완전히 회복되었습니다. 또한 막힌 혈관이 청소되고 세포가 건강해지니 암만 치료되는 게 아니라 불과 서너 달 만에 흰머리가 검은 머리로 완전히 바뀌어서 더욱 놀랐습니다.

그로부터 6개월이 경과한 지금은 환자가 아닌 보호자의 신분으로 제 주변에 있는 환자들 7분을 모시고 이곳에 다시 왔습니다. 제가 질병의 공포에서 완전히 해방된 것처럼 제가 사랑하는 분들에게도 같은 선물을 드리고 싶습니다.

녹즙만 먹으면 아무거나 먹어도 되는 줄 알았어요

고혈압, 고지혈증, 당뇨

이○○ (66세, 여)

저는 2014년에 처음 이문현 회장님을 만나서 천연치유 디톡스 프로그램에 참가했습니다. 당시 고혈압 때문에 4~5개월 약을 먹어온 상황이었는데 디톡스 프로그램에 참여하면서 3일 동안 약을 먹지 않았더니 혈압이 170까지 올라갔습니다. 저는 비상용으로 가져갔던 혈압약을 먹으려고 했는데 회장님이 일단 저녁때까지 기다려 보자고 하셔서 저녁에 혈압을 쟀더니 130으로 떨어져 있었습니다. 다음 날에는 120까지 떨어졌습니다. 그렇게 1주일 디톡스 프로그램에 참가하는 동안 혈압이 잡혔습니다.

그런데 올해 11월 초부터 두통이 나타나기 시작했습니다. 그래서 혈압을 재보니 160/120까지 올라가 있었습니다. 맥박도 94회나 됐습니다. 병원에서는 혈압을 낮추기 위해 혀 밑에 약을 넣어주며 지금 상태에서는 약 말고는 방법이 없다고 했습니다. 약을 먹었더니 20분 만에 혈압이 금방 120/80까지 떨어졌습니다. 하지만 맥박은 여전히 90을 넘고 있었습니다.

다음 날 병원에 다시 가서 검사했습니다. 의사는 앞으로 약을 꾸준히 먹으라고 권유했습니다. 게다가 고지혈증과 당뇨병까지 있다는 것이었습니다. 저는 너무 놀랄 수밖에 없었습니다. 제가 고혈압이 있는 건 알고 있었지만, 고지혈증과 당뇨병은 인정하기 어려웠습니다. 디톡스를 하고 나서 오히려 전에 없었던 병까지 생겼다는 사실에 너무나 당황스러웠습니다.

의사는 식습관과 가족력에 관해 물었습니다. 하지만 저는 고지혈증이나 당뇨병을 일으킬 만한 음식(고기, 튀김, 커피, 차, 빵, 과자)도 먹은 적이 없었고 가족력도 전혀 없었습니다. 의사 역시 의아해 했습니다. 의사에게 치료방법을 물었더니 평생 약을 먹으면 된다는 대답이 돌아왔습니다.

병원에서 나오면서 남편에게 이문현 회장님의 디톡스를 믿지 못하겠다고 말했습니다. 수년간 녹즙을 꾸준히 마셨는데, 없던 병까지 생겼기 때문입니다. 그런데 남편은 아마 우리가 잘못된 방법으로 한 것 같다고 말했습니다. 남편의 말을 들으니 비로소 깨닫게 되는 점들이 있었습니다. 녹즙을 마시긴 했지만 저는 김치, 된장, 고추장, 장아찌, 밑반찬 등 짠 음식을 계속 먹어왔던 것입니다.

집으로 돌아오는 길에 창밖으로 펼쳐진 들판이 보였습니다. 무성하고 푸르던 들판이 다 비어 있었습니다. 그러한 자연의 모습에서 큰 깨달음을 얻었습니다. 자연은 저렇게 자기가 가진 것을 모두 비우고, 사람들 먹으라고 가진 것을 다 내주는데 저는 비우려고 노력하지 않았던 것입니다. 녹즙만 마셨을 뿐, 여전히 짠 음식을 계속해서 먹어온 제 모습을 반성하게 되었습니다. 그다음 날 다시 천연치유교육센터를 찾았습니다. 회장님의 강의를 들으면서 첫날부터 많은 눈물을 흘렸습니다. 제가 너무 무지했다는 걸 생각하니 눈물이 났습니다. 회장님께서 강의 중에 '엄마가 지혜가 없고 무지하면 매일 독을 차려서 사랑하는 가족에게 주게 된다'고 말씀하셨습니다. 바로 제가 그런 사람이었습니다. 매일 정성껏 독을 차려서 아이들과 남편에게 주었습니다. 그렇게 다시 찾은 천연치유교육센터에서 2주 내내 매일 울었습니다.

저는 육식을 전혀 하지 않는 사람입니다. 그 흔한 피자, 햄버거, 치킨도 60년 넘게 살면서 먹어본 적이 없습니다. 제 식습관이 나쁘지 않다고 생각했기 때문에, 저에게 병이 찾아왔다는 사실에 화가 났던 것도 사실입니다. 하지만 그나마 녹즙을 오랫동안 짜서 마셨기 때문에 이 정도로 건강을 유지했다고 생각합니다. 이번에 센터에서 다시

교육을 받으면서 식습관에 대한 올바른 지식을 배울 수가 있었습니다. 지금은 혈압이 118/78, 맥박은 78으로 유지되고 있습니다. 너무나 만족합니다.

요즘 TV에 유명 셰프들이 나와서 맛있는 음식을 만드는 프로그램이 많습니다. 그런 음식을 먹지 않는 제가 봐도 먹고 싶다는 생각이 들 정도입니다. TV의 영향으로 주부나 아이들은 자꾸 그런 음식을 찾게 됩니다. 저는 사람들이 시각을 바꿔 식습관을 고칠 것을 권하고 싶습니다. 천연치유 방식을 적극 권하고 싶습니다. 지인들, 친척들, 친구들에게 천연치유를 알리고 싶습니다.

가끔 친구들을 초대해서 제가 하는 생식을 먹여봅니다. 먹어보면 사람들도 꽤 좋아합니다. 다니는 교회에도 제가 먹는 음식을 가져가서 나누곤 합니다. 교회 사람들도 꽤 좋아합니다. 이렇게 조금씩 음식 개혁을 해나가는 것이 저의 작은 소망입니다.

30년 만에 운동장을 뛰다니!

결핵성늑막염

김○○(53세, 여)

저는 25살쯤 결핵성늑막염에 걸려 숨 쉬기조차 힘들었습니다. 뛰거나 운동하는 것은 상상도 못했습니다. 계단을 조금만 올라도 숨을 헐떡거리면서 같이 가던 사람들을 먼저 보내야 할 정도였습니다. 1년 이상 결핵약을 복용했지만 소용없었고, X-레이를 찍으면 왼쪽 폐의 위쪽 1/3이 죽어 있는 것으로 나타나고 오른쪽 늑막은 하얗게 부어 있어서 의사들이 늘 오진을 하곤 했습니다. 1달 전 X-레이 검사에서도 마찬가지였습니다.

그런데 천연치유교육센터에 와서 녹즙 디톡스를 시작한 지 5일쯤 된 날, 이문현 회장님이 한 번 운동장을 뛰어보지 않겠냐고 권하셔서 처음엔 망설였습니다. 25살 이후로 30년 간 한 번도 뛰어보지 않았기 때문입니다. 뛰면 가슴이 너무 아프고 숨 쉬기가 힘들었기 때문입니다. 길을 걷기만 해도 늘 숨이 차올랐습니다. 하지만 이왕 이렇게 와서 낫기 위해 노력하는 김에 한 번 뛰어보자고 마음먹고 운동장을 한 바퀴를 뛰었는데 아무렇지도 않았습니다. 그래서 두 바퀴, 세 바퀴를 뛰는 데도 숨이 차지 않는 겁니다. 저는 너무 기쁘고 놀라워서 소리를 질렀습니다. '세상에 내가 운동장을 뛰다니!' 다시 이문현 이사장님과 함께 운동장을 3바퀴를 더 뛰었는데도 전혀 숨이 차지 않고 통증도 없었습니다.

다리만 아프지 않았다면 아마 10바퀴도 더 돌았을 겁니다. 워낙 오랜 세월을 뛰지 않았더니 다리 근육이 너무 약해져 있었던 겁니다.

현대 의학이 포기한 저의 질병이 천연치유로 낫는 행복한 기적을 저는 매일 맛보고 있습니다. 저는 나이 50이 넘어서 천연치유라는 새로운 세상을 경험했습니다. 비록 늦게 발견한 건강 비결이지만 다시는 이 귀한 보석을 놓치고 싶지 않습니다.

다시 검은 머리가 나오기까지

폐암

김○○(여)

저에게 폐암이란 선고가 내려진 후에 암과 투병한 시간들은 죽을 만큼 힘들고 괴로운 시간들이었습니다. 폐암 3기였던 저는 항암치료를 9차례나 하고 방사선치료를 30번이나 했습니다.

너무 힘들어 더 이상의 치료를 포기하고 요양병원에도 갔지만 항암치료 때문인지 입맛을 너무 잃어서 음식을 먹고 싶은 생각도 들지 않았고 먹는 게 없으니 그나마 남아 있던 체력이 떨어져 너무너무 힘들었습니다. 그러던 차에 어떤 분을 통해 녹즙 얘기를 듣게 되었는데 다른 음식은 먹기 힘들지만 녹즙은 먹을 수 있을 것 같았습니다.

처음 천연치유교육센터에 왔을 때는 호흡이 힘든 상황이었습니다. 숨을 깊이 들이마실라 치면 기침이 나오곤 했습니다. 그런데 불과 2, 3일 지나자 깊은 호흡을 해도 기침이 나오지 않았습니다. 그때 저는 '아, 천연치유가 정말 효과가 있구나' 하고 생각했습니다. 1, 2주는 별 어려움 없이 지나갔는데 3주째 접어들자 녹즙을 먹으면 속에서 메슥거려서 먹기 힘들었습니다. 그런데 신기하게도 원래 희었던 머리카락 아래로 검은 머리카락이 새로 올라오기 시작하고 몸에 기력도 많이 회복되었습니다. 전에는 목소리도 겨우 나왔는데 이제는 대화를 하면 상대방이 내 목소리가 쩌렁쩌렁 울린다고 얘기해 줄 만큼 힘이 돌아왔습니다. 집에 가서도 계속 이렇게 실천해서 완치됐다고 얘기할 수 있는 그날이 속히 오기를 기대합니다.

몰아쉬던 숨이 하루 만에 편해지다

천식

엄○○(80세, 여) (보호자로 온 따님과의 인터뷰)

저의 어머니는 몇 주 전에 갑자기 숨 쉬기가 어려워지면서 응급실로 실려 가셨습니다. 병원에서는 독감으로 인해 폐렴이 왔고 천식 증세까지 생겼다고 진단을 내렸습니다. 다행히 어머니는 병원에 1주일 입원해 계시면서 독감과 폐렴이 완치가 되었습니다. 하지만 천식은 여전히 남아서 말 한마디를 하실 때도 숨이 넘어갈 것처럼 숨을 몰아 쉬며 말씀을 하셨습니다. 이곳에 오던 날도 마찬가지였습니다.

그런데 신기한 것은 어머니가 입소하신 다음 날, 불과 하루가 지났을 뿐인데 저와 대화하시면서 전혀 숨을 몰아쉬지 않고 편안하게 말씀하셨습니다. 4일째부터는 상태가 좀 더 좋아지셨고 가래도 전혀 나오지 않았습니다.

어제는 뒷산 정상을 저와 함께 올라갔다 오셨습니다. 어머니 걸음으로 30, 40분 정도 걸렸습니다. 그렇게 산 정상까지 갔다 오셨는데도 어머니는 전혀 숨이 차지 않다고 하셔서 깜짝 놀랐습니다.

어머니가 생즙을 드시는 데 아무 문제가 없었던 건 아닙니다. 생즙을 드시기 시작한 지 이틀째부터 생즙을 드시면 속이 편치 않아 하셨습니다. 어떤 때는 토하기도 하시고요. 사실 여기서 주는 생즙을 다 드시지는 못합니다. 젊은 사람들처럼 프로그램을 완전히 따라가지는 못하시지만 몸은 계속해서 회복되고 있습니다.

저는 어머니 간호를 위해 엊그제 왔는데 오기 전에 무리한 탓인지 헛바늘까지 돋을 정도로 굉장히 피곤한 상태였습니다. 와서도 쉬지 못하고 부엌에서 봉사를 하며 이틀을 지내는 동안 주방 일을 도와드리며 하루에 3번 녹즙을 얻어먹은 게 제가 먹은 녹즙의 전부였습니다. 그런데 그렇게 몇 번 얻어먹은 생즙으로도 단 하루 만에 헛바늘이 없어졌습니다. 집에서부터 피곤한 상태로 와서 여기서도 계속 봉사를 했는데도 전혀 피곤하지 않은 게 참 신기합니다. 봉사하고 방에 돌아오면 피곤하다가도 생즙을 한 잔 마시면 다시 온몸에 생기가 회복되곤 합니다. 제 어머니를 보고 또 저를 보면서 생즙의 치유효과가 확실히 탁월하다는 것을 느낍니다.

마침내 산소호흡기와 이별했습니다

천식, 기흉, 당뇨, 기립성 빈혈

안○○(74세, 여)

저는 지난 10년간 당뇨와 고지혈증으로 약에 의지해 살아왔습니다. 5년쯤 전부터는 기관지 천식이 심해져 양쪽 폐에는 새까만 반점이 생길 정도였습니다. 그 외에도 무릎관절이 아파서 가끔은 일어서지 못할 때도 있었고 허리는 늘 쥐어짜듯이 아팠습니다. 다리에는 자주 쥐가 났고, 앉았다 일어날 때마다 기립성 빈혈에 시달렸습니다.

천연치유교육센터에 입소할 때 천식과 기흉으로 인해 산소호흡기에 의지한 채 남편과 함께 들어서며 간신히 발걸음을 떼던 저의 모습은 완전 중환자였습니다.

그러나 센터에 머무는 짧은 기간에 정말 큰 변화가 생겼습니다.

10년 동안 의지했던 당뇨약, 혈압약 등 모든 약들을 치유센터의 방침대로 끊고 3주간 있었지만 아무 문제가 생기지 않았습니다. 오히려 3주 교육이 끝날 때는 산소호흡기까지 떼어내고도 호흡에 아무 어려움이 없을 정도로 숨쉬기도 편해졌습니다. 앞으로도 여기서 배운 대로 생활을 계속한다면 모든 병이 나을 것으로 믿습니다.

10년을 괴롭히던 천식이 물러가다

천식, 녹내장, 갱년기장애

박○○(57세, 여)

저는 10년 전에 시작된 천식이 매우 심해 새벽마다 기침으로 하루를 시작하는 고통스런 나날을 보내고 있었습니다. 엎친 데 덮친 격으로 8년 전 녹내장이 왔습니다. 8년 동안 계속하여 3가지 안약을 넣어 봤지만 안압이 내려가지 않고 지내던 중 의사가 수술을 권유하기에 이르렀습니다. 게다가 기립성 빈혈까지 생겨 어지럼증에 시달렸고 갱년기장애로 인해 작년부터는 몸이 춥다 덥다를 반복하는 어려움까지 겹쳐서 하루하루가 정말 견디기 힘들 정도였습니다.

그러던 중 남편이 네이버 밴드를 통하여 천연치유교육센터를 알게 되어 참여하게 되었습니다. 이곳에서 상담을 통해 제가 겪는 질병의 원인과 치유 방법을 알게 되어 더욱 확신이 생겼습니다.

이곳에서의 3주간의 생활은 저를 전혀 딴사람으로 변화시켰고 천혜의 자연환경은 저의 몸과 마음에 쉼과 평안을 주었습니다. 이곳의 모든 프로그램에 감사한 마음으로 참여하다 보니 어느덧 3주가 훌쩍 지났습니다. 10년을 괴롭히던 천식이 어느 틈에 물러가서 이제는 운동장을 15바퀴를 돌아도 숨이 차지 않습니다. 여기 와서 녹내장약 3가지를 모두 끊었는데 오히려 눈은 더 부드러워졌습니다. 비록 짧은 3주의 기간이었지만 앞으로 여기서 배운 대로 살면 저의 몸은 훨씬 더 건강해질 것을 확신합니다.

7가지 질병을 모두 털어내다

오십견, 천식, 알레르기, 위염, 방광염, 디스크, 이석증

박○○(48세, 여)

저는 오랫동안 여러 가지 질병으로 고통을 당했습니다. 천식이 심해서 잠을 거의 잘 수 없었고, 겨울엔 기관지 확장제를 달고 살았습니다. 알레르기도 얼마나 심한지 병원에서 하는 50가지 반응검사에서 단 2가지를 빼고 모든 것에 알레르기가 있는 것으로 나왔습니다. 거기에 위염과 방광염, 목과 허리의 디스크, 이석증까지 있어서 늘 어지럽고 팔도 들어 올리지 못했습니다.

그런데 천연치유교육센터에 와서 2주가 지나자 기침이 완전히 사라졌습니다. 이제는 레몬즙을 몇 컵씩 마셔도 속이 쓰리지 않고 팔도 머리 위로 자유롭게 들어 올리고 목도 자유롭게 움직입니다. 더 이상 어지럽지도 않습니다. 천식, 알레르기, 위염, 방광염, 이석증, 목과 허리 디스크가 모두 사라졌습니다.

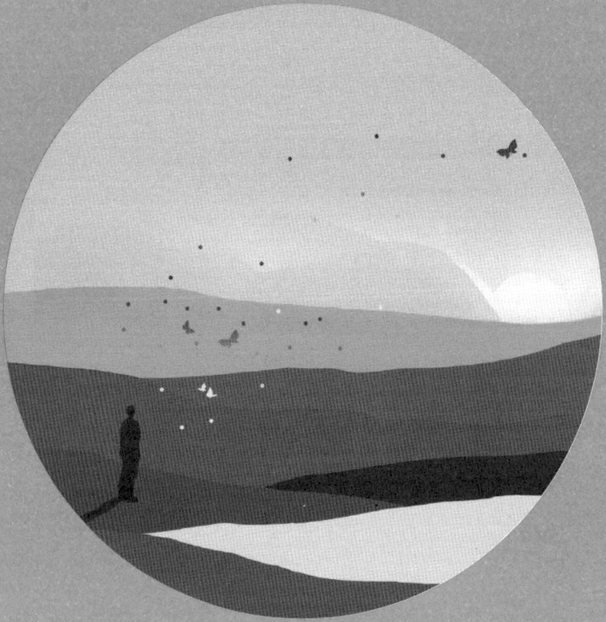

제4장

소화기계 치유 후기

뿌리 깊은 가족력을 극복하고

간염, 신우염

정○○(36세, 여)

언제부터인가 운전하면서 제 손등을 보는 것이 즐거워지기 시작했습니다. 제 나이 36세, 제 평생에 일어날 것 같지 않은 일이 지난 3년 동안 많이 일어났습니다.

무역회사에서 근무하던 남편이 갑자기 호주로 발령을 받아서 가게 되었습니다. 처음에는 아름다운 나라, 또 체험해보지 않은 새로운 세계로 간다는 즐거움에 들떠 앞에 놓인 어려움을 감지하기 어려웠습니다.

호주에서의 생활은 모든 게 순조로웠습니다. 한국인들도 꽤 있었고 호주 사람들도 모두 친절했습니다. 그러나 어느 정도 시간이 지나자 남편은 출장이 잦아졌고 그 사이에 일어나는 크고 작은 일들을 상의할 사람 없이 모든 걸 혼자서 결정하고 또 감당해야 하는 삶이 현실로 다가오면서 저는 점점 더 정신적으로 힘들어지기 시작했습니다. 일가친척 없는 낯선 세계에서 아이들을 혼자서 뒷바라지하며 사느라 정신적으로나 육체적으로 지치기 시작했습니다.

저는 원래 간염 보균자였고 오후에 낮잠을 자지 않으면 나머지 반나절을 버티기가 어려웠습니다. 저뿐만 아니라 친정 엄마도 간이 좋지 않아 간암으로 돌아가셨고 언니, 남동생, 여동생도 모두 간염 보균자입니다. 하지만 외국에서 내 건강을 돌볼 생각도 못하고 정신적으로 스트레스가 쌓이면서 몸에 몇 가지 징후가 나타나기 시작했습니다.

첫 번째는 늘 피곤하고 얼굴빛이 누렇게 되고 칙칙해서 제 나이보다 더 들어 보였습니다. 얼굴에는 기미가 눈에 띄게 늘어나고 피부는 거무스름해져서 윤기가 없고 하얀 껍질이 일어나서 세수할 때 제 얼굴을 보기가 싫었습니다. 또, 오른쪽 가슴 아래로 갑자기 붉은 반점들이 많이 생겼습니다.

또 다른 증상은 한국에서 5년 전쯤 앓았던 신우염과 방광염의 재발이었습니다. 소변을 봐도 또 가고 싶고, 금방 갔다 와도 또 가고 싶었습니다. 1시간에 7, 8회 간 적도 많았습니다. 그래서 외출을 하는 것도 쉽지가 않았습니다. 이곳은 쇼핑, 아이 학교 등하교, 또 아이 과외 받으러 갈 때 등 모든 활동에 운전이 필수입니다. 그래서 제때 화장실을 가는 것도 수월하지 않았습니다. 그런 이유로 증상이 더 악화되었습니다. 그래서 한국에 사는 언니에게 약을 보내달라고 해서 1주일 정도 복용을 하였는데도 전혀 차도가 없었습니다.

세 번째는 아침에 일어나기가 힘들었습니다. 그러던 중, 8년 전 서울의 한 교회에 다닐 때 목사님 사모님께서 녹즙을 알려주셔서 1년 정도 짜먹었던 기억이 났습니다. 그 당시 녹즙을 마시면 다음 날 아침에 일어나는 것이 한결 수월하곤 했습니다. 다행히 그 당시 쓰던 녹즙기를 호주까지 가져왔었는데 녹즙을 짜던 중 망가져버렸습니다.

하는 수 없이 호주 옥션사이트를 통해서 플라스틱으로 된 녹즙기를 구입해서 당근즙을 짜 먹었는데 당근 소모량이 엄청났습니다. 그거라도 감사하게 생각하고 갈아 먹었는데 기어가 플라스틱이라 쉽게 또 망가져버렸습니다.

그래서 더 오래 쓸 수 있는 녹즙기를 어떻게 구입할까 여기저기 알아보던 중에 한국의 엔젤녹즙기 회사에 전화해서 이문현 회장님과 첫 번째 상담을 했습니다. 사실 첫 번째 상담이라 제품 가격 물어보고 간염 보균자라고만 간단히 얘기하려 했는데, 해외에서 전화를 하면 전화비가 많이 나올 것이라면서 회장님께서 다시 전화를 주셔서 거의 1시간 정도 자세히 상담을 해주셨습니다. 참 친절하신 분이라고 생각했습니다. 그 당시 여유가 별로 없었지만 그래도 한 번 사면 평생 쓰는 기계니 비싸더라도 즙이 많이 나오는 것을 써야 되겠다고 생각하고 엔젤녹즙기를 구입했습니다.

그때부터 제 삶은 완전히 바뀌기 시작했습니다. 녹즙기가 오기를 꼬박 1주일 넘게 기다렸습니다. 그리고 무공해 야채도 직접 길러 먹을 것을 권장하셔서 화단의 나무를 모두 베어내고 비트, 케일, 배추, 상추, 딸기, 토마토 등을 길러먹기 시작했습니다. 제가 직접 기른 야채를 수확하는 기쁨을 늘 꿈꾸고 살았는데 그 꿈이 이루어지게 되어서 기뻤습니다. 야채를 기르는 일은 부모가 자식을 돌보는 정성만큼 손이 많이 갔지만 제가 정원을 손 볼 때 아이들은 나와서 나비를 잡고 또 오이며 딸기를 따 먹는 걸 보면서 행복했습니다. 정말 하나님께서 주신 자연이 고마울 따름이었습니다.

그러는 중에도 회장님과 질병에 관한 상담을 하루도 거르지 않았고 권유하신 단식과 관장을 시작했습니다. 원래 비위가 약하고 녹즙이 맛있게 느껴지지 않아서 처음 며칠은 참으로 힘들게 진행되었습니다. 그러나 평생 간염 보균자라는 콤플렉스에서 벗어나고 싶은 마음에, 한두 달이면 완치가 가능하다고 하시니 멈출 수가 없었습니다.

처방대로 비트, 오이, 당근, 미나리즙과 감자즙, 레몬, 오렌지, 자몽즙을 짜먹고 하루 2~4회 관장을 했습니다. 그동안 현미밥을 먹고 육식은 거의 하지 않았는데도 웬 숙변이 그렇게 끝이 없이 나오는지 정말 놀랐습니다.

아이들 밥을 챙겨 줄 때마다 식욕을 억제하기 어려워서 첫 번째 단식을 10일 만에 끝내고 3일간 다시 식사를 했습니다. 그러다가 고생한 김에 숙변을 다 빼야지 하고 다시 단식에 들어갔습니다. 숙변을 완전히 제거하면 질병의 절반이 완치가 된다던 회장님의 말씀 때문에 단식을 멈출 수가 없었습니다.

두 번째 단식은 7일 동안 계속했습니다. 하루 15~18잔의 녹즙과 과즙을 마시면서 했는데 여전히 숙변은 끝없이 나왔습니다. 또 요리할 때마다 남는 음식이 아깝고 배도 고파서 다시 밥을 먹었습니다. 그때 먹는 밥은 정말로 환상적이었습니다. 반찬 없이 현미밥만 먹어도 그렇게 맛있을 수가 없었습니다. 그러다가 다시 3번째 단식에 들어갔습니다. 3번째 단식은 4일을 했는데 관장의 횟수가 더 늘어날수록 관장액을 주입하고 참을 수 있는 시간이 더 길어졌습니다.

4일째 단식 때 하얀 찌꺼기 같은 것이 나왔습니다. 그것이 나오면 숙변이 거의 제거된 것이라고 알려주셔서 얼마나 기쁘던지…….
이것이 42번째 관장이었습니다.

이미 제 피부는 마사지를 받은 것처럼 상상하기 어려울 정도로 매끄러웠고 운전대를 잡은 제 손가락과 손등이 유쾌하게 반짝거렸습니다. 몸은 뼈와 가죽밖에 남지 않았지만 머릿속은 너무나 맑고 상쾌했습니다. 기미가 거의 빠지고 피부 톤이 건강하고 밝게 되어서 세수

할 때 거울을 들여다보는 것이 행복했습니다. 또 하나 놀라운 것은 생리를 할 때 나던 불쾌한 냄새가 거의 없어졌습니다. 피가 깨끗해졌기 때문에 그렇다는 것이었습니다.

오른쪽 가슴 아래로 갑자기 많이 나타났던 조그만 빨간 반점들에 대해서도 몸이 피곤하고 나이가 들어 나타나는 걸로만 알았는데, 산성 체질이 되어가면서 암 체질로 되어가는 징후라고 알려주셨습니다. 다행히 빨간 반점들은 단식과 관장이 끝나가면서 50% 정도 사라졌습니다.

단식과 관장이 끝나고도 매일 1300~1700㎖씩 녹즙과 과즙을 먹고 있습니다. 이제 7개월에 접어드는데 이 글을 쓰는 지금은 겨드랑이에 희미한 붉은 반점 한 개만 남아 있을 뿐입니다.

그리고 신우염도 회장님께서 알려주신 대로 녹즙을 꾸준하게 마신 결과 1개월 정도 지나니 옆구리 통증이 없어졌습니다. 이제는 장거리 운전을 해도 걱정을 안 하게 되었습니다.

오늘도 우리 가족은 녹즙을 먹습니다. 큰아이는 250㎖씩 30분 간격으로 2컵, 작은아이는 220㎖씩 30분 간격으로 2컵, 저와 남편은 350㎖씩 2컵을 아침저녁으로 짜먹고 점심에는 과즙을 먹습니다. 토요일과 일요일 우리 가족은 저녁을 먹지 않습니다. 남편은 늘 얼굴에 여드름처럼 뾰루지가 많이 났었는데 녹즙을 마시면서 평생 처음으로 다 없어졌고 또 피부가 여자처럼 매끄럽게 되었습니다. 건강을 회복하도록 밤낮으로 건강 상담을 해주신 이문현 회장님과 사모님께 깊은 감사를 드리며 또 개인적으로 참으로 건강에 관한 한 모르는 게 없으시지만 늘 겸손하신 회장님께 절로 고개가 숙여집니다.

질병으로 고통 중인 분들, 특히 암으로 고통받으시는 분들은 회장님과의 꾸준한 상담과 녹즙요법으로 모두 치유를 받으시고 행복한 삶 누리시기를 진심으로 바랍니다. 부족한 글 끝까지 읽어주셔서 감사합니다.

포기하지 마세요! 녹즙은 희망입니다

간암

김○○(여)

저는 경남 마산시 신포동 바닷가에서 태어나 비교적 넉넉한 가정의 맏딸로 건강하게 자랐습니다. 중 · 고등학교에서는 운동선수로 활동하면서 전국 체전에 수년간 출전했을 정도로 건강 하나만은 자신이 있었습니다. 그러나 어느 날부턴가 몸이 예전 같지 않아 병원에 가서 검진을 받았더니 만성맹장염이라고 했습니다. 약을 먹고 삭히면 된다고 해서 약을 먹어봤지만, 통증이 더 심해져 결국 수술을 했습니다.

수술 후에는 경과가 좋지 않아 수술 부위에서 고름이 나오기 시작하여 주사를 아침, 저녁으로 맞았고, 강한 항생제를 복용하며 약 한 달 만에 퇴원했는데 그때부터 위와 장이 나빠지기 시작하여 다시 병원 출입을 하게 되었습니다. 이름 있는 병원은 이곳저곳 찾아다녔고,

좋다는 약은 닥치는 대로 먹어 보았지만 병이 낫기는커녕 또 다른 병만 한 가지씩 늘어갔습니다. 일 년 내내 감기를 앓았고, 편두통에 위장염, 류마티스 관절염, 신장염, 견비통, 요통, 방광염, 산후통, 극심한 빈혈 증세에 저혈압까지 겹쳐 몸은 그야말로 만신창이가 되었습니다.

그렇게 고생하던 중에 병원에서 간염 검사를 하고 간염 예방주사를 3회 접종했는데, 소변이 잘 나오지 않고 그마저도 조금 나오면 색깔이 탁해서 소변 검사를 했더니 간 기능이 좋지 않다기에 혈액 검사를 했습니다. 결과는 B형 간염. 병원에서 주는 약을 먹어도 차도가 없고 한 달 입원 치료를 해도 진전이 없었습니다. 그래서 다시 간 특수 촬영을 한 결과 간에 종양(혹)이 있다는 것이었습니다. 뒤에 알았지만 의사는 남편에게 각오하라는 말과 함께 퇴원을 시켰다고 합니다.

저는 그때부터 소고기, 뱀장어, 미꾸라지, 잉어, 가물치, 지렁이, 굼벵이, 도롱뇽, 개구리, 오골계, 고양이, 토끼, 쥐, 뱀(수백 마리), 사골, 소양 등의 고단백 식품과 익모초, 칡, 인진쑥, 느릅나무 껍질 등은 물론이고 신약, 한약을 합쳐 하루도 빠짐없이 몇 년간 약을 태산만큼이나 많이 먹었습니다.

병원에서는 의료보험 혜택도 받지 못하고 남편의 적은 봉급으로는 늘어나는 병원비와 약값을 도저히 감당할 수 없어 남편이 직접 약도매상에서 먹는 약과 주사약, 주사기 등을 구입하여 병원에서 하는 대로 혈관 주사와 근육 주사를 놓고 먹는 약도 제시간에 챙기며 열심히 간호해주었습니다. 그러나 차도가 없었고, 몸은 점점 허약해지고, 나중에는 혓바닥도 새까맣게 변하고 시야가 흐려서 사물을 분별하지 못하는, 그야말로 피골이 상접한 상태에까지 이르자, 이제는 최후의 발악이라도 해봐야 한다는 주위 사람들의 권유도 있어서 서울대학병원에 입원하여 특진으로 혈액 동위 원소 검사(L—FT), 혈관조영술, 정맥류 검사, 초음파 등 최신 장비와 우리나라 최고의 의료진에 의해서 진찰을 받았습니다. 결과는 간암이라는 사형선고였습니다. 의사는 수술을 하면 안 한 것보다는 며칠이라도 더 살 수 있다고 말했지만 전 거부했습니다. 하지만 하루라도 더 살려보겠다는 남편의 애원에 결국 수술을 받기로 결심했고, 신부님께 병자 성사를 받고 남편과 세 아들과 나의 운명을 하나님께 맡긴 채 수술대에 올랐습니다. 그리하여 수술은 시작되었고, 현대 의학으로는 밝힐 수 없는 기적의 손길 덕분에 그렇게 크다던 종양 부분은 실제로 그리 크지 않았고 수술은 대성공이었습니다.

그러나 수술 며칠 뒤, 이상하게도 고열이 나고 한기가 들더니 수술 부위에서는 고름이 계속 나오기 시작했습니다. 초음파 검사 결과, 간에서 생긴 고름이 배에 가득 차 있었습니다. 간이 곪아서 고름이 밖으로 터져 나왔으니까 상태가 어느 정도인지는 상상해보면 짐작이 갈 것입니다. 고름을 손으로 눌러서 짜내고, 식염수로 농을 불려서 씻어내고, 주사기로 고름을 뽑아내는 것도 모자라 2차 항생제로 치료하다가 이제 더 이상 회복할 수 없는 지경에 이르자 상처가 옳게 아물지도 않은 상태에서 퇴원을 하게 되었습니다.

그러던 어느 날, 집에 두유를 배달하는 아주머니가 힘겹게 두유를 받는 저의 모습이 안쓰러웠는지 "어디 많이 아프신가 보죠?" 하며 말을 걸어왔습니다. 하지만 말하기도 귀찮아 대꾸도 하지 않았습니다.

며칠 후 배달 온 그 아줌마와 또 마주치게 되었습니다. 그런데 이번에는 작정이나 한 듯, 어디가 어떻게 아프며 언제부터 그랬고, 지금은 어떤 상태인지 꼼꼼히 물어보더니 확실하게 건강을 되찾을 수 있다며 녹즙과 녹즙기에 대해 이야기를 하고 갔습니다. 그때 나는 녹즙기를 파는 장사꾼이려니 하며 잊어버리고 있었습니다. 그러고 나서 며칠 후, 천연치유교육센터의 회장님이라는 분과 사모님이 직접 와서 녹즙의 효능과 자연 식이요법에 대해 몇 시간 동안 설명해 주시고 가셨습니다. '과연 녹즙이라는 것에 그런 힘이 있을까?' 지금까지 모든 질병은 의사나 약사가 아니면 고칠 수 없다는 고정관념이 있던 터라 반신반의하면서도 생사를 눈앞에 둔 나로서는 살고 싶다는 생각에 선택의 여지가 없다는 것을 알고 바로 시도했습니다. 그때부터 천연치유교육센터와의 만남이 시작되었고, 나의 운명도 바뀌었습니다.

일주일도 안 되어 내 몸에 변화가 오기 시작했습니다. 심한 불면증 때문에 몇 년 동안 신경 안정제가 아니면 조금도 잠을 이루지 못하던 내가 약을 먹지 않고도 잠을 자는 큰 변화가 일어났습니다. 그때부터 서서히 신경 안정제를 끊고 다른 약도 줄이면서 자연식을 시도했더니, 서서히 건강히 회복되는 기적이 일어났습니다. 아침에 일어나면 잠깐 묵상하고 숯가루와 함께 생수를 한 컵 마셨습니다. 30분 후에 녹즙을 한 컵 마시고 아침 산책을 했으며, 1시간 뒤 아침 식사를 하고 3시간 후에 녹즙 한 컵, 30분 후에 점심 식사, 3시간 후에 녹즙, 30분후에 저녁 식사, 2시간 후에 녹즙……. 이런 방법으로 녹즙을 마셨으며 식사는 현미와 배아가 달린 잡곡과 수수, 조, 율무, 검정콩 등을 섞어 주식으로 하고, 백미 대신에 현미, 흰 설탕 대신 흑설탕이나 꿀, 조청을 사용하고 정제 소금 대신 볶은 소금을, 흰 밀가루 대신 통밀 가루를 먹고 청량음료(사이다, 콜라, 박카스, 커피 등) 대신 녹차, 과일즙, 씨앗즙을 먹었습니다. 인스턴트식품은 일체 금하고 해조류(미역, 김, 다시마, 파래, 톳 등)를 많이 먹고 녹즙 재료로는 컴프리, 케일, 셀러리, 파슬리, 솔잎 등 잎 종류와 당근, 우엉, 연근, 비트 등의 뿌리 종류, 제철에 나는 과일 등을 재료로 매일 8컵 이상씩 마셨습니다. 물론 재료는 농약과 공해에 오염이 안 된 것으로 직접 구하거나 재배하여 먹었습니다.

저의 경험에 비추어 볼 때, 오늘날 성인병은 잘못된 우리의 식생활에서 비롯된다는 것을 알게 되었고, 무엇이든 닥치는 대로 잘만 먹으면 되는 게 아니라 공해로 오염되었거나 독이 들지 않았는지 의심하고 가려가며 먹어야 한다는 것을 깨달았습니다. 녹즙은 더러워진 피를 맑게 하고 혈액순환을 촉진시켜 파괴된 세포를 재생시키고 갖가지 신선한 야채, 과일즙과 식사는 생명의 근원이 되고 활력소가 되어 줍니다.

식이요법과 녹즙 등에 전념하느라 오랜만에 수술했던 병원에 갔더니 의사가 노발대발하며 당장 검사부터 받으라고 해서 예전에 받았던 검사를 다시 받았습니다. 아직 병이란 것이 나에게서 떠나지 않고, 조금이라도 남아 있으면 어쩌나 싶어 약간은 두렵고 흥분된 마음으로 시력부터 자궁암 검사까지 받았는데 다행히도 결과는 모든 것이 정상이었습니다. 의사는 수술한 흔적도 찾기 어려울 정도로 깨끗해졌다며 놀라움을 감추지 못했습니다.

병을 치료하기 위해서는 천연치유교육센터의 자연식과 녹즙 등의 건강 법칙과 환자 자신의 마음의 평화, 운동 등 여러 각도에서 노력해야 하고, 특히 용서하는 마음과 사랑을 가져야 하며, 옆에서 간호해주는 사람이나 가족들도 포기하지 말고, 환자를 위로하고 진심으로 도와주어야 한다고 절실하게 느꼈습니다. 저의 건강은 이제 정상을 되찾아 지난겨울 지리산에 첫눈이 내리던 날 정상을 거뜬히 답파하고도 몸살 하나 앓지 않았습니다. 진정으로 녹즙은 살아 있는 생명수이며, 영양제 중의 종합 영양제이고 보약 중에서도 가장 좋은 보약이라고 자신 있게 말할 수 있습니다.

치료 중 죽어도 문제 삼지 않겠습니까?

간암, 기관지확장증

김○○(남)

운이 좋았다고 해야 하나…. 올 초에 국가에서 2년마다 해주는 건강검진을 받았는데, 검진 결과 간에 2, 4, 8㎝의 암이 발견되었다. 그래서 암을 낫게 할 무슨 약이 없을까 하고 대형 병원이란 병원은 안 찾아가본 곳이 없지만, 다른 사람 간을 이식받는 것 외에는 방법이 없다는 실망스런 얘기만 들었다. 그런데 그마저도 나이가 많고 기력이 약해 불가능하다는 것이었다. 그러면서 병원에서 제안한 대안이 색전술이었다. 그런데 색전술도 믿을 수 없는 게 내 주위에 그 수술받고 죽은 사람이 둘이나 있었다. 그래서 색전술을 받을 마음이 전혀 없었다.

또 나에겐 기관지확장증이 있었는데 병원에서는 "기관지확장증은 평생 약도 없고 고칠 수도 없다"며 "기관지를 떼어내는 수밖에 없다"고 했다. 그러면서 "치료 중 죽어도 문제 삼지 않겠다는 각서까지 쓰라"고 했다. 나는 너무 무서워서 거절했다.

나는 자연요법을 찾아다녔다. 어느 요양원을 찾아갔는데 그곳에서 3일 있는 동안 꿀하고 물만 먹었다. 이럴 바에는 집에서 꿀을 먹지 뭐하러 여기 왔나 싶어 집으로 돌아온 적도 있었다. 미국에서 구입한 몇 백만 원짜리 약도 먹어 보았으나 병세는 더 깊어만 갔다. 얼마간 시간이 지난 후에 다시 병원에 갔더니 암이 전보다 두 배나 커져 있었다.

아내가 이리저리 알아보다가 녹즙이 좋다는 얘길 듣고 이곳 천연치유교육센터까지 오게 되었다. 두 주 전에 이곳에 왔을 때는 실낱같은 희망도 다 끊어진 상태였다. 더욱이 기관지확장증으로 인해 기침, 가래가 너무 심했다. 하루에도 수없이 기침을 했고 기침할 때마다 시커먼 가래가 나오곤 했다.

그런데 이곳 치유센터의 프로그램대로 하니 기침도 멈추고 가래가 없어졌다. 어딜 가나 주머니에 휴지를 달고 다녀야 했는데 이제 그런 필요가 없어졌다. 10일 정도 됐을 때부터 복수가 빠지기 시작하더니 14일째인 지금은 복수가 거의 다 빠졌다. 처음 입소할 때와 비교하면 지금은 정말 많이 회복되었다.

내가 입소할 때 아내가 날 간호하려고 따라왔는데 사실 아내는 고혈압 환자였다. 나와 함께 지내면서 지금은 오히려 나보다 더 건강해졌다.

난 오늘도 내 삶의 희망을 본다. 천연치유를 알게 된 거나 이곳에 올 수 있었던 것은 천만다행이고 기적이다. 여기 오지 않았더라면 난 분명 일찍 죽었을 것이다. 회장님, 원장님, 봉사자들 모두에게 감사한다. 대통령도 이런 대접을 받지 못할 것이다. 다른 사람들에게도 이런 좋은 결과가 있기를 바란다.

천연치유교육센터의 한마디

간암은 초기에 증상이 거의 나타나지 않기에 '침묵의 장기'라고 합니다. 간 절제술도 최선의 치료법은 아닙니다. 우리나라 간암 환자의 20% 정도만 간 절제술이 가능하고 나머지 80%는 색전술과 항암치료에 의존해야 합니다. 간의 종양이 여러 개이거나 간이식을 할 수 없는 경우, 색전술이나 항암치료를 적용합니다. 하지만 이런 치료도 간암의 근본 원인을 제거하지는 못합니다.

간 색전술은 간동맥에 항암제를 투여하고 혈류를 차단해 정상적인 간 조직의 손상을 줄이면서 암 조직을 선택적으로 파괴하는 방법으로 알려져 있습니다. 하지만 이런 치료법은 정상 세포까지 영양공급에 지장을 초래할 수밖에 없습니다.

색전술에 쓰이는 항암제와 색전물질은 간에 오히려 큰 부담을 줍니다. 김○○ 님은 색전술 치료를 받지 않으시고 천연치유를 시도하셨기에 오히려 천연치유의 효과가 더 빨리 나타날 수 있었던 것입니다.

남편의 간경화 치유기

간경화

김○○(여)

남편은 평소 감기약 한 번 먹은 일이 없는 매우 건강한 사람이었습니다. 그러던 어느 날, 가슴이 답답하고 소화가 잘 안 된다기에 진찰을 한번 받아보라며 병원에 보냈더니 검사 결과 간경화가 보통 심각한 상태가 아니라는 것이었습니다.

현대 의학으로는 간경화의 완치가 불가능하다는 것을 알고 다른 방법을 찾던 중, 미국에 살고 있던 한 친척이 한국에 잠시 나왔다가 남편의 사정을 알고서 자신이 알고 있는 뉴스타트 건강 지식과 녹즙에 대해 말씀해 주셨습니다. 때마침 부산 충무동에서 천연치유교육센터 주관의 건강세미나가 열렸습니다. 처음 대하는 내용이었지만 타당하고 논리에 맞는 내용들인지라 꼭 실천해봐야겠다는 마음이 들었습니다.

녹즙과 식이요법을 시도하기 전, 완치된 사람들을 꼭 만나보고 싶어 서울대학병원에서도 치료를 포기한 부인을 정성스레 간호하는 한 남자분을 만났는데 그분도 녹즙과 식이요법을 적극 권했습니다. 그래서 더욱 확신과 믿음을 가지고 남편이 식생활의 잘못과 변화의 필요성을 깨닫도록 많은 노력을 기울였습니다.

어느 날 양평에서 ○○ 박사님이 강의를 하고 계셨는데 가지 않겠다는 남편을 억지로 보냈습니다. 강의를 다 듣고 돌아온 남편은 아이들과 짧은 포옹을 나눈 뒤 부엌으로 직행하더니 식용유, 설탕, 마요네즈, 각종 인스턴트식품들을 모두 쓰레기통에 던져 버렸습니다.

그날 시작된 우리 집의 식생활 개혁은 놀라운 결과를 가져왔습니다. 뉴스타트 식이요법과 함께 하루 4컵 정도의 녹즙을 매일 마셨는데 한 달 정도 지나자 처음에는 검은색이었던 소변이 제 색깔을 띠기 시작했고 두 달이 지나자 간경화가 상당히 호전되었습니다. 880이었던 GPT가 100 이하로 뚝 떨어지고 80kg에 육박하던 체중도 65kg까지 줄었습니다. 지속적으로 뉴스타트와 녹즙 복용을 실천한 결과 정상의 상태를 유지하고 있습니다.

녹즙 치유와 식이요법을 실천하며 어려운 점도 많았지만, 자연의 산물들을 직접 요리해서 가족의 건강한 식생활을 유지할 수 있다면 현대 유행하는 성인병을 치료하고 예방함은 물론 어린아이들의 성장에도 매우 유익하다는 것을 다시 한 번 강조하고 싶습니다.

노랗던 하늘이 파란 하늘로

B형 간염

이○○(남)

저는 건강에 대한 관심보다는 한 가정을 책임져야 하는 가장으로서 더 나은 삶을 살기 위해 제 자신의 일에만 몰두하며 살아가고 있었습니다. 그러던 어느 날, 예전과는 다른 피로감을 느끼게 되었고, 조금만 잠을 설쳐도 몸 상태가 좋지 않음을 느끼게 되었습니다. 아내의 권유에 못 이겨 대구의 한 병원을 찾아가 진찰을 해보니 GOT—51, GPT—35의 B형 간염 초기 증세였습니다. 쇳덩이도 녹일 만큼 젊은 나이인지라 간염쯤은 대수롭지 않은 것으로 여겼고 병원에서 주는 약을 먹으면서도 평소 즐기던 술, 담배를 하면서 그럭저럭 버텨 나갔습니다. 그러나 시간이 흐르면서 몸은 더욱 약화되었고, 10분만 걸어도 하늘이 노랗게 보일 지경에까지 이르렀습니다.

안 되겠다 싶어 치료를 제대로 해야겠다고 생각하던 중, 평소 녹즙을 꾸준히 마시고 있던 친척으로부터 녹즙요법을 권유받게 되었습니다. 처음에는 녹즙기가 고가인 데다 녹즙에 대해서도 생소했기에 망설일 수밖에 없었습니다. 그러나 이왕에 건강을 회복하겠다고 결심한 이상 한 번 밀어붙여보자는 마음으로 엔젤녹즙기를 구입하여 녹즙을 마시기 시작했습니다. 녹즙에 대한 지식이 전무했던지라 그냥 야채 몇 종류를 사서 갈아 마시던 중, 천연치유교육센터를 소개받게 되었고, 녹즙뿐만 아니라 천연치유에 대해서도 배우게 되었습니다. 저는 정말이지 지금껏 들어보지도 못한 건강에 관한 새로운 사실들을 알게 되었습니다.

집으로 돌아오자마자 저는 배운 대로 모든 것을 실행에 옮겼습니다. 우선 단식을 하면서 레몬 관장을 하는 것이 좋다고 하여 그대로 시행했는데, 4일 동안 실시하여 숙변을 제거했으며 매일 300cc의 녹즙을 6번 마시는 생즙 단식을 6일 동안 했습니다. 감자, 시금치, 미나리 등을 갈아 마셨고 여기에 당근과 비트는 빠뜨리지 않고 함께 곁들였습니다. 단식이 끝난 후에도 녹즙 양은 그대로 하면서 매 식사 전마다 세 번씩 마셨으며, 평소의 부절제했던 생활을 버리고 천연치유교육센터의 방식대로 절제되고 균형 잡힌 생활을 하려고 노력했습니다. 그랬더니 한 달이 지나자 몸이 아주 가뿐해지는 것을 확실히 느낄 수 있었습니다. 조금만 무리해도 노랗게 보였던 하늘이 선명한 파란색 그대로 보이고, 아주 정상적인 상태로 돌아온 것입니다.

인간의 마음은 간사하고 교만하다고 했던가요? 몸이 조금 나아지자 저는 다시 옛날의 잘못된 습관으로 되돌아갔습니다. 술, 담배를 입에 다시 대었고, 부절제한 생활을 하기 시작했는데 정확히 보름이 지나 몸은 다시 회복 이전의 상태로 되돌아가고 말았습니다. 그렇게 된 후에야 철저히 반성하며 주식을 백미에서 현미로 바꿨고, 술, 담배를 끊은 것은 물론이요, 고기 한 점도 입에 대지 않았습니다. 그러자 건강한 상태로 다시 회복되기 시작했습니다.

지금은 식생활을 채식 위주로 이어가고 있는데 완전한 무염식은 하지 않고 되도록 저염식으로 하고 있으며 가끔씩 생선 몇 조각을 먹는 것이 전부입니다. 그럼에도 운전기사로서의 직업과 생활에 아무런 어려움이 없이 지내고 있고, 가족들도 즐겁게 녹즙을 마시며 건강을 유지하고 있습니다. 새로운 희망의 삶을 갖도록 해준 엔젤녹즙기 회사에 진심으로 감사드리고, 녹즙이 간질환에 있어서 가장 좋은 치료제가 될 수 있음을 체험적으로 자신 있게 말씀드릴 수 있습니다.

나를 살린 아내에게 감사패를 드립니다

간경화

김○○(남)

나는 병원에 한 번 가 본 적도 없고 누구보다 건강한 편이라고 자부하며 살았다. 건축업에 종사했는데 그때만 해도 건축 경기가 좋아서 집은 짓기도 전에 다 팔리고 1년에 두어 채씩 지어서 파니까 수입도 괜찮아서 경제적으로도 남부럽지 않게 살았다. 그러던 어느 날, 어떤 일에 신경을 많이 썼더니 갑자기 배가 부르고, 소화도 안 되고, 온몸이 피곤하고, 다리가 매우 아팠다. 그래서 한 대학병원에 가서 종합 진단을 하고 나니 간경화인데 상태가 매우 심각하다고 했다.

내 주위의 몇몇 사람들이 간경화로 유명을 달리했기 때문에 병명을 듣자마자 눈앞이 캄캄해졌다. 건물은 한참 지어 올라가는 도중인데 어떻게 마무리 지을 것이며 아내는 벽돌, 철근, 모래, 자갈 등 모든 자재의 값을 하나도 모르는 상태이고, 각 분야 인부들의 노임은 어떻게 지불할 것이며 내 아들 하나, 딸 둘 모두 결혼도 안 시킨 상태인데 아내 혼자 어떻게 이 험한 세상을 살아갈 수 있을까 등을 생각하니 눈물이 앞을 가렸다. 나는 아직까지 누구랑 멱살을 붙잡고 싸워본 일도 없고, 파출소에 한 번 가본 일도 없는데 하나님이 원망스러웠다.

병원에서 약 한 달간 치료를 해봤지만 아무런 차도가 없었다. 얼굴은 노랗고 점점 복수가 차올라왔으며 입은 바짝 마르고, 입맛이 쓰고, 가슴과 등에 거미줄같이 실핏줄이 뻗은 빨간 점이 생기고, 손바닥이 빨갛고, 어깨가 짓눌리는 듯이 한 번씩 아프고, 온몸이 가렵고(특히 귓구멍), 소변 색깔이 빨갛고, 대변색이 검고 무르고, 엉덩이에는 치루가 생겨서 따갑고, 소화가 안 되고, 온몸이 피곤하고 식욕이 없어 밥을 못 먹었다. 병원에 한 달간 입원해 있는 동안 체중이 10kg이나 줄었다. 좋다는 것은 다 먹어 봤지만 소용이 없었다.

그러던 중 《간 이렇게 고쳤다》라는 책을 누가 가져다주기에 읽어 보았더니 간경화에 녹즙이 좋다는 내용이 적혀 있었다. 나는 당장 퇴원했다. 알고 보니 간에서 모든 영양과 독소를 분해하고 해독 작용을 하는데 간이 나빠져서 기력이 없는 데다 독한 약을 자꾸 먹으면 더 나빠질 수밖에 없다는 것이다. 즉, 농사를 지을 때에 비료를 쓰면 그 해 농사에는 좋을지라도 토질을 점점 더 나쁘게 하지만 퇴비를 주면 오히려 땅의 질이 좋아지는 것과 같이 자연식이 진짜 몸을 보호하는 약이란 것을 알았다. 어두운 방에서 아무리 어둠과 싸워봤자 어둠에서 벗어나지 못하지만 빛을 비추면 비로소 어둠에서 벗어나는 것과 같이, 간이 나쁘다고 간 약만 먹어서는 간이 나을 수 없지만 몸 전체의 건강을 추구하면 간은 저절로 나아진다는 것이다. 그래서 사람의 근본적인 건강요법은 자연식뿐이라는 것을 알았다.

그때부터 녹즙을 먹기 시작했다. 케일, 컴프리, 돌미나리, 돌냉이, 쑥, 질경이, 셀러리, 양배추 중에서 네 가지와 사과, 귤, 토마토 중 한 가지를 섞어 갈아서 하루 세 번 공복에 한 컵씩 마셨다. 물이 먹고 싶을 때는 당두충이나 인진쑥 끓인 물을 수시로 마셨다. 모두가 생명력이 강한 채소라 대체로 몸에 좋은 것 같았다. 밥은 현미 1/2, 보리, 콩, 통밀, 팥, 조, 율무 등을 적당히 섞어 압력밥솥에서 푹 익혀 정한 시간에 과식하지 않고 한 숟가락을 50번 이상 씹어서 완전히 물이 되도록 하여 삼켰다. 또한 달고 짜고 매운 자극성이 있는 반찬은 피했다. 이렇게 3개월 정도 먹고 나니 얼굴색이 본색으로 돌아오고, 복수가 빠지면서 식욕이 나고 소변 색깔도 좀 희게 변했다.

내 마음에도 '이제는 살겠구나' 하는 자신감이 생겼다. 그래서 요즘은 아예 마당이 있는 집으로 옮겨서 케일, 컴프리, 돌냉이, 쑥, 질경이 등을 심고 매일 아침 그것들을 따다가 한 컵씩 녹즙으로 만들어 마시고 있다. 나는 평생 녹즙을 먹을 작정이다. 녹즙의 효과는 세포기능 촉진 및 재생기능, 불순물 해독 작용, 지혈 작용, 성인병 예방과 치료 등이다. 여기에 더불어 맑은 공기를 마시며 새벽에 30분 정도 산책하는 것이 좋고 또한 정신적으로나 육체적으로도 푹 쉬고 안정을 취하는 것이 좋다. 하룻밤만 신경을 쓰고 잠을 못 자면 그다음 날 소변색이 빨갛고 하루만 녹즙을 쉬어도 소변 색깔이 빨갛게 변했다. 그래서 항상 즐겁고 감사하는 마음을 가져야 했다.

아내는 나를 쉬게 하기 위해 방에 눕혀두고 신문, 라디오, TV도 없이 커튼을 치고 무조건 편안히 잠을 자도록 했고, 사람들이 병문안을 와도 피곤하다며 면회를 일체 금지했다. 그랬더니 동네에서는 내가 식물인간이 되었다고 하다가 나중에는 죽었다는 소문까지 났다.

간이 아픈 사람은 화를 잘 내고, 매우 신경질적으로 변한다. 그런 이유 때문에 편안한 마음을 가진다는 것이 결코 쉽지 않다. 이럴 때는 옆에서 적극적으로 간호해 주는 사람이 필요하다. 나는 아내가 매우 고맙다. 내가 죽으면 같이 죽겠다는 각오로 나를 간호했다. 내가 간이 안 된 맨밥을 먹을 때면 아내도 눈물을 흘리며 함께 맨밥을 먹었다. 매일같이 약초를 구하러 온 산과 들을 헤매고 다녔다. 나는 아파서 10kg 줄었지만 아내는 나를 간호하느라 체중이 11kg이나 빠졌다. 정말 얼마나 안타까운지 모른다. 그래서 나는 아내에게 진심으로 감사한 마음을 담아 감사패를 만들어 주었다. 남편이 아내에게 감사패를 만들어 준 것은 내가 처음이 아닌가 싶다. 다음은 그 감사패의 내용이다.

사랑하는 그대, ○○에게

나의 영원한 동반자여!

이 세상에 하나님이 안 계시고 그대 곧 아니었더라면

이 몸 어찌 지탱했으리요.

나는 그대를 위해 한 일 없는데

그대는 몸 바쳐 나를 위했으니,

이 내 몸 어찌해야 그대에게 보답하리.

그대가 만일 한 송이 이름 없는 꽃이라면

나는 그대 곁에 큰 바위 되어

영원히 비바람을 막아줄 것이요.

그대가 만일 한 마리 파랑새라면

나는 그대의 보금자리가 되어

항상 그대를 따뜻하게 보호하리라.

하나님, 사랑하는 나의 아내에게

건강과 복을 그치지 마소서.

21회 결혼기념일에
그대를 사랑하는 남편 ○○ 드림

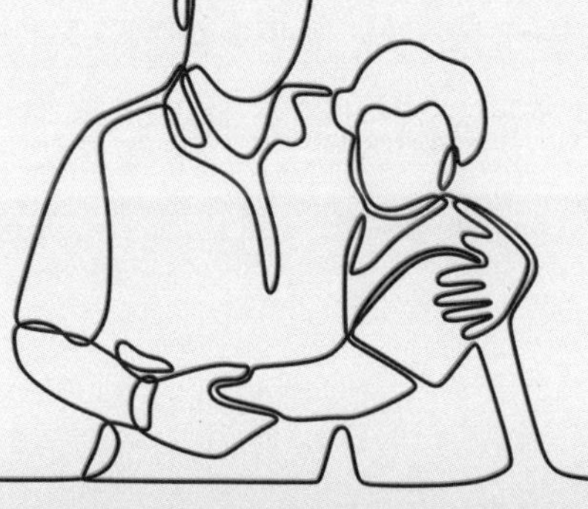

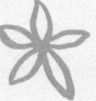

몸과 마음이 치유되는 놀라운 경험

B형 간염, 만성피로

이○○(여)

저는 고등학생 때부터 B형 간염 보균자였습니다. 간이 굉장히 안 좋아서 늘 만성피로에 시달리며 쉽게 몸이 피곤해지는 편이었습니다.

반면에 성격은 굉장히 활동적인데 피곤함을 쉽게 느끼니 생활이 매우 힘들었습니다. 짜증도 많이 나고 가정생활이나 사회생활을 유지하는 데 어려움이 상당히 많았습니다. 학창시절에는 공부하는 것을 좋아하여 책상 앞에 장시간 앉아서 열심히 공부하느라 운동량이 줄어들었고 더불어 장 기능도 안 좋아졌습니다. 장이 그렇게 굳어가다 보니 뭘 먹어도 소화가 안 되고 영양분이 몸에 흡수도 안 돼서 간이 더욱 안 좋아지는 악순환이 계속 이어졌습니다.

부모님은 병원이나 양약치료 대신에 한약을 지어서 복용하도록 해주셨는데, 중학생 때부터 기숙사 생활을 했던 터라 부모님과 떨어져 지내면서 한약을 꾸준히 챙겨먹기보다는 아주 심할 때만 어쩔 수 없이 먹고, 상태가 나아지면 약 없이 버티는 생활을 성인이 되어서까지 해왔습니다. 직장에 다니면서는 어쩌다 새벽까지 일을 하고나면 너무 몸이 힘들어서 오랫동안 잠을 자야 그나마 회복이 되고 늘 그렇게 만성피로에 찌들어갔습니다. 그러다 결혼을 하고 아이를 임신하고서도 체력이 달려서 힘들었고, 엄마가 간이 안 좋다보니 아이도 태어나서 황달로 고생을 많이 했습니다. 출산 후에는 오로지 아이를 위해

18개월까지 100% 모유수유만을 했고, 육아에 매달리느라 끼니도 잘 못 챙겨먹으니 몸은 더욱 힘들어져서 급기야는 우울증 증세까지 나타나기 시작했습니다.

첫 디톡스 프로그램은 친정 엄마가 같이 해보자고 권유하여 참여하게 되었습니다. 워낙 여기저기서 과일과 야채를 많이 먹으면 건강해진다는 말을 많이 들었기 때문에 처음에는 '몸에 좋은 야채와 과일만 먹는다니까 효과는 있겠지'라는 막연한 생각이었습니다. 게다가 단식을 해야 한다는 말에 '내가 왜 굶어야 하는지, 힘들게 먹을 것 참아가며 굶고 즙을 마시면 내 몸이 어떻게 변화되는지'가 무척 궁금했는데 이문현 회장님의 강의를 들으니 '아, 이래서 야채와 과일을 이렇게 먹어야 하는구나, 이것을 먹으면 내 몸이 이렇게 변하는구나'를 이해하게 되었습니다. 그리고 실제 체험을 통해서도 내 몸이 변화하는 것을 느낄 수 있었습니다. 프로그램 중간에 회장님과의 1:1 상담을 통해서 좋지 않은 간의 상태, 장 기능과 소화 기능의 저하, 출산 후에 생긴 우울증까지 그 원인에 대한 자세한 설명을 들을 수가 있었습니다.

칼슘즙과 해독즙을 많이 마시라는 처방도 해주셨고 그 당시에 녹즙을 15잔 이상 마셔야 할 뿐만 아니라 체력도 많이 떨어져 있기 때문에 과즙 또한 비등하게 먹어줘야 한다고 말씀하시며 "제가 말씀드린 대로만 하시면 분명히 좋아지실 겁니다"라고 이야기하셨는데 정말 조언해 주신 대로 해보니 모든 면에서 좋은 효과를 봤습니다.

처음에는 보식의 중요성을 전혀 깨닫지 못해서 일주일간 프로그램에 따라 단식을 하고 나서 집에 돌아와 그동안 먹고 싶었던 것들을 아무 생각 없이 마구 먹었습니다. 그러고는 만 하루 동안 거의 죽었다가 살아났습니다. 열이 나고 기운도 떨어지고 바로 옆에서 드릴로 벽을 뚫는 것과 같은 큰 소리에도 깨어날 수 없을 만큼 깊은 잠에 빠졌다가 깨어났습니다.

저는 이 경험으로 디톡스 후에 보식이 얼마나 중요한지를 깨닫게 되었습니다. 보식은 아기들이 처음 밥을 먹게 되는 이유식 과정과 비슷하다고 생각합니다. 단식과 관장을 통해 아기와 같이 깨끗한 몸을 만들었는데 아기들처럼 천천히 단계를 거치지 않고 갑자기 소화하기 어려운 음식이나 많은 양의 음식을 섭취하면 매우 위험한 상황이 될 수가 있는 것입니다.

첫 디톡스를 반성과 깨달음으로 끝낸 후, 두 달 뒤에 두 번째 디톡스 프로그램에 참여했습니다. 두 번째에는 공식적인 일정을 더해 30일가량 단식, 관장을 진행했는데 이때 몸이 급속도로 좋아졌습니다. 처음 디톡스를 시작했을 때부터 지금까지 약 1년 동안 6번 정도 디톡스를 실시했는데 그때마다 느끼지만 3일째가 가장 고비의 시간인 것 같습니다. 그러나 4일째부터는 확실히 몸이 회복됨을 느낄 수가 있었습니다. 두 번째 디톡스를 시작한 지 4일째가 되니 만성피로 때문에 언제나 아침에 일어나는 것이 고역이었던 사람이 5시에 알람도 없이 눈이 번쩍 뜨이는 체험을 했습니다. 그래서 '아, 이거 정말 효과가 있는 것 같다'는 믿음이 생기게 되었고, 그다음 날이 되자 점차 몸에 기운이 생겨나기 시작하고, 체력이 나아지니 자연스럽게 짜증도 줄어들었습니다. 예전에는 아이를 보는 것 자체가 매우 버거웠는데 아이에게도 온전히 사랑을 줄 수 있게 되었으며 항상 밑바닥이던 체력으로 아이 돌보랴 집안일 하랴 남편 챙기랴 너무나 힘들었는데 이제는 그런 일들이 감당이 될 정도로 신체가 회복되었습니다.

　게다가 두 번째 디톡스를 하며 얻었던 가장 큰 성과는 혈관 속에 기생하는 선충을 굉장히 많이 잡아냈다는 것입니다. 처음에 한 마리가 등장했을 때는 의아했는데 지인을 통해 장마사지를 받고 난 3일 후 국수 가닥처럼 하얗게 뜬 것들이 한데 뭉쳐 몸 밖으로 쑥 빠져나왔습니다. 처음에는 점액질에 둘러싸인 머리카락 같은 한 마리였는데 며칠 후 국수가닥 한 뭉치가 훅 빠지면서 항상 명치끝에 무언가가 꾹 누르고 있는 듯했던 느낌이 사라졌습니다. 몸속에 선충이 있을 때는 내가 먹은 음식물의 영양분을 모두 빼앗아가 아무리 먹어도 금방 허기가 졌었는데 선충이 몸 밖으로 나간 후부터는 많이 먹지 않아도 배가 부르게 되고 넉넉하게 되었습니다.

　작년 여름부터 현재까지 두 달에 한 번 꼴로 디톡스 일정을 잡아 혼자 진행하고 있고, 현재도 일주일 정도 단식, 관장 중인데 이번에는 굳어 있는 장을 더욱 부드럽게 해주기 위해 레몬을 더욱 집중적으로 먹으니 장이 더욱 말랑해지고 선충도 많이 잡아내서 몸이 더욱 가볍고 좋아지는 느낌입니다. 체중은 자연스럽게 빠지고, 뱃살은 쏙 들어갔으며 간이 좋지 않아서 늘 거무튀튀하고 화이트헤드, 블랙헤드 등의 잡티가 많았는데 피부색이 맑아지고 잡티는 모두 사라졌습니다.

　미용적인 부분은 말할 것도 없고 무수히 빠지던 머리털도 빠지는 양이 확실히 줄어들었으며 손발톱이 갈라지던 증상도 없어졌습니다. 생리통도 매우 심해서 생리기간에는 약 없이 버티기가 힘들었는데 이 통증도 완전히 사라졌습니다. 좋지 않았던 시력도 회복이 되었고, 비염도 없어졌습니다. 겨우내 달고 살던 감기를 한 번도 걸리지 않고 지나갔습니다. 출산 후유증으로 손마디가 간지럽고, 아리며 아프던 것도 사라졌으며 손과 손끝을 맞잡을 수도 없을 만큼 힘이 없었는데 지금은 손끝에도 힘이 딱딱 들어가서 아이가 무언가 만들기를 원할 때 언제든지 도와줄 수 있게 되었습니다. 그리고 디톡스를 하면서도 운동을 게을리하지 않는 것이 무엇보다 중요하다는 것을 깨닫고, 요즘은 운동도 열심히 하여 근력이 많이 늘었습니다. 덕분에 예전보다 아이를 더 많이 안아줄 수 있어서 매우 행복합니다. 어찌 보면 디톡스는 사람으로서의 구실을 할 수 없던 제가 엄마로서의 자신감을 되찾고, 여자로서의 아름다움과 건강을 되찾아 나 자신으로서의 인생도 찾게 된 소중한 계기였던 것 같습니다.

항상 만성피로에 찌들었다가 기운을 되찾아 밝아지고 활동적으로 변한 제 모습에 남편도 마음이 열려서 전에는 마시지 않던 녹즙, 레몬즙, 씨앗즙을 이제는 맛있게 먹어줍니다. 또한 6살이 된 딸아이도 신 레몬즙을 한 컵씩 짜주면 꿀떡꿀떡 잘 마시고, 씨앗즙, 칼슘즙 등 주는 대로 가리지 않고 잘 받아먹습니다. 어린이집을 다니기 때문에 자주 감기에 걸렸었는데 지난겨울에는 단 한 번도 감기를 앓지 않을 정도로 면역력이 좋아졌습니다. 아직은 또래 아이들보다 몸집이 작은 편이지만 생즙을 열심히 마시고 있으니 앞으로 짱짱하고 맑고 건강하게 커갈 것이라고 믿습니다.

디톡스를 만나고 나서 건강해진 것도 중요하고, 예뻐진 것도 중요하지만 잃어버렸던 내 삶을 찾고 내 자신이 진심으로 행복해졌다는 게 가장 좋습니다. 그전에는 살아가는 것 자체가 버겁고 아침에 눈을 떠서 하루를 시작하는 게 고역이었는데, 지금은 5시만 되면 저절로 눈이 반짝 떠져서 남편의 아침밥도 맛있게 차려주고 즙도 짜서 온가족이 마시면서 오늘은 또 어떤 하루가 될지 기대가 되는 삶으로 바뀌었습니다. 완벽주의적인 성격 탓에 매사에 신경을 많이 쓰고 스트레스를 받았던 제가 마음에 여유가 생기고, 인간관계에서도 너그러움이 생겨서 주변과 관계가 더없이 좋아졌습니다. 피자와 치킨과 같은 야식을 즐기고 야채를 먹어도 이걸 무슨 맛으로 먹는지 이해를 할 수 없었는데 식습관이 완전히 변화하여 이제는 상추만 먹더라도 너무나 향기롭고 맛있다는 걸 알게 되었습니다.

현대의 질병은 오히려 너무나 먹을 것이 풍요로워서 생기는 병이 아닌가 생각합니다. 디톡스는 입에 의해 지배받지 않고 좋은 음식과 몸에 도움이 되지 않는 음식을 구별하여 섭취할 수 있는 조절 능력을 키우는 일이라고 생각합니다. 요즘 주변에 온갖 질병으로 인해 아파하시는 분들을 보면 예전 제 모습을 보는 것만 같아 진심으로 안타까운 마음이 듭니다. 그분들이 더 이상 혼자 아파하지 않으시면 좋겠습니다. 약한 모습 그대로, 아프고 힘든 모습 그대로를 감추지 말고 나누어서 다함께 행복해지면 좋겠습니다. 한 번이라도 시도해 보십시오. 하면 진짜로 됩니다. 일단 모든 의심을 내려놓고 시키는 대로 한 번 해보십시오. 그러면 건강한 삶을 되찾을 수 있고, 우리 모두 행복해질 수 있습니다.

뺄 것은 빼고, 채울 것은 채우고!

위암 3기

안○○(남)

한참의 시간이 흘렀다. 모두가 할 말을 잃고 망연자실할 뿐, 서로의 얼굴만 바라보며 수심에 잠긴 표정들이다. 전날 처남이 원자력병원으로부터 최종적으로 받아온 장인의 병세를 의논키 위해 처가 식구들이 급히 둘째 처남의 집으로 모였다. 장인의 병명은 위암 3기였고 연세가 많아 수술은 불가하며 기타의 다른 방법으로도 이미 회복을 기대하기 어려우니 입원은 할 필요가 없다는 것이었다. "노인네 잡수시고 싶은 거나 해드립시다." 누군가 기어들어가는 목소리로 말했다. 또다시 침묵이 계속되었다. 아무런 대책도 내놓을 수 없는 상황이었다. 평소에도 장인의 병세가 심상치 않은 것을 알고 있었으나 그토록 치명적인 정도라고까지는 생각하지 않았고, 처남들도 여럿이라 굳이 관심 갖고 나설 입장이 아니었다. 금세 여인네들은 눈물을 떨어뜨리며 오열하기 시작했다. 평생 모진 고생하며 오직 농사일에만 매달려온 전형적인 농부의 가엾은 최후를 자식들이 마음 아파하는 것은 당연한 일이겠으나 아무런 대책도 없이 그대로 운명을 맞이하는 것을 지켜봐야만 한다는 것이 얼마나 참담한 일인가! 내 부모 처부모 생각하기 이전에 고난의 세월을 살아오신 한 노인을 위해 난 무엇인가 해야겠다는 생각이 들었다.

"여러분, 장인어른의 치료는 제가 맡아 보겠습니다." 모두들 의아해 했다. 의학을 전공한 것도 아니고, 민간요법으로 어느 누구를 치료해 본 일도 전혀 없는 사람이 던진 한마디가 일순간 생기를 돌게 했다. 그렇다고 나 자신이 용한 의사나 특별한 비방을 가진 분을 알고 있는 것도 아닌데 왠지 모를 지혜와 용기가 그것을 가능케 할 것이라 생각되었다. "장인어른은 우리 집으로 모셔 갈 테니 모두들 저를 믿으세요. 제가 틀림없이 완치시켜 드릴게요. 지켜들 보세요."

우여곡절 끝에 며칠 후 장모님과 장인어른을 우리 집으로 모셨다.

음식 섭취를 제대로 못하고 약으로 연명하시다 보니 체중이 46kg(평소에는 55kg) 정도로 깡말라 있었다. 그날 저녁 장인어른과 조용히 대화를 나누었다. "아버님, 제가 좀 더 일찍 알았더라면 미리 손을 썼을 터인데 죄송합니다. 그러나 아무 걱정하지 마시고 이제부터 제 말씀 잘 들으세요. 제가 아버님 병을 완치시켜 드리겠습니다. 제 이야기를 꼭 믿으세요." 장인어른은 힘없이 웃으시며 "그러마" 하셨다. 장인, 장모 그리고 내 처에게 치료 계획을 찬찬히 설명해나갔다. 내 스스로 터득한 의학상식이 뭐 그리 심오한 경지에 이르렀다고 생각지는 않았으나 나름대로 확신이 섰다. 다음 날 아침부터 일과가 시작되었다. 치료의 기본 내용은 다음과 같았다.

- 환자로부터 제거할 것은 철저히 제거하고, 필요한 것은 확실히 보충한다.
- 심인성이 주요인이므로 근심, 소외감에 시달리지 않도록 모두 노력한다.
- 독소 제거 위해 첫날부터 단식(완전 단식이 아니라 꼭 필요한 것

만 보충하는 절식)한다.

- 아침 5시에 기상하면 생수 한 컵을 마시고 운동을 나간다.
- 약 1시간 동안 산책을 한 후 아침식사 대신 야채 녹즙을 한 잔 마신다.

당근, 케일, 신선초에 특별히 씨눈을 발라낸 감자와 컴프리를 교대로 추가했다. 저녁까지 꽉 짜인 일과 중 특이한 것은 충분한 생수를 마시고 효소를 약간씩 보충하는 것과 담배는 절대 금하고 가급적 산책을 하며 눕거나 낮잠을 자지 않는 것이다. 가로수 길과 공원을 산책하면 마음이 편해져 잡념이 없어지고, 낮잠을 자지 않으니까 밤에 깊은 잠을 잘 수 있기 때문이다. 전에 먹던 어떤 치료약도 일체 복용하지 않았다.

이렇게 5일이 지났다. 처음엔 위장에 통증이 있었으나 점차 완화되어 갔으며 5일간 굶으면 장인어른의 기력이 떨어져 힘들 줄 알았는데 그런 기색 전혀 없이 더욱 열심히 딸들과 산책을 즐기셨다. 매일 저녁마다 장인의 건강상태와 향후 치료계획을 이야기했다. 6일째 되던 날 아침부터는 본격적인 '다이어트'가 시작되었다. 역시 어떤 종류의 약도 복용치 않았다. 아침 일과는 단식기간과 마찬가지로 생수 한 컵, 산책, 생야채 녹즙을 마시는 것이었다. 세 끼 식사는 현미를 불렸다가 믹서로 적당히 갈아서(굵게 부서뜨림) 된 죽을 끓이고, 반찬을 완전히 야채식으로 준비했으며 맵고 짜고 질기고 단단한 것을 피하기 위해 김치류도 식단에서 제외했다. 시장기가 있을 때 드시도록 간식으로 검정콩을 볶아 한 움큼씩 주머니에 넣어드렸다. 기력이 없고 체중이 줄어만 가던 장인어른의 병세는 어느새 눈에 띄게 호전되었다.

원기를 회복하고 밝게 웃으며 맛있게 식사를 하셨다. 약 보름이 지났을 때 체중이 2kg 정도 늘었다.

장인은 다시 집으로 돌아가셨고 나는 생활 계획표를 꼼꼼하게 다시 작성했다. 처가 가까이에 살고 있는 처형과 의논하여 엔젤녹즙기를 새로 한 대 마련했고 장모님 편에 전해드리며 평생토록 어떤 경우에도 중단치 말고 매일 아침 신선한 과일, 야채 녹즙을 해서 함께 드시라고 신신당부했다. 다행히 처가가 있는 시골에는 자생하는 돌미나리, 컴프리, 돌나물 등이 풍부했다.

장인이 집으로 돌아가신 후 나는 거의 매일 전화로 병세와 생활 내용을 점검하고 가끔 들러서 직접 확인도 했다. 장인어른은 아주 빠른 속도로 회복하여 노동도 하고, 식사량과 체중도 상당히 늘어서 일 년이 지난 지금 약 50kg 정도가 되셨다. 처가 식구들과 그 동네 어른들은 모두 믿어지지 않는 일이라고 감탄하며 나에게 더할 수 없는 감사의 표시를 했다. 졸지에 명의가 된 셈이다. 그러나 알고 보면 병의 치료는 그다지 어려운 것만은 아니라고 생각한다. 모든 병은 그 원인이 있으며 따라서 반드시 치료가 가능하다고 믿는다. 즉, 제거해야 될 요인을 제거하고 필요한 것은 보충하며 희망을 갖는 것 그리고 사위를 믿고 철저히 따라준 장인어른의 마음가짐이 치료를 가능케 했을 것으로 생각한다. 언제라도 경제적 여건이 허락된다면 병마에 시달리는 가엾은 사람들을 맡아 무료로 치료해주는 자선 사업을 하는 것이 나의 꿈이다.

암 완치의 기적

위암

이○○(여)

네 아이와 시어머니를 모시고 먹고살기 위해 닥치는 대로 일을 해야 했던 나는 내 몸을 돌볼 여유가 없었다. 처음 시집올 때만 해도 나름대로 건강했는데 시아버지와 남편의 큰일을 치르고 난 후로는 몸과 마음의 상처가 되어 음식만 먹으면 속이 더부룩하고 체하기가 일쑤였다. 그럴 때마다 소화제 복용하기를 1년, 어느 날부터는 약이 듣질 않았다. 입에서 신물이 넘어오고 통증이 너무 심해 일도 나가지 못한 채 앓아누웠다.

통증으로 눈물이 마를 날이 없던 나를 본 아들이 병원으로 데려가 진찰을 받게 했다. 검사 결과를 들으러 가니 아들만 진료실로 들어오라고 했다. 결과를 듣고 나온 아들은 위궤양이라며 수술 준비를 해야 한다고 말했다. 그렇게 병원에 입원하여 수술 준비를 하고 3일째 되던 날, 아들이 병실에 들어서며 수술을 하더라도 3개월밖에 살지 못할 것 같다고 말했다. 수술로 위를 절반 이상 절제해도 겨우 3개월밖에 살 수 없는 심각한 상태였던 것이다.

아들은 나에게 천연 치유를 권했고, 지인으로부터 소개받은 천연치유교육센터의 지도에 따라 이틀 금식을 하고 본격적인 천연 치유를 시작했다. 아침 5시, 물 한 컵에 활성탄(숯가루) 한 순갈 반을 타서 마시고 6시에 사과 한 개를 즙으로 갈아 마셨다. 그리고 7시에 물찜질을 한 다음, 환부에 배를 얇게 썰어 붙이고 나면 정신이 혼미해졌다.

이때 당근즙을 한 대접 마시면 정신이 번쩍 들곤 했는데, 이래서 녹즙이 좋은 줄 알게 되었다. 낮에는 하루에 포도 4~5근 정도를 먹고 포도가 없으면 대용으로 무화과를 먹었다. 저녁에도 똑같이 반복했다. 이렇게 보름 정도 했으나 별 차도가 없었고 야위어만 갔다. 그때쯤, 언니가 병문안차 왔는데 곁에 앉아 있던 막내 사위에게 몰래 하는 말을 듣고 비로소 내가 위궤양이 아닌 위암에 걸린 줄 알게 됐다. 정말 아찔한 순간이었다. 그러나 하나님께서 치료해 주실 거라 굳게 믿으며 매달릴 수밖에 없었다.

그렇게 한 달이 지난 후 병원에서 엑스레이 촬영을 한 결과 위암 완치 95%! 그 곳의 모든 의사와 관계자들은 놀랐다. 기적이 일어났다며 병원이 술렁였다. 가족들 역시 기뻐서 어쩔 줄 몰랐다. 그 후 무염식의 원칙하에 현미잡곡밥, 감자, 양배추, 들깨 등 식단을 자연식으로 바꾸니 나날이 회복되어 갔다. 조금씩 움직일 수 있게 되자 근처 야산에서 질경이와 민들레, 쑥 등 천연 자생식물들을 채취해 즙을 내어 매일 한 잔씩 마셨다.

투병 3달 후, 위암 100% 완치의 기적을 맛보았다. 확실한 기적이었다. 환갑이 지난 나이지만 서예 학원에 가서 붓글씨도 배우고, 시장에 나가 장도 보며 사랑하는 가족들과 나 자신을 위해서 오늘도 최선을 다해 살아가고 있다.

암의 공포에서 벗어나다

위암

박○○(여)

부천에서 레스토랑을 경영하는 막내 오빠가 속이 쓰리고 아픈 증상으로 동네 내과를 찾았다. 대수롭지 않게 생각한 오빠는 내시경 검사를 받았고 며칠 후 검사 결과를 듣기 위해 다시 병원을 찾았다. 의사는 위암 초기이니 빨리 큰 병원에 가 보라며 소견서를 써주었다. 평소 술과 육류를 좋아하고 직업상 불규칙한 생활과 스트레스의 연속이었기 때문에 위장에 탈이 난 것으로만 생각했는데 위암이라는 진단을 받고 우리 가족 모두는 눈앞이 캄캄해졌다. 더구나 부모님이 일찍이 암으로 돌아가셨기 때문에 잠재되어 있던 암에 대한 공포와 두려움이 우리 6남매를 덮쳤다. 서른네 살 오빠에게 결국 우려했던 일이 터지고 만 것이다. 다행히 초기여서 수술만 하면 살 수 있다는 말을 듣고 서울 세브란스병원에 입원해 위의 70%를 절제하는 수술을 받았다.

수술은 성공적이어서 항암제 치료나 방사선 치료 없이 퇴원했다. 병원에서는 식단 조절을 당부했고, 퇴원하자마자 6남매가 한 자리에 모여 대책 회의를 했다. 막내 오빠의 건강 회복과 암 재발을 막기 위한 것이었다.

평소 녹즙이 몸에 좋다는 것은 알고 있었지만, 경제적으로 선뜻 구입하기가 어려웠다. 그러나 상황이 급박해진 만큼 경제적 부담을 줄이면서 녹즙기를 구입할 수 있는 방법을 찾았고, 그때부터 막내 오빠는 아침 공복에 양배추와 당근을 주재료로 즙을 내어 한 잔씩 마시기 시작했다. 점심 공복에는 케일과 신선초즙을, 저녁 공복엔 셀러리와 상추 등 여러 가지 야채를 혼합해서 즙을 내 마셨다. 식사는 현미 찹쌀과 잡곡으로 죽을 쑤어 먹는 등 열심히 녹즙과 식이요법을 병행했다.

그러던 어느 날, 세브란스병원에서 매월 있는 정기 검진에 안 와도 된다는 의사의 말을 전해 들었다. 계속 녹즙과 식이요법을 병행하고 음식을 가려 섭취한 결과 완전히 정상의 몸으로 회복했고, 마지막 검진에서는 100% 완치라는 기쁜 소식을 들을 수 있었다. 육류보다는 채식으로 식단을 바꾸고, 녹즙과 식이요법을 꾸준히 실천한 결과 막내 오빠는 건강을 회복했고 암의 공포로부터 벗어날 수 있었다. 녹즙과 식이요법이 모든 질병의 치료뿐만 아니라 예방에도 큰 몫을 한다는 걸 깨달은 계기였다. 그리고 엔젤녹즙기를 만드신 분에게도 무한한 감사의 말씀을 드리고 싶다.

천연치유교육센터의 한마디

'암'이라는 글자만 들어도 사지에 힘이 쭉 빠지고 정신이 하나도 없이 넋 나간 사람이 되어버리는, 표현하기도 어려운 이러한 병에 대해서는 겪어보지 않고서는 그 심정을 알 수가 없을 것입니다. 그러나 이렇게 큰 위력을 가진 병도 제대로 알고 있는 사람에게는 그 힘을 발현하지 못합니다.

암에 대하여 누구나 잘 알아둘 필요가 있습니다. 전혀 어려운 것이 아니란 것을 조금만 알면 쉽게 깨달을 수 있습니다. 우선 하나는 염증이 있다면 누구든지 암은 이미 가까이 오고 있다는 것, 절대로 염증을 무시하지 말라는 것 그리고 이러한 염증은 반드시 천연치유를 통하여 완치할 때만 건강이 보장된다는 것입니다. 다른 어떤 방법으로도 보장되지 않을 것입니다. 그리고 염증을 완치하는 것은 전혀 어렵지 않고 오래 걸리지도 않습니다. 설령 암에 걸렸다 하더라도 당황하지 말고 차근히 천연치유를 하면 너무나 쉽게 이겨낼 수 있습니다.

수술이 해결책이 아니더군요

자궁근종, 폐렴, 대상포진, 위궤양, 위염, 장염, 족저근막염, 신경염, 관절염, 안구건조증, 입마름병, 갑상선, 저혈당, 저혈압, 우울증

이○○(62세, 여)

젊은 시절 나는 건강만큼은 정말 자신 있었다. 그런데 늘 바쁘게 식사하고 불규칙적으로 먹다보니 20년쯤 전부터 위가 나빠지기 시작했다. 원인을 개선할 생각은 못하고 단순히 위 치료만 하러 다니면서 죽기 살기로 일했다. 상황이 심각한데도 심각하게 생각을 안 했다. 남들은 돈 주면서 다이어트 하러 다니는 판인데 살이 좀 빠지는 게 뭐 어떠냐고 생각하고 넘겼다. 그런데 그렇게 위에 문제가 생긴 후 20년 정도를 제대로 못 먹고 몸을 혹사시키다보니 몸의 모든 기능에 문제가 생겼다.

나는 걸어 다니는 병원이었다. 10가지 이상의 질병을 달고 다녔다. 눈부터 시작해서 입에 변성이 오고 음식을 먹으면 맛이 전부 쓰게 느껴졌다. 그러다보니 밀가루 음식만 찾게 되었고 밀가루 음식만 먹으니 중성지방이 쌓였다. 병원에서는 당장 약을 먹지 않으면 뇌졸중이 온다고 겁을 주었다. 난 두 번이나 그런 경고를 받고서도 약을 안 먹고 버텼다. 종합검진을 받아보니 자궁에 근종이 발견되어 떼어냈다. 1년 후 또 종합검진을 했는데 자궁세포변이가 왔다고 했다. 1년 전 자궁근종을 떼어낸 후에 쉬었어야 했는데 쉬지 못한 결과였다. 그뿐만이 아니었다. 대상포진, 폐렴, 위궤양, 위염, 장염, 족저근막염, 신경염, 관절염, 안구건조증, 입마름병, 갑상선, 저혈당, 저혈압에 나중에는 우울증까지 왔다. 장에는 항상 가스가 차고 설사를 줄줄 흘리고 다녔다. 병원에서는 6개월마다 한 번씩 꼭 병원에 와야 한다고 해서 6개월에 한 번씩, 5년간 병원을 드나들었다. 그런데 갈 때마다 암 수치가 조금씩 증가했다. 재작년엔 이제는 암 직전단계이니 조심하지 않으면 안 된다고 하는 경고도 받았다.

이렇게 온몸이 망가지고 나서야 내가 하던 모든 일에서 손을 뗐다. 밤낮을 모르고 했던 사업도 몸이 이렇게 아프고 나니 더 이상 의미가 없었다. 어차피 내가 죽으면 그만둘 사업 아니었던가.

요양병원 몇 곳을 찾아가봤지만 그곳에서도 별다른 도움을 얻지 못했다. 그러던 차에 우연히 천연치유교육센터를 알게 되었다. 처음엔 1주일만 해보고 가려고 했는데 몸이 좋아지는 게 느껴져 좀 더 해볼 요량으로 눌러앉았다. 그랬더니 내 아들은 엄마가 이상한 집단에 빠진 줄 알고 비가 억수같이 쏟아지던 날, 한밤중에 찾아오기까지 했다. 그런 일들을 추억으로 만들며 지금은 3달째 디톡스를 하고 있다.

3개월째가 된 현재, 그 많던 질병의 증상들이 상당히 많이 개선됐다. 안구건조증 때문에 누구와 대화를 해도 늘 눈을 감고 얘길 했는데 지금은 이렇게 눈을 말똥말똥 뜨고 얘길 한다. 설사도 멈추었고 위염도 나아서 이제는 레몬을 5개 짠 원액을 한꺼번에 마셔도 아무 이상이 없다. 전에는 밤에 6~7번이나 깨어 화장실을 가야 했다. 소변은 마려운 데 막상 앉으면 소변은 나오지 않고 얼마나 괴로웠는지 모른다. 그런데 이제는 소변도 시원하게 배출된다.

얼마 전 병원을 찾아가 검사를 했더니 자궁세포변이가 완전히 치료가 됐다며 앞으로는 병원에 올 필요가 없다고 했다. 그 외에 뇌혈관질환도 없어지고 안구건조증도 없어져 이제는 정말 살아갈 맛이 난다. 아직까지 한두 군데는 불편함이 남아 있다. 하지만 계속 좋아지고 있는 중이라 감사하다. 다음엔 남편과 아들이 이곳 프로그램에 참여할 예정이다. 내 가족부터 치료하고 주위 사람들에게도 이 좋은 소식을 계속 전해주고 싶다.

친구들을 만나 얘기해보면 안 아픈 사람이 없다. 전부 환자이거나 환자가 되기 직전의 사람들이다. 모이면 삼겹살을 몇 인분 씩 먹는데, 평소에 그렇게 먹으니 다들 고혈압이 있고 병이 생기는 게 아니겠나. 그 친구들도 전부 이곳에 와야 한다. 나 혼자 건강한 건 의미가 없다. 건강의 길은 멀고도 가깝다.

아버지의 만성병

만성 위장병

최○○(35세, 여)

아버지는 수년 전부터 만성 위장병으로, 매년 봄과 초가을이면 위장병이 재발해 많은 고생을 하셨다. 그럴 때마다 크고 작은 병원을 찾아가 여러 진찰과 검사를 받아보셨지만 병명은 한결같이 '신경성 위장병'이었다. 혈액순환도 잘 되질 않아서 수족이 매우 차고 무릎이 시려 항상 겨울을 힘겹게 나시곤 했다. 감기에 알레르기성 비염까지 겹쳐 옆에서 지켜보기 안쓰러울 정도였다. 몸이 아프니 매사에 의욕도 잃어가셨다.

그러던 어느 날, 서점에서 책을 둘러보다 과일, 채소, 야생약초 등을 즙을 내어 마시면 몸에 매우 좋다는 내용의 글을 읽게 되었다. 아버지께 이 책을 사드리며 책에 나온 방법대로 해보자고 권해드렸더니 곧장 실행에 옮기셨다.

배추, 당근, 고구마, 감자, 케일, 쑥, 미나리, 배, 사과, 오이, 토마토, 수박 등 신선한 채소와 과일을 정성껏 즙을 내어 3개월 동안 드시더니 감기, 비염, 두통이 자신도 모르게 사라지고, 얼굴에 있던 기미도 없어지셨으며 교회에서는 안경 없이도 성경을 읽을 수 있을 정도로 시력이 좋아지셨다.

지난여름에는 작은 기업체를 경영하시는 큰댁에 인사차 들렀는데 시숙께서 계속된 과로와 부절제로 간경화 진단을 받으셨다는 얘기를 들었다. 형님은 나에게 시숙의 간경화가 너무 심해 병원에서도 치료가 어렵다는 진단을 받았다며 눈시울을 붉히셨다. 집에 돌아와 아버지께 말씀드렸더니 녹즙을 마시면 나을 수 있을 거라며 그 길로 큰댁에 전화를 걸어 복용하는 방법과 그 효과에 대해 자세히 설명하셨다.

처음에는 믿지 않는 눈치셨지만 별다른 방법이 없었던지라, 미나리를 주재료로 2개월 동안 녹즙을 꾸준히 드셨고 그 후에 병원에 들러 검진을 받은 결과 상태가 아주 좋아졌다는 소식을 듣게 되었다.

전국 각지에 각종 질병으로 고생하시는 분들이 많으실 텐데 신체의 재생능력과 치유의 영양을 공급하는 녹즙을 꼭 드셔보라고 권하고 싶다. 녹즙의 놀라운 효과와 몸이 회복되는 체험을 꼭 경험하게 되시리라 확신한다.

비로소 깨닫게 된 건강의 소중함

위염, 간염

박○○(남)

나는 태어날 때부터 병약해 나이도 한 살 줄여 출생신고를 했고, 고등학교 2학년 때까지 맨 앞자리에만 앉게 되면서 신체적인 왜소함에 콤플렉스를 느꼈으며 사회생활과 병행해야 했던 공부도 체력이 달려 포기했다. 나이가 들어 결혼을 하고, 사회생활이 더욱 힘들어지면서 건강 때문에 아내를 매우 힘들게 했고, 지금도 아내는 내 건강문제에 온 신경을 곤두세우고 있다.

위가 약해서 수시로 위경련과 위염을 앓고, 건강검진에서 B형 간염이 발견되어 퇴사를 했던 일도 있었다. 다시 몸을 추스르고 비활동성 만성간염보균자로 직장생활을 시작하면서부터는 항상 조심스러운 생활을 이어갈 수밖에 없었다.

가게를 열면서 하루 17~18시간의 노동과 매일 마시는 술로 몸이 망가지기 시작했다. 만성피로, 기억력 감퇴, 피부 건조에 가려움까지, 하루를 몽롱한 상태로 지내는 날들이 많아졌다. 이런 와중에도 장사는 잘 되어서 돈이 모였고 가게를 하나둘 늘려나갔다. 그러나 가게를 늘리면서 몸과 마음은 더욱 힘들어졌고 급속도로 몸에 이상이 오기 시작했다.

정기적으로 가는 병원에서는 현재와 같은 생활을 계속하면 간경화가 어떻게 변할지 모른다는 심각한 경고를 했고, 간수치는 위험수준까지 높아졌다. 병원에서는 특별한 치료법이 없으니 충분히 쉬고, 운동하고, 잘 관리하라는 이야기뿐이었다. 그렇게 건강에 대한 걱정으로 지내던 차에 잡지에서 이문현 회장님의 기사를 읽게 되었다. 예전에 위염과 위경련을 앓았을 때 양배추와 사과즙을 장복한 후 나았던 기억이 있어 엔젤녹즙기 부산 본사를 찾아가 4시간에 걸쳐 상담을 했다. 바쁜 시간을 할애하여 열성적으로 건강과 녹즙의 관계를 설명하시는 모습과 진정성에 감복하여 어려운 도전을 시작했다. 8일간 단식, 2개월간 생식과 녹즙, 15개월 동안 잡곡밥과 녹즙을 먹었다. 지

방에 갈 때는 녹즙기를 차에다 싣고, 야채를 아이스박스에 넣어 가지고 가서 다른 사람들이 식당에서 일반 식사를 할 때 나는 녹즙을 갈아 마셨다. 순간순간 괴로울 때가 많았고 꿈속에서 밥과 고기를 먹다가 놀라서 깨어나기도 했지만 참으로 신비한 체험을 하게 되었다.

우선 머리가 맑아졌다. 세상이 깨끗해 보였다. 그리고 기억력이 좋아졌다. 전에는 책을 읽다가 앞 장의 내용을 기억하지 못해 다시 읽거나, 이미 읽었던 책을 다시 사오는 경우가 종종 있었는데 이제는 그런 일이 없다. 또한 전체적으로 몸의 상태가 좋아졌다. 동상을 입어 두 엄지발가락 끝이 감각 없는 굳은살이었는데 혈액순환이 되며 되살아났다. 간수치는 정상으로 돌아오고, 간경화는 더 이상 진행되지 않았다. 이처럼 내가 건강을 되찾은 과정 속에는 언제든 전화하면 친절히 응해주시는 이문현 회장님의 정성과 길을 가다가도 씀바귀만 보이면 채취하며 기뻐하고, 하루에 15~16번씩 녹즙을 갈아주며 고생한 아내의 헌신이 있었다. 그래서 항상 감사한 마음이다.

천연치유교육센터의 한마디

건강을 되찾고 행복해하시는 박○○ 님을 뵈면 오히려 제가 더 감사한 마음이 듭니다. '하늘은 스스로 돕는 자를 돕는다'는 말이 있듯이 부부가 그토록 열성적으로 시도했기 때문에 하늘이 도와서 기적 같은 일이 만들어진 것이라고 생각합니다. 간경화 초기인 따님과 간경화 말기에 복수와 황달로 고생하셨던 어머님도 3개월 만에 완쾌되었으니 이보다 더한 기적이 또 있을까요? 현명한 판단과 집중적인 노력은 결코 아무나 할 수 있는 것이 아닙니다. 그러나 절체절명의 위기에 처해 있음을 자각하는 모든 사람들은 해낼 수 있는 일이라고도 생각합니다. 박○○ 님도 지금부터 더욱 열성적으로 노력하셔서 남은 생을 더욱 건강하고 보람 있게 사시게 되실 것을 기대하고 응원합니다.

고생 끝에 만난 생즙, 완치될 날을 기다리며

후두암

서○○(남)

나이가 들었어도 특별히 가리는 음식 없이 무엇이든 잘 소화하고 젊은이들 못지않은 활동을 하던 내가 어느 날부턴가 목감기에 걸린 것처럼 목 안이 답답하고 목소리가 쉬기 시작하더니 급기야는 말을 하기도 힘든 정도가 되었습니다. 예삿일이 아니다 싶어 경상대학병원에 찾아가 검사를 하니 의사가 보기에는 후두암인 것 같으나 조직검사를 해봐야 정확한 결과가 나올 것이라며 검사를 받고 결과를 기다려보자고 했습니다.

조직검사 결과를 듣기 위해서 아내와 함께 병원을 찾았습니다. 간절히 아니기를 바랐지만 결과는 후두암 말기였고, 목 안이 답답했던 이유도 암 덩어리(혹) 때문이었습니다. 병원에서는 내가 술, 담배 습관이 없고 고혈압이나 당뇨와 같은 질병도 없으니 당장 혹을 떼어내는 수술을 하면 좋겠다고 말했지만, 단지 목이 불편하고 쉰 소리가 나서 찾아간 것 뿐인데 말을 할 수 있는 기관까지 모두 떼어내자고 하니 덜컥 겁이 나기도 하고, 앞으로 평생 말을 못하며 살 수도 있겠다는 생각에 너무도 억울하여 수술을 거부한 채 진료실을 나왔습니다.

하나님은 왜 나에게, 우리 가족에게 이 같은 시련을 주실까 원망스럽기도 했지만 나보다 더 가슴 아파할 가족들의 얼굴을 생각하며 이겨내야겠다고 다시금 마음을 다잡았습니다. 목이 아프고 목소리가 나오지 않는 것보다 더 힘들었던 것은 혹 때문에 숨구멍이 막혀서 숨을 제대로 쉴 수 없는 것이었습니다. 이 문제로 병원에 가서 숨을 원활히 쉴 수 있도록 목에 구멍을 뚫고 튜브를 넣는 시술을 받았습니다. 숨을 코로 쉬어야 하는데 혹이 자꾸만 자라니 숨길을 막게 될 것을 우려하여 구멍을 뚫고 튜브를 삽입했던 것입니다.

어차피 혹 제거 수술을 할 것도 아니었기에 시술 후 병원에서 퇴원하여 아내와 함께 여수에 있는 요양원으로 향했습니다. 맑은 공기를 쐬고 아내가 정성스럽게 해주는 현미밥과 건강식을 먹으며 나아질 것이라는 희망의 끈을 놓지 않고 하루하루 기도하며 지냈습니다. 아내는 옆에서 좋다는 음식은 뭐든지 해주었고, 튜브를 통해 가래를 빼

내주며 모진 고생을 했습니다. 목에 꽂아놓은 튜브를 교체하기 위해서 요양원 근처의 한 병원에 갔더니 자신들의 병원에서 시술을 한 것이 아니기 때문에 입원하지 않으면 튜브만은 갈아줄 수 없다는 얘기를 듣고, 하는 수 없이 시술을 한 병원 근처인 진주의 다른 요양원으로 옮겨야만 했습니다. 진주의 요양원에서 한 달 정도 머무르다가 집으로 돌아와서 자극적인 음식을 삼가고 현미식과 채소 위주의 식단을 이용한 식이요법을 실천했습니다.

1년 동안 그렇게 여러 가지 정보를 얻어서 여기저기 떠돌아다니며 치료를 받고 식이요법을 시행했지만 혹은 자꾸만 자라서 숨쉬기가 점점 곤란해졌고, 목에 넣은 튜브에는 가래가 자꾸만 막혀서 더 이상 버틸 수가 없었습니다. 그래서 경상대학병원에 다시 찾아가 검사를 받았습니다. 혹이 계속 자라는 것이 염려되었는지 의사는 방사선 치료를 받는 게 좋을 것 같다는 말을 했고, 자식들이 만류했지만 숨은 쉬어야 살 것이 아닌가 싶어서 마지막 희망으로 방사선 치료를 선택했습니다. 방사선 치료를 한 번씩 받을 때마다 너무나 고통스러웠고, 이럴 바에야 차라리 죽는 게 낫겠다는 생각이 들 만큼 견디기가 힘들었습니다. 그나마 다행이었던 것은 방사선 치료 후에 혹이 좀 가라앉아서 숨을 쉬기가 조금은 수월해졌다는 것입니다. 그러나 방사선 치료 후유증으로 온몸에 기운이 떨어지고 힘이 없어서 걷지도 못할 뿐더러 화장실이라도 갈라 치면 지팡이를 짚고 다녀야 할 정도로 몸이 쇠약해졌습니다.

20번의 방사선 치료 일정 중에 15번째 치료를 마치고 검사를 했는데 담당의가 최선을 다했지만 이제는 안 되겠다며 더 이상의 치료는 무의미할 것 같다고 말했습니다. 한 달 정도 시간이 있을 것 같으니 집으로 돌아가 가족들과 시간을 보내라는 것이었습니다. 살아보겠다고 이 고통스러운 길을 선택했는데 이제 와서 안 되겠다는 의사의 말이 너무나 무책임하게 느껴졌고 나와 아내는 절망스러웠습니다. 자식들은 서울에 있는 큰 병원에 가서 다시 진료를 받고 다른 방법을 찾아보자고 말했지만, 대학 교수가 안 된다는데 서울에 가도 무슨 별수가 있겠나 싶어 자포자기의 심정으로 집에 머물러 있었습니다.

그러던 어느 날 목사인 사위가 녹즙치료라는 게 있다며 마침 근처에 출장 중이신 이문현 회장님께 방문을 부탁드렸으니 만나보라고 했습니다. 회장님은 직접 녹즙기를 가지고 집에 방문하셨고 저의 증세를 살펴보시고는 생즙을 마시면 암은 쉽게 빠지는 것인데 지금 방사선 치료를 많이 받은 것이 문제가 된다고 하시며 천연치유 처방을 일러주셨습니다. 나를 간호하느라 1년 동안 힘든 시간을 보낸 아내는 이제야 희망이 생겼다며 매우 기뻐했습니다. 진작 만났으면 더 좋았을 것을, 방사선 치료를 받기 전에만 알았어도 그 고통을 겪지 않아도 되었을 텐데 하는 아쉬움이 있었지만 지금이라도 나와 가족들에게 큰 희망이 생긴 것 같아 더없이 기뻤습니다.

가장 큰 문제는 몸 안에 방사선을 제거하는 것이었습니다. 방사선에는 어성초를 짜서 마셔야 한다는 얘기에 아내가 어성초를 구해다가 생즙으로 만들어 주었는데 비린 맛이 매우 강하고 역겨워서 마시는 중에 토하기를 여러 번이었습니다. 물 한 모금조차도 넘기기가 힘든 상태인 데다 어성초즙까지 먹으려니 어려움이 이만저만이 아니었습니다. 식사는 거의 하지 못했지만 현미를 갈아서 죽으로 쑤어 반 공기 정도 먹었고 사과, 배, 밀감, 당근, 미나리, 시금치 등 할 것 없이 박스째로 사다가 생즙을 내어 수시로 마셨습니다. 게다가 레몬 관장을 실시했는데 몸에 기력도 없으니 너무 힘들어서 중도에 포기했다가 다시 시도하기를 여러 번 반복했습니다. 아내는 회장님이 다녀가신 후로 내 상태를 항상 체크하고 무언가 의문이 생길 때마다 전화를 걸어 조언을 구하곤 했는데 그럴 때마다 회장님께서 귀찮은 내색 없이 자상하게 차근히 설명해주셔서 많은 도움을 얻었습니다.

처음에 회장님께서 집에 방문하실 때만 해도 목의 통증이 너무 심해서 한 달 분의 진통제를 열흘 만에 다 복용해야 될 정도였고, 통증으로 인해 잠을 이루지 못해서 항상 수면제를 달고 살았는데 처방대로 과즙과 녹즙을 마신 지 이틀 정도가 지나니 거짓말처럼 목의 혹이 줄어들고 죽을 것 같던 진통도 서서히 줄어갔습니다. 매일 복용하던 수면제 대신 상추즙을 마신 후에 잠자리에 들었고 그렇게 열흘 정도가 지나니 '이제는 좀 살겠구나' 싶을 정도로 몸의 컨디션이 회복되었습니다.

그러나 겨울이 다가오고 어성초를 쉽게 구할 수가 없어서 어성초즙을 거의 마시지 못했더니 아니나 다를까 목에서 또 염증이 일어나면서 고통이 시작되었습니다. 그때마다 철저히 금식한 채 과즙과 채소즙에 의지하며 조금씩 기력을 회복했지만, 컨디션이 좀 나아진 듯해서 죽이라도 조금 넘길라 치면 다시 염증이 곪고 냄새가 나는 상태로 되돌아갔습니다. 온갖 노력에도 병세는 쉽사리 나아질 기미가 보이지 않았습니다. 집에서 버틸 수 있는 만큼 버티다가 다시 병원에 입원하여 검사를 받았습니다. 검사 결과는 생각보다 놀라웠습니다.

목에 약간의 염증만 있을 뿐, 혹이 없어지고 피가 아주 깨끗하며 암의 전이가 전혀 없다는 것이었습니다. 시커멓던 피부색도 하얗고 깨끗하게 돌아왔습니다. 불과 7개월 전에 한 달밖에 남지 않았으니 준비하라던 의사도 검사 결과를 보더니 놀라움을 금치 못했습니다. 사실 입원을 결정하면 서 이번에는 정말 모든 걸 포기하고 죽는 것밖에 남은 길은 없다는 생각이었는데, 결과를 듣고 나니 이대로 포기할 수 없다는 믿음이 더욱 커졌습니다. 무엇보다 다른 기관으로 암이 전이되지 않았다는 것만으로도 너무나 기뻤습니다. 병이 나아진 것은 저뿐만이 아니었습니다. 항상 감기며 마른기침, 위장병 등을 달고 살던 아내도 생즙을 함께 마시며 모든 병이 나았습니다. 회장님을 만나 뵙고 조언대로 7개월 동안 생즙을 열심히 먹은 결과였습니다.

천연치유 프로그램을 실천하면서 사람에게 가장 중요한 것이 식습관이라는 것을 새삼 깨달았고, 결국 질병의 고통으로부터 벗어날 수 있는 방법 또한 생즙뿐임을 알게 되었습니다. 이 글을 읽으시는 분들 중에는 저와 같은 질병을 앓고 있는 분도 계실 것이고 저보다 더 힘든 상황에 놓인 분들도 많을 줄로 압니다. 무조건 병원에서 시키는 대로 하다가는 좋은 방법을 보지 못하고 놓칠 수도 있습니다. 저는 단식과 관장, 과즙과 녹즙만으로도 충분히 완치가 가능했음에도 불구하고 병원에서 악화될 상황을 대비해 미리 목에 구멍을 뚫는 바람에 조금이라도 찬바람이 들어갈까 무서워서 바깥출입도 못하게 되었고, 더구나 코로 숨을 쉬는 운동은 시도해볼 수도 없는 처지가 되었습니다.

생각할수록 안타깝고 억울한 마음입니다. 이스라엘 백성이 40일 만에 갈 길을 40년 동안 갔던 것처럼 빨리 도착할 수 있는 좋은 길을 놔두고 너무나 멀리 돌아왔지만, 마지막 길에서라도 생즙을 만나서 얼마나 다행인지 모릅니다. 튜브를 빼고 완치될 날을 기대하며 오늘도 아내와 함께 디톡스 생즙요법을 실천하고 있습니다. 이문현 회장님께 너무나 감사드립니다.

이제는 숨이 넘어가지 않습니다

후두암

고○○(92세, 남)

제 나이 92세에 목에 이상이 느껴져 병원에 갔더니 암이 있다고 했습니다. 호흡도 많이 힘들지만 나이가 많아 그런지 병원에서는 수술을 거부했습니다. 다른 방법을 찾는 중 본 치유센터에 참가하게 되었습니다. 상담받을 때만 해도 숨넘어가는 소리로 인해 주변 사람들이 불편해 할 정도였습니다. 하지만 이곳 프로그램에 참석한 지 일주일 만에 그렁그렁하던 호흡 소리가 가라앉고, 전에는 보청기 2개로 겨우 들었었는데 보청기를 착용하지 않고도 강의가 잘 들려서 너무 신기합니다.

설사가 멈춘 날

만성소화불량

이○○(50세, 여)

저는 늘 소화기가 약해서 잦은 설사와 변비로 고생했습니다. 원인도 모른 채, 그저 타고나기를 약하게 타고났다보나 생각하며 체념하고 살았습니다. 한편으론 하나님이 인간을 창조하실 때 그렇게 창조하지 않으셨을 텐데 왜 사람들은 크고 작은 병들을 갖고 있는지 궁금하던 차에 이문현 회장님의 강의를 듣게 되었습니다. 하지만 씨앗즙과 녹즙을 마시면서도 여전히 흡수가 안 되고 설사를 계속했습니다.

그러나 방법을 조금씩 바꿔가며 꾸준히 실천한 결과 두 달이 안 되어 드디어 설사가 멈추었습니다.

저와 같이 소화기 문제를 갖고 있는 분들이 많을 것입니다. 우리 인체는 우리가 먹은 대로 반응한다는 걸 다시금 깨닫게 되었습니다.

정말 녹즙의 효과를 체험해 보지 않으면 알 수 없습니다. 저의 이런 치유 경험이 바탕이 되어 소화 장애로 고생하는 많은 사람들을 도울 수 있겠다는 기대와 포부를 가져봅니다.

우연히 마신 녹즙으로 변비 탈출

변비

장○○(여)

'어떡하지? 이틀도 아니고 닷새를 어떻게 참아! 3일만 되어도 산통을 겪는 것만큼이나 힘이 드는데…….' 새색시가 된 지 100일도 안 된 내 입에서 나온 걱정의 독백이다. 나는 원래 변비가 심한 데다 주위 환경이 조금만 바뀌어도 상태가 더 악화되는데, 5일이나 되는 추석 연휴에 시댁에 가서 지낼 일을 생각하니 걱정이 되어서 나도 모르게 나온 한탄이었다. 시댁에 도착하면서부터 화장실에서 일보는 것은 아예 포기했다. 성공하지도 못하면서 괜히 신경 쓰다가 상태가 더 심해질까 봐 '무조건 열심히 먹다 보면 해결되겠지!' 하는 심정으로 가리지 않고 열심히 먹었다.

시댁에서의 다음 날 아침, 어머님은 처음 보는 기계를 설치하면서 수돗가에 씻어 놓은 채소를 가져오라 하셨다. 가보니 감 잎사귀, 솔잎, 미나리 등이었다. 어머님은 가지고 온 채소들을 기계에 집어넣어 즙을 만드셨고 건강에 좋은 것이라며 식구들에게 한 잔씩 돌리셨다. 나도 한 잔 받아들긴 했지만 풀 냄새가 역겨워 도저히 목구멍 안으로 넘어갈 것 같지 않았다. 내가 컵을 들고 망설이고 있으니 어머님이 눈치를 채셨는지 "먹기 거북하면 코를 쥐고 숨 쉬지 말고 마시거라" 하셔서 두 눈 꼭 감고 시어머님 말씀대로 코를 쥐고 꿀꺽 마셨다.

그렇게 하루가 지나고 이튿날 아침에 또 어김없이 녹즙 한 컵을 마셔야 했다. 그래도 첫날보다는 먹기가 한결 수월했다. 추석 이틀 전에 갔기 때문에 녹즙을 마신 지 이틀 되던 날은 음식 준비하느라 무척 이나 분주했는데 점심을 먹고 나니 화장실에 가고 싶었다. 성공하리라고는 생각도 못했는데 별 고생도 없이 힘도 들이지 않고 정말 너무나 편하게 일을 보았다. 정말 신기했다. 기본적으로 화장실에 가면 앉아 있는 시간이 30분이고, 볼일이 끝날 때쯤이면 거의 탈진 상태가 되곤 해서 화장실에 갈 기미만 보여도 겁부터 났는데 이렇게 쉽게 성공하니 기분까지 상쾌해졌다.

솔직히 어머님의 성의를 생각해서 마셨지 이것저것 섞은 채소즙이 변비에 도움이 되리라곤 생각도 하지 못했다. 변비에 좋다는 약은 안 먹어 본 것이 없을 정도였고, 식전마다 냉수를 들이켜도 해결되지 않던 고질병이었다. 그런데 이렇게 편안히 변을 보고 나니 하찮게 생각했던 녹즙이 너무나 고맙게 여겨졌다. 반가운 마음에 어머님께 말씀드렸더니 집으로 돌아갈 때 녹즙기를 가져가라고 하셨다. 하지만 시부모님 건강도 챙기셔야 했기에 그럴 수는 없었다. 그런데 며칠 후, 시댁 옆집에 사는 남편 친구가 우리 집에 놀러가는 길이라며 시댁에 잠시 들렀는데 어머님이 친구 편에 손수 준비하신 7가지의 채소와 녹즙기를 들려 보내신 것이다. 받기가 죄송했지만 이미 녹즙의 효험을 경험한지라 아침, 저녁으로 열심히 채소를 갈아 마셨다. 지금은 화장실 가는 일이 편안하고 상쾌하다. 이 모두가 자식 사랑 지극하신 어머님과 엔젤녹즙기 덕분이다.

대륙을 넘은 사랑

담낭관암 말기

원○○(50대, 남)

2016년이 끝나갈 무렵, 나는 청천벽력 같은 선고를 받았다. 의사는 내가 담낭관암 말기에 암이 간까지 전이되어서 앞으로 3개월밖에 못 살 터이니, 수술하나 안 하나 결과는 마찬가지라는 것이었다. 병원에 입원하여 치료를 받아 보았지만 병세는 조금도 호전되지 않았다. 오히려 노랗던 피부가 검은색으로 변해갔다. 그렇게 보름을 지나 절망 속에 퇴원하여 안타까움의 나날을 보내고 있을 때다. 한국에 간 누님이 10년 만에 돌아왔는데 이문현 회장님의 디톡스 천연 치유법 DVD를 갖고 온 것이다. 나의 누님들은 그 DVD 강의를 들으며 이 방법대로 하면 나를 살릴 수 있겠다며 그렇게 좋아했다. 의사는 이제 희망이 없다며 죽기 전에 고기라도 많이 먹으라고 했지만 나는 살고 싶었다. 이문현 회장님의 강의대로 일절 고기를 끊고 녹즙, 과즙, 씨앗즙을 먹으며 운동을 병행했다. 디톡스 천연 치유 프로그램을 시작한 지 5일째 되던 날, 컨디션이 많이 좋아져서 이대로 계속하면 나을 수 있겠다는 희망이 생겼다. 15일째 되던 날은 몸 안의 장기들이 제 기능을 하고 있다는 느낌을 받았고 18일째 되던 날은 혼자 이발하러 갈 정도로 회복되었다. 한 달이 지날 때는 꽤 먼 거리에 있는 농민시장을 다녀올 만큼 건강이 회복되었다.

이문현 회장님의 강의를 통해 알게 된 내용은 다음과 같다.

1. 현대의학은 독이 있는 약을 써서 질병의 수치를 조절하고 증상을 완화할 뿐이지만 천연의학은 창조주가 주신 살아 있는 천연의 재료인 녹즙으로 질병을 완전히 낫게 한다.
2. 현대의학은 암세포를 죽이려고 하기에 치료에 실패하지만 천연의학은 암세포를 정상세포로 돌아오게 해서 근본적으로 치유한다.
3. 현대인들은 채소를 익혀 먹어 채소 속의 미네랄이 오히려 혈관, 인대, 근육을 석회화하고, 끈적해진 섬유는 숙변의 원인이 된다.

이런 원리에 입각해 천연치유를 실천한 결과 나는 질병에서 벗어나게 되었다. 이렇게 훌륭한 치유법을 몰랐더라면 어떻게 되었을까?

큰 누님을 비롯한 누님들의 확신과 이문현 회장님의 정성 어린 지도가 나를 다시 살린 것을 진심으로 감사하게 생각한다. 심지어는 관장을 하고 그 사진을 회장님께 보내면 회장님은 그것을 더럽다고 하지 않으시고 기꺼이 내 상태에 대해 소상하게 상담을 해주셔서 감탄할 수밖에 없었다. 이제는 건강을 많이 회복해서 가고 싶은 곳도 마음대로 다니며 하루하루를 의미 있게 보내고 있다. 언젠가 회장님을 꼭 뵙고 감사의 인사를 드리고 싶다.

황달 증세가 사라지다

담도암

권○○(70세, 여)

2004년에 담낭에 돌이 있어서 절제한 적이 있습니다. 그로부터 10년이 지난 2014년에는 췌장 수술을 했고 담즙산주머니를 차고 생활한 지도 벌써 13개월이 되었습니다. 그동안 항암치료를 16회나 받았고 손발이 많이 저리고 체력도 심각하게 떨어져 있었습니다.

아침, 저녁으로 통증이 있어서 늘 진통제를 먹었는데 이곳 천연치유교육센터에 와서 약을 끊고 숯가루 습포를 하니 통증이 사라졌습니다.

전에는 담즙산 배출이 잘 되지 않으면 황달 증세가 왔는데 여기서는 황달 증세 없이 좋은 혈색을 유지하고 있습니다. 또 췌장 아래쪽 뱃속에 혹 같은 덩어리가 만져지는 게 있었는데 지금은 다 사라졌습니다.

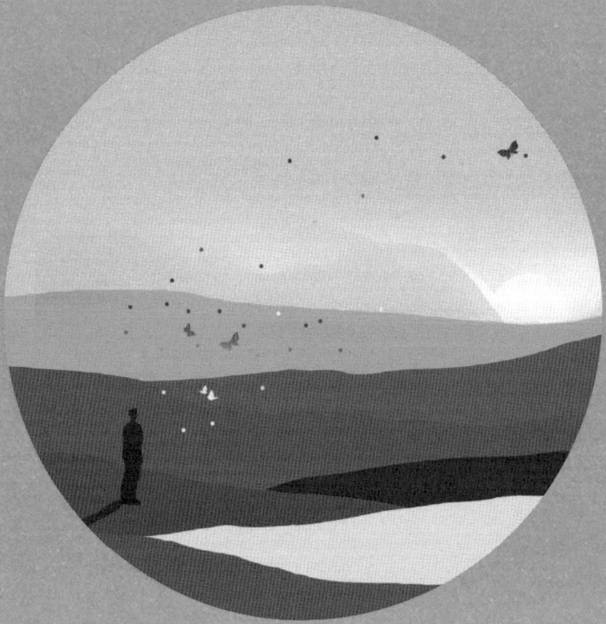

제5장

비뇨생식기계 치유 후기

전립선 통증, 2주 만에 사라져

전립선

주○○(69세, 남)

5년 전부터 전립선에 문제가 생겨 밤에 자다가도 서너 번씩 일어나서 화장실을 다녀와야 했습니다. 소변을 볼 때마다 찌르는 것처럼 아프고 소변이 시원하게 나오지 않았습니다. 방광이 조금만 차도 참을 수가 없었습니다. 전립선약을 먹는 날은 소변을 잘 보고 먹지 않는 날은 소변을 잘 못 보는 일이 수년간 반복됐습니다.

여기 와서 생즙을 며칠간 마시고 나서 소변을 보는데 악 소리가 날 정도로 큰 통증이 있었습니다. 그동안 혈관과 요도를 막고 있던 노폐물이 생즙에 녹아 떨어져 나온 것입니다. 그렇게 2주가 지나자 늘 딱딱하게 만져지던 부위가 부드럽게 변하고 소변 볼 때마다 따라오던 통증이 거의 느껴지지 않더니 3주가 지난 지금, 5년 동안 저를 괴롭혔던 전립선 통증에서 이제는 완전히 해방되었습니다.

내 생명의 일등공신, 녹즙과 자연식

방광암, 전립선암

최○○(남)

병아리색 노란 개나리가 화사하게 피어오르던 춘삼월의 새봄, 나는 드디어 예쁜 신부를 아내로 맞아 서른다섯 노총각 꼬리표를 떼어 버리고 장가를 들었다. 5년의 긴 마라톤 연애코스를 달려서 결혼이라는 결승점에 골인하여 부부라는 인연의 끈으로 매듭지어진 우리는 아이스크림보다 달콤한 신혼살림을 차려 깨소금 볶는 냄새가 솔솔 풍겨 나도록 고소하게 잘살았다.

우린 늦게 결혼한 것을 후회하며 서로가 서로를 끔찍이 아끼고 사랑하며 원앙처럼 금슬 좋게 오순도순 살았다. '아, 그러나 어찌 예감이나 했으랴. 행복 뒤에 숨어 있던 커다란 슬픔의 복병을…….' 신혼의 단꿈이 채 사라지기도 전에 내게 병마의 검은 구름이 덮쳐왔다.

결혼 6개월째로 접어든 8월, 불볕더위가 맹위를 떨치던 한여름의 어느 날부터였다. 항문 근처의 엉치뼈(천골)가 불쾌감을 느낄 정도로 뻐근해지며 아프기 시작하더니 며칠이 지나자 소변이 자주 마려웠다.

그리고 소변을 볼 때마나 약간의 통증이 수반되고 방광이 항상 가득 차 있는 느낌이었다. 결혼을 해서 그럴 거라는 생각 때문에 다른 사람들에게 물어보기도 부끄럽고, 병원에 가는 것도 쑥스러워 그냥 대수롭지 않게 여기며 시간이 지나면 괜찮아지겠지 하고 생각했었다. 그러나 내 생각과는 달리 빈뇨가 너무 심해 잠을 제대로 잘 수 없었고,

통증은 갈수록 심해지고, 소변 줄기도 가늘어져 조금씩 나오는 게 영 시원치가 않았다. 회사 업무가 너무 과중해서 그럴까? 몸이 너무 피곤해서 그럴까? 여러 가지 원인을 나름대로 생각하는 가운데에 증세는 더해만 갔다.

온갖 불길한 상상 속에 겁이 덜컥 난 나는 회사 근처의 가까운 비뇨기과 의원을 찾았다. 의사는 전립선염 같으니 며칠 동안 치료를 잘 받으면 나을 테니까 걱정 말고 집에 가서 뜨거운 물에 하체를 푹 담구고 좌욕을 몇 번씩 하라고 했다. 약간은 안심을 하면서 그날부터 치료와 좌욕을 열심히 했다. 그러자 처음에는 통증도 많이 가시고, 소변도 시원스레 볼 수가 있었다. 하지만 그것도 잠시뿐, 조금 괜찮은 것 같아 치료를 받지 않으면 다시 원상태로 돌아갔다. 의사의 말과는 달리 두 달이 넘도록 치료를 받아도 전혀 차도가 없었다. 오히려 골반뼈와 대퇴골뼈 등이 신경통 환자처럼 쑤시고 아파왔다. 또한 음낭은 얼마나 시린 것처럼 아픈지 그 고통은 말로는 표현하기 힘들고 걷기도 불편했다.

갈수록 병세가 악화되자, 아내는 차라리 한방치료를 받아 보자고 권했다. 그래서 여기저기 수소문한 끝에 친지의 소개로 아주 용하다는 한의원을 찾아갔다. 그렇게 몇 개월 침을 맞고 뜸을 뜨고 쓰디쓴 한약을 지속적으로 복용했지만 한방도 전혀 효험이 없었다. 그래서 종합병원에 가서 검사를 받아보기로 하고, 제법 큰 병원엘 갔다. 그곳에서 초음파 검사와 조직검사, 내시경검사를 받았는데 전립선암이 의심된다며 대학병원에 가서 다시 한 번 검사를 받아보라고 했다. 아직 확실치는 않다고 했지만, 암일지 모른다는 의사의 말에 너무나 무섭고 절망스러웠다. 제발 암만은 아니길 간절하게 빌며 아내와 함께 서울대병원에 입원을 하고 소변검사, 피검사, 내시경검사, X—RAY, CT, MRI, 심전도, 유발전위 검사 등 무수하게 많은 종합검사를 받았다. 그리고 결과를 초조하게 기다렸다.

그러나 부정하고 싶은 불행은 언제나 예감이 적중하는 것처럼, 검사 결과는 최악이었다. 방광의 2/3가 암세포로 가득 차 있어 수술조차 불가능한 전립선암 3기라는 것이었다. 사형선고나 다름없었다. 나는 내 귀를 의심했다. 어떻게 이런 엄청난 일이 하필이면 나에게 닥쳐왔을까? 수술도 할 수 없다면 나는 이제 죽을 날만 기다려야 한단 말인가? 병원에서는 항암제를 맞으며 방사선 치료를 받는 길밖에는 다른 치료법이 없다고 했다. 어려운 환경 속에서도 성공이라는 목표를 향해서 정신없이 달려온 30대 중반의 나. 이제야 됐나 하는 순간에 암이라는 무서운 불청객이 내 몸속에 찾아들었고 절망감에 빠져 말도 웃음도 모두 잃어버린 채 눈물만 흘렸다. 눈만 감으면 관 속에 누워 꽃상여를 타고 떠나는 내 모습이 보여 극도의 죽음에 대한 공포 때문에 불면증에 시달렸다. 마음을 강하게 다져먹고, 부모님과 아내를 힘들게 하지 말고 모든 것을 담담하게 받아들이자는 결심을 몇 번씩이나 했지만 뜻대로 쉽게 되지가 않았다.

나는 항암제를 맞고 방사선과 가시광선 치료를 함께하며 힘겨운 투병생활을 했다. 항암제의 고통을 어떻게 표현할까? 가슴이 째질듯한 답답함과 구역질, 전신을 몸부림치게 하는 죽음보다 더한 고통, 한 움큼씩 뭉텅뭉텅 빠지는 머리카락, 차라리 이런 고통을 당하느니 죽는 게 편하겠다는 생각을 하면서도 나를 향한 아내의 헌신적이고 눈물겨운 사랑을 보면 살아야겠다는 의욕이 강하게 일었다. 힘겨운 투병생활을 하면서 생에 대한 강한 애착과 함께 이대로 쓰러질 수 없다는 오기가 생겨났다. 항암제와 방사선 치료는 그저 생명을 조금 연장시킬 뿐이라는 결론을 내리고 다음 해 6월 나는 통원치료를 받기로 하고, 가족과 친지들의 간곡한 만류도 뿌리친 채 퇴원을 했다.

집으로 돌아온 나는 만약의 사태를 대비하여 주변 정리를 하나하나 해가며 나의 흔적들을 지우기 위해서 앨범과 일기장들을 모두 태워 없앴다. 그리고 암을 이기기 위해 전립선암에 대한 책들을 구입하여 열심히 공부했다. 한편으로는 그동안 소홀했던 교회를 찾아가 적극적인 신앙생활을 했다. 하나님이 절망을 주실 때는 그것을 극복할 수 있는 힘도 주신다는 능력을 믿으며 기도원엘 가서 금식기도도 열심히 했다. 그곳에서 어떤 권사님으로부터 녹즙의 효능과 자연식에 관한 말씀을 들었다. 물에 빠진 사람은 지푸라기라도 잡는다는 속담처럼, 상황이 절박한 나도 권사님의 그 말씀을 복음처럼 듣고 녹즙과 현미 등 자연식을 통하여 암과의 전쟁을 시작했다. 아내와 함께 녹즙 강좌도 열심히 듣고 동호회 모임도 참석하며 녹즙과 자연식에 관한 지식을 두루 섭렵했다.

아내는 녹즙 식단표를 구해 와서 벽에다 커다랗게 붙여 놓고 지성으로 실천하며 건강을 회복시키기 위해 눈물겨운 노력을 다 했다. 컴프리, 신선초, 민들레, 씀바귀, 돌나물 등 신선한 채소들을 구입해서 잘 다듬고 흐르는 물에 수십 번씩 깨끗하게 씻어 정성스럽게 갈아서, 전자저울처럼 정확한 양을 라디오 시보처럼 정확한 시간에 마시도록 해주었다. 처음에는 비위에 맞지 않는 녹즙을 마시는 일이 여간 큰 고역이 아니었지만 아내의 정성과 내 병든 몸을 소생시키는 신비의 치료약이라고 생각하며 즐거운 마음으로 마셨다.

그렇게 현미와 자연식, 녹즙을 장복하며 기도하는 생활을 시작하고서 5개월이 지나고 병원검사를 받았는데 방광에 2/3가 차 있던 전립선암이 깨끗이 없어졌다. 지성이면 감천이라더니 아내의 극진한 정성과 녹즙의 탁월한 효능 때문에 모두가 불가능이라 생각했던 암을 이긴 것이다. 도저히 믿어지지 않는 사실에 흥분하며 그 후로도 몇 차례나 더 검사를 받아보았다. 그런데 그 결과 역시도 방광이 깨끗하다는 판정이었다. 나는 이제 암세포들을 일망타진하고 새 생명을 얻어 다시 태어났다. 얼마나 기쁜지 벅찬 내 기분을 제대로 표현할 수가 없다.

누가 뭐라 해도 나에게 새로운 생명을 준 일등 공신은 녹즙과 자연식이다. 나는 자연식의 예찬론자가 되었고, 녹즙의 신봉자가 되었다. 만약에 내가 녹즙과 자연식을 몰랐다면 나는 지금쯤 어떻게 되었을까? 그 결과는 생각조차 하기 싫다. 나는 이제부터 내게 주어진 새 삶을 철저하게 살리라고 다짐한다. 나 혼자만의 행복을 위해 아등바등하는 삶이 아니라 소외되고 불우한 병든 이웃들과 함께 기쁨은 곱절로 함께 나누고, 슬픔은 절반으로 줄여서 사랑 가득한 싱싱한 새 삶을 함께 나누리라 결심해본다. 사랑은 나눌수록 커지는 묘약이니까.

수술 없이 디톡스로 회복되다

전립선

이○○(70세, 남)

전립선의 이상으로 병원에 가서 진찰 받았더니 전립선 암 직전 단계라는 진단을 받았습니다. 수술 날짜까지 받아 놓은 상태에서 천연치유교육센터의 디톡스 프로그램에 참여하게 되었습니다. 처음 참여 후 몸무게가 10kg 감량되었고 또다시 3주 참여한 지금은 2kg이 더 감량되면서 몸이 가볍고 건강한 상태가 되었습니다.

그 후 병원에서 다시 실시한 PSA 혈액검사 결과, 정상 수치로 돌아왔고 수술은 할 필요가 없게 되었습니다.

현재 퇴소한 후에도 하루에 녹즙을 4회 정도 마시며 건강관리를 하고 있습니다. 일상생활을 하면서 녹즙을 준비하고 먹는 과정이 힘들지만 이 녹즙이 내 몸에 가져다주는 고마운 효능을 알기에 기쁜 마음으로 챙겨 먹습니다.

젊음을 앗아간 질병

유방암

남○○(74세, 여)

20대 젊은 나이에 미국 이민 길에 올라 간호사로 억척같이 일하며 어언 반세기가 흘렀다.

몸을 아끼지 않고 일한 결과로 2014년에 왼쪽 가슴에 유방암 진단을 받았다. 해마다 받은 유방암 검진에서 늘 정상이었는데 어느 날 병원에서 엑스레이를 찍었는데 덜컥 암으로 판정받은 것이다.

그런데 암이란 걸 안 순간, 나도 모르게 "하나님 감사합니다"가 튀어나왔다. 그동안 하나님을 믿는다고 하면서도 실생활에서는 하나님과 깊은 관계를 맺지 않은 채 살고 있었다. 먹는 음식도 고기, 밀가루, 라면 등 먹고 싶은 대로였다.

항암치료를 한 번 받으면서 너무 힘들고 죽을 것 같아서 병원에서는 최소 6번을 하자는 걸 거절했다. 대신 방사선 치료를 20회나 받았다. 그걸 견디면서 그런 모든 과정에서 하나님께서 치료해주시기를 기도했다. 그러나 질병은 거기서 끝이 아니었다. 어느 때는 심장이 갑자기 빨리 고동치면서 통증이 느껴지곤 했다. 그럴 때마다 약을 먹으면 괜찮아졌다. 의사들은 원인을 모르겠다며 고개를 가로저었다.

그러던 중에 내가 출석하던 교회의 사모님을 통해서 천연치유교육센터를 소개받았다. 그곳에서 하는 방법대로 하면 낫겠다는 확신이 들었다.

나는 이 치유센터에 육체적으로뿐만 아니라 영적으로도 치료되기를 기대하며 왔다. 이곳에 올 때 눈이 많이 충혈된 상태였는데 3일 되던 날부터 맑아져서 지금은 완전히 정상이 되었다. 가슴, 왼쪽 겨드랑이 아래와 목 뒤에 통증이 있던 것도 다 사라졌다. 이곳에 오면서 바로 약을 끊었는데 3일 정도 될 때부터 평소 느껴지던 심장의 이상 박동이 더 이상 느껴지지 않고 정상으로 돌아와 일상생활이 가능해졌다. 이제는 잠도 잘 자고 모든 것이 정상으로 회복되고 있는 것을 느낀다.

항암으로 빠진 머리카락이 2주 만에 자라나다

유방암

김○○(53세, 여)

제가 유방암에 걸리리라고는 꿈에도 생각해 본 적이 없기에 유방암이 이미 림프에까지 전이된 상태라는 말을 들었을 때는 정말 앞이 캄캄했습니다. 10대 때부터 위장병은 있었지만 유방암 선고를 받은 건 너무나 큰 충격으로 다가왔습니다.

2016년 7월 암 선고를 받고 11월에 논산의 천연치유교육센터에 입소해 천연치유 프로그램을 시작했습니다. 하지만 천연치유가 왜 그렇게 힘들게 느껴지던지 치료를 중단하고 가족들의 수술 권유에 종양제거 수술을 받았습니다.

이후 항암치료를 시작했는데 항암치료도 정말 견디기 힘든 과정이었습니다. 머리카락도 뭉텅뭉텅 빠지고 몸도 마음도 완전히 지쳐 있던 지난 6월, 7개월 전보다 더 괴로운 몸을 이끌고 논산의 천연치유센터에 다시 찾아갔습니다. 그래도 마지막까지 기댈 곳은 천연치유밖에 없었습니다.

녹즙과 과즙 프로그램을 2주 정도 했을 때 항암치료로 빠져서 하나도 없던 머리가 새까맣게 다시 나기 시작했습니다. 그리고 7월과 8월에도 이곳에서 치료를 이어가고 있습니다. 지금은 산책도 하고 운동도 하고 뒷산에도 오르곤 합니다. 항암치료 할 때보다 몸이 가볍고 힘이 생겼습니다. 말할 기력도 없었는데 이제는 한참 이야기해도 크게 힘들지 않습니다. 2주 만에 제 목소리에 다시 힘이 생기고 머리카락도 많이 자라는 걸 본 제 친구가 깜짝 놀랐나봅니다. 그 친구는 이곳을 한 번도 와 본 적도 없지만 제가 한 걸 그대로 따라하려고 열심입니다.

이제는 모든 걸 긍정적으로 생각하려고 합니다. 감사한 일들, 좋은 것들을 생각하고 좋은 말을 하려고 노력합니다. 저는 이곳에서 많은 것을 배웠습니다. 예전 같으면 아무 생각 없이 먹던 채소들도 이제는 그 속에 내 몸을 치료해주는 항산화물질, 항암물질 그 외 좋은 것들이 가득한 것을 생각하며 감사하며 먹습니다. 사람들은 아로니아 같은 어떤 귀하고 비싼 특정 식물을 먹으면 건강에 좋을 거라고 생각하지만 우리 주변에 있는 흔한 식물들 속에 생명을 회복시키는 요소들이 풍성하게 들어 있다는 것을 알게 된 것은 가장 큰 수확입니다.

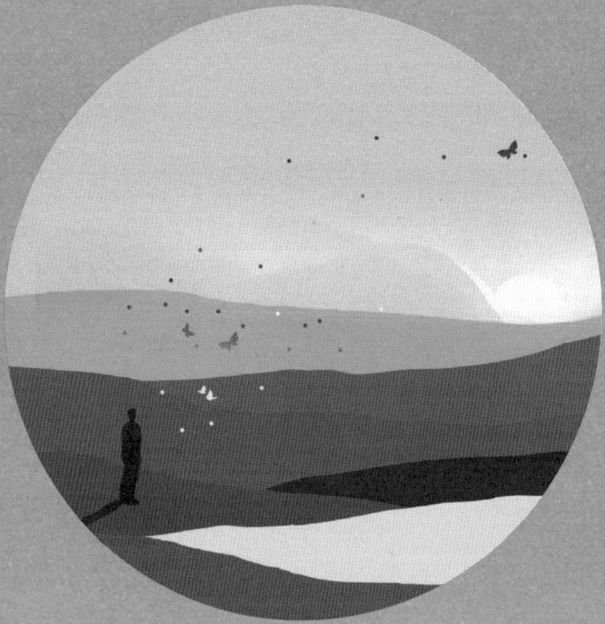

제6장

근·골격계, 기타 치유 후기

에녹이의 씨앗즙 이야기

성장기

이○○(15세, 남)

안녕하세요. 저는 이에녹 엄마입니다. 2017년 2월, 이문현 회장님의 천연치유 강의를 영등포 천연치유교육센터에서 직접 듣고는 씨앗즙을 직접 짜서 처음 마셔봤습니다. 그러고는 집에 온 후로 잠자는데 발바닥에서 무엇인가가 힘있게 움직이는 것이 느껴지며 씨앗즙이 훌륭하다는 것을 알게 되었습니다. 그래서 그다음 날부터는 씨앗즙 재료를 많이 준비했습니다.

2017년 초여름이었습니다. 그때부터 제 아이는 씨앗즙을 먹기 시작했고요. 지금 아이는 중3입니다. 다섯째 늦둥인데요. 초등학교 5학년 될 때까지 약하고 힘없고 또래보다 엄청 작고 잘 안 먹었습니다. 생전 안 클 줄 알았습니다. 그런데 지금은 아이의 키가 30센티미터 이상 자랐습니다.

2017년 초등학교 6학년 때부터 씨앗즙 위주로 과일즙과 야채즙을 번갈아 먹였습니다. 처음에는 조금씩 먹다가 성장하면서는 500ml짜리를 한 병씩 마시더니 하루하루가 다르게 뼈가 자라면서 성장판이 열렸습니다. 키가 자라는 것을 알려주듯 잠잘 때 성장통이 온다고 말하더군요. 그러다 보니 성장통으로 팔뚝에 책 올리고 잘 때도 있었습니다.

엄청 크기 시작하는데 저도 많이 놀랐습니다. 밥도 전에는 아주 조금밖에 못 먹었는데, 지금은 아주 밥도 잘 먹고 소화력도 아주 좋아졌습니다. 건강하고 활력 있고, 학교생활 잘하고, 착하고 예쁘고, 교우관계 좋고, 청소도 잘한다고 선생님이 너무 예쁘게 잘 키우셨다고 칭찬해 주십니다.

지금은 중3이라서 날마다 무거운 가방 메고, 아령 들고 근력 운동을 하고 있습니다. 힘도 강해지고 예쁘게 성장하고 집안일까지도 잘 돕습니다. 남 앞에 잘 서지도 못하던 저희 아들은 이제 앞에 서서 말도 잘하고, 교회서도 활동적입니다. 키도 크고 학교 성적도 좋아지고, 인내력, 신앙심도 좋아지고 자신감도 생기고요. 성격도 안정적이고 예의 바르고 품성도 착하게 성장했습니다.

아이의 성장을 지켜보면서 씨앗즙의 혜택을 이렇게 많이 받다 보니 생즙의 중요성을 정말 많이 느끼게 됩니다. 어쩌다가 안 좋은 음식을 먹게 되면 바로 위와 간에 부담을 느끼게 됨을 알게 됐고요. 다시 생즙을 얼른 짜서 마시면 금방 회복되는 것을 경험으로 알게 되었습니다. 하나님을 믿고 따르시는 이문현 회장님께서 식생활 개혁의 중요성을 다시금 일깨워 주시고 무엇보다도 씨앗즙을 이렇게 맛있게 연구해 주셔서 씨앗즙의 우수성을 몸소 체험해 본 저희로서는 정말 진심으로 감사할 따름입니다.

생씨앗즙! 한 번만 먹어도 바로 효과가 나타나니 신기합니다. 꾸준히 먹으며 균형 있고 예쁘게 자라나는 아이의 모습을 보니 기쁠 따름입니다. 저도 즙 짜는 데 있어 시간이 부족할 때가 많다 보니 간혹 못 먹을 때가 있습니다. 한 주는 씨앗즙, 한 주는 녹즙, 한 주에 같이 먹었으면 더 컸을 것 같지만 마음은 원이로되 육신이 약하다고 하신 말씀 생각납니다. 그래도 꾸준히 챙겨 먹이려고 노력하고 있습니다.

흉선이 강화되면 앞으로도 35세까지 성장할 수 있다는 말씀을 믿고 꾸준히 실천해 볼 생각이며, 상황을 봐서 앞으로도 찍어서 올려 볼 생각입니다. 긴 글 읽어주셔서 감사합니다.

산산조각 난 뼈가 녹즙으로 더 단단해지다

복합골절

이문현(72세, 남)

2014년 9월 21일 새벽 5시 30분. 잠에서 깨어 천연치유교육센터 리모델링 진행사항을 머릿속으로 점검하고 있었다. 논산 벌곡의 중학교 건물을 인수하여 천연치유교육센터로 바꾸기 위한 리모델링이 한창이었다. 머릿속에서 한 가지 고민이 떠나질 않았다. 뒤쪽의 사택을 수리하는 과정에 콘크리트로 된 높은 굴뚝을 하나 부숴야 했는데 며칠이 지나도록 일꾼들은 부술 생각을 않고 있었다.

나는 곧 일어나서 큰 해머를 찾아서 들고 건물 뒤로 돌아갔다.

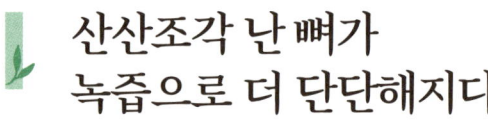

부수는 방법을 계산하고는 벽에서 거의 떨어져 있는 밑동을 한쪽부터 깨 들어가기 시작했다. 이제 거의 다 깨고 마지막 일격만 가하면 굴뚝이 넘어질 상황이었다. 넘어질 방향을 계산하고 때리고 도망갈 방향과 바닥을 점검했다. 바닥에 블록 깨진 것들이 있어서 좀 위험하겠다고 생각은 했지만 크게 개의치 않고 마지막 일격을 가했다. 그러고는 해머를 버리고 돌아서 뛰었다. 그런데 그만 바닥의 깨어진 블록에 발이 걸려서 그 자리에서 넘어졌고 그 즉시 수백 kg은 족히 될 만한 거대한 굴뚝이, 넘어진 내 몸뚱이 위에 인정사정없이 떨어져 덮치고 말았다. 그 후로 아무 기억이 없다.

얼마를 그렇게 있었는지 알 수가 없었다. 겨우 정신이 돌아왔지만 몸을 움직일 수가 없었다. 내 등을 커다란 굴뚝이 누르고 있어서 빠져나오려고 아무리 애를 써도 꼼짝할 수가 없었다. 주변을 둘러보니 아무도 없었다. 그 이른 새벽 시간에 누군가가 있을 리가 만무했다.

나는 있는 힘을 다해 소리를 질렀지만 우리 일행이 잠자던 숙소와 거리가 너무 멀었다. 이렇게 죽는구나 하는 생각이 들었다. 또다시 있는 힘을 다해 소리를 쳤다. 무거운 굴뚝에 눌려 있는 상태로는 큰소리도 나오지 않았다. 그러나 계속해서 소리 지르는 것 외에는 달리 할 수 있는 것도 없었다.

얼마가 지났을까. 마침 아내가 학교건물 안을 거닐다가 내 목소리를 들었는지 나에게 달려와서 굴뚝을 들어보려고 했지만 굴뚝은 꿈쩍도 하지 않았다. 아내는 다시 숙소로 달려가 사람들을 깨웠다. 사람들이 달려들어 굴뚝을 간신히 옆으로 굴려냈다. 그리고 나를 부축해 일으켜 세우는데 어찌된 일인지 두 다리가 조금도 움직여지지 않았다. 숨도 잘 쉴 수가 없었다. 나는 나를 때리고 넘어져 있는 굴뚝을 보았다. 그런데 굴뚝 끝부분에 두자 정도만큼이 부러져서 튕겨져 있는 게 아닌가. 내 뒤통수를 때리고 주먹만 한 혹을 만들어 놓은 굴뚝이었다. 그래도 어떻게 내 머리가 깨어지지 않았을까. 굴뚝이 때린 쪽 머리를 아래로 향해 눕자 하늘이 빙빙 돌아갔다. 뇌 속을 다친 것 같았다. 할 수 없이 다른 사람들의 부축을 받아 선 자세로 구급차를 불렀다.

한참을 기다린 후에 도착한 구급차를 타고 대전 종합병원으로 향했다. X-레이실에서 사진을 15번이나 찍었다. 네댓 명의 젊은 사람들이 내 몸을 이리저리 돌리면서 사진을 찍을 때마다 얼마나 아팠던지 마치 죽을 것만 같았다. 판독 결과 왼쪽 갈비뼈 두 개가 부러졌고 왼쪽 엉덩이 골반 뼈에 구멍이 나고 그 외에도 많은 뼈에 금이 가 있었다. 이상하게도 왼쪽 골반 뼈가 깨졌는데 오른쪽 발가락까지 움직일 수 없었다. 하반신 전체를 미동도 할 수 없었고 숨도 쉴 수가 없었다. 기침도 할 수 없었고 가래를 올려낼 수도 없었다.

다음 날 간호사가 CT를 찍어야 하니 준비하라고 했다. 나는 단호히 거부했다. CT가 얼마나 위험한 것인지 잘 알았기 때문이다. CT를 찍으면 회복속도도 느려질 뿐 아니라 다른 심각한 문제를 일으키는 독소가 들어온다는 것을 익히 알고 있었다. 조금 후에 의사 선생님이 두 분이나 번갈아 오시더니 수술을 하려면 반드시 CT를 찍어야 한다고 나를 설득했다. 그러나 나는 다시 한 번 단호하게 거부했다. 나중엔 아내와 직원들까지 나를 설득하기 시작했다. 그러나 나는 끝까지 거부했다. 병원에서 주는 진통제와 항생제, 심지어는 병원식사도 하지 않았다. 그러고는 엔젤 녹즙기를 가져다 녹즙과 과즙을 만들어 마시기 시작했다. 결국 병원 측에서는 퇴원 후 죽어도 좋다는 서명을 받고 나를 퇴원시켰다.

나는 집에 돌아오자마자 본격적인 천연치료에 들어갔다. 우선 숨쉬기 힘들고 가래를 올릴 수 없고 기침도 할 수 없는 문제를 해결하는 게 시급했다. 또한 하체를 바닥에 붙인 채로 조금도 움직일 수 없었기에 대소변을 모두 받아내는 데 큰 어려움이 있었다. 대변 한 번 보는 데 한 시간은 족히 걸렸다. 그것은 아내가 아니면 누구도 할 수 없는 일이었다. 게다가 엉덩이를 바닥에 붙인 채로 조금도 움직이지를 못하니 엉덩이는 마치 불이 붙은 것처럼 뜨거웠다. 이러다가는 욕창에 걸리겠다는 생각이 들었다. 양손을 엉덩이 밑에 천천히 밀어 넣고 조금 위로 들고 있으면 다른 사람이 부채를 부쳐 열을 식히곤 했다.

집에 돌아온 첫날부터 나는 모든 식사는 끊고 즙을 마시기 시작했다. 과일즙과 녹즙을 3일간 누운 채로 빨대로 마시고 그다음 날부터 아침 점심으로 씨앗즙을 먹었다. 그런데 5일째 되던 날 첫 번째 기적이 나타났다. 숨쉬기가 편해지고 기침도 얼마든지 할 수 있게 되었고 가래를 심하게 올려도 부러진 갈비뼈 부위에서 느껴지던 통증이 느껴지지 않았다. 도저히 이해가 되지 않아서 아내에게 왼쪽 갈비뼈 부러진 부뷔에 손을 밀어 넣어 눌러 보라고 했다. 그래도 통증이 전혀 없었다. 그렇다면 5일 만에 부러진 갈비뼈 2개가 다 붙었다는 말이 아닌가? 이해가 되지 않지만 그게 현실이었다.

나에겐 또 다른 문제가 있었다. 사고가 나기 전에 이천에 있는 한 교회 디톡스 프로그램에서 강의를 하기로 약속한 것이 있었는데 불과 21일을 앞두고 사고가 나고 말았다. 그 교회는 내 사고 소식을 알 리가 없으니 모든 준비가 여전히 진행 중이었다. 아내와 두 아들들은 빨리 취소하라고 성화였다. 그도 그럴 것이 골반뼈를 다치면 젊은 사람도 6개월은 꼼짝없이 누워서 치료를 받아야 하는데 더구나 내 나잇대에는 적어도 8개월은 누워 있어야 한다는 게 병원 측 얘기였기 때문이다.

그러나 나는 할 수 있다고 고집을 부렸다. 내가 이렇게 고집을 피우니 가족들도 결국은 포기하고 말았다. 나는 매일 1,300cc 정도의 과즙과 녹즙을 18컵 마시고 아침과 점심에는 씨앗즙을 마셨다. 야간에도 6컵의 녹즙과 과즙을 마셨다. 사고 초기엔 소변이 검붉은색의 혈뇨였다. 그런데 이렇게 즙을 마시기 시작하여 1주일이 지나자 소변색이 정상으로 바뀌었다. 그것은 좋은 신호였다.

그러나 하루 종일 꼼짝 않고 누워 있는 건 정말 고문 중의 고문이었다. 소리라도 마음껏 지르고 싶었지만 할 수 없었다. 그렇게 밤낮없이 전쟁을 치르면서 어느덧 19일이 지나갔다. 이제 불과 이틀 후면 디톡스 강의를 해야 했다. 그러나 나는 여전히 움직일 수가 없었다. 나는 그날 밤 잠들기 전에 기도했다.

"하나님, 이제 며칠 후면 강의를 하러 가야 합니다. 도와주십시오. 그곳에서는 모든 준비를 해놓았을 텐데 제가 못 가면 얼마나 큰 낭패입니까. 하나님 도와주십시오." 그런 후 잠이 들었다.

새벽 몇 시쯤 되었을까. 나는 잠결에 일어나 화장실에 가서 소변을 보고 돌아왔다. 그런데 돌아와서 가만 생각해보니 내가 스스로 일어나 걸은 게 아닌가! 이건 두 번째 기적이었다. 나는 급히 아내를 불렀다.

“여보, 내가 지금 화장실을 다녀왔어.”

아내가 놀라서 쫓아왔다. 나는 하나님을 향해 외쳤다.

“하나님 감사합니다. 이제 되었습니다. 갈 수 있습니다.”

나는 즉시 아들에게 전화를 걸어 차를 준비시켰다. 아들의 차에 이불을 깔고 누운 상태로 논산에 있는 천연치유교육센터로 출발했다.

거기서 하루를 쉬고 다음 날 이천에 가서 목발 두 개를 짚고 강의장에 들어갔다. 목발 짚은 건강 강사라니! 그런데 그곳에서 또 다른 기적이 나타났다. 첫날은 양팔에 목발 두 개를 짚고 서서 2시간 30분 강의를 겨우 마쳤다. 다음 날엔 목발 한 개를 짚고 강의했고 4일째는 목발을 모두 내려놓고 강의했다. 디톡스 프로그램에 참석했던 많은 이들이 자신들의 눈앞에서 벌어지는 기적을 목격했다.

그렇게 많이 부러지고 깨진 뼈들이 불과 한 달도 되기 전에 회복된 것을 현대의학으로는 도무지 설명할 길이 없다. 이렇게 녹즙과 씨앗즙을 다량으로 섭취하는 것이 70대 노인인 내 뼈에 그런 큰 효과가 있었다면 성장기 어린이나 임산부처럼 뼈 건강에 특별한 영양이 필요한 사람들에게 얼마나 큰 도움이 될까?

하나님께서 사람들을 위해서 마련해주신 단순한 치료제인 채소와 과일 그리고 씨앗을 적절히 활용해 더 많은 사람들이 질병의 고통에서 하루라도 더 일찍 벗어나게 되기를 간절히 소망한다.

내 손으로 나를 치료하는 유일한 방법

허리, 목 디스크

박○○(여)

20대에 결혼을 하고 진도에서 배 두 척으로 남편과 함께 김 양식업을 하고 있을 때였습니다. 매일 파도와 싸우며 고된 일을 하고 나면 저나 남편이나 항상 녹초가 되곤 했습니다. 그러던 어느 날, 일을 하다가 허리를 삐끗했는데 크게 다친 게 아니어서 대수롭지 않게 '이러다 말겠지'라는 생각으로 두세 달을 넘겼습니다. 그러나 누워 있어도 통증이 심하고, 앉아 있어도 통증이 가라앉지 않아서 동생이 있는 인천의 큰 병원으로 진료를 받으러 갔습니다.

5살 큰아이와 100일을 갓 넘긴 작은아이를 남편에게 맡기고 인천에 있는 동생과 함께 병원에 가서 검사를 받으니 디스크 시초라며 수술을 할 단계는 아니라고 약만 몇 달치 지어주었습니다. 약을 한 번 먹었더니 허리가 아픈 것보다 가슴을 깎아내리는 듯한 통증이 더 심해서 그 이후로는 전혀 약을 복용하지 못했습니다. 그렇게 약도 먹지 못하고 동생네 집에서 보름 정도를 고생하다가 이만 집으로 가야겠다고 했더니 동생이 주변에 쑥뜸을 잘하는 사람이 있다고 소개해주기에 찾아갔습니다. 염분이 섞인 약쑥으로 허리에 있는 혈 자리에 뜸을 놓는데 다행히 통증이 잡혀서, 그림으로 배워와 고통이 심할 때마다 집에서 쑥뜸을 놓기도 했습니다. 그러나 완전히 치료가 되는 것이 아니었기에 무리를 하면 또 통증이 재발했습니다. 진통제와 같은 약을 먹질 못하니 많이 아플 때는 그나마 쑥뜸으로 진정을 시키곤 했습니다.

그러다가 운전을 하는 일을 시작해 장시간 앉아서 운전을 하니 허리에 무리가 많이 가게 되어 또다시 극심한 허리 통증이 시작됐습니다. 쑥뜸으로도 쉽게 진정이 되지 않아서 부항도 뜨러 다니고, 교정도 받으면서 통증을 이겨냈습니다. 다행인지 불행인지는 몰라도 약을 먹지 못하는 위를 가지고 있던 터라 아프면 부항을 뜨고, 또 아프면 교정하고, 다시 아프면 쑥뜸을 놓으면서 54세가 될 때까지 이 지긋지긋한 질병과 싸워야만 했습니다. 수술하지 않을 바에는 병원에 가는 것도 의미가 없었기 때문에 그동안 병원에는 가지 않았고, 약을 먹지 않는 다른 방법들을 통해서 통증을 이겨낼 수밖에 없었습니다.

결국은 나이가 들어가니 뜸이나 부항 같은 방법도 소용이 없어지고 오히려 통증은 더 심해져서 돌아왔습니다. 나중에는 호미로 어깨를 파내는 것과 같은 심한 고통이 찾아왔고, 등 전체가 아파서 숨을 쉴 수도 없었습니다. 게다가 목 디스크까지 심해져서 당장 일어설 수도 없고, 앉을 수도 없어서 대소변을 받아내야 할 정도가 돼서야 할 수 없이 병원에 갔습니다. 병원에 가서 검사를 받으니 추간판탈출증에 목 디스크가 심해져 목부터 수술을 해야 할 것 같다는 진단을 받았습니다. 어릴 때부터 허리 디스크를 앓아온 데다 혹여나 수술이 잘못되기라도 하면 마비까지 올 수 있다는 말에 너무나 무서웠습니다. 그러나 이제는 도저히 견딜 수가 없었고 수술을 받아야만 했습니다. 수술을 받고 나서도 치료가 되기는커녕 다리까지 마비가 되면서 더 악화되어 골수를 채취해서 집어넣어도 보고 병원에서 할 수 있는 여러 시술은 다 했습니다.

27세에 허리를 다친 후부터 50대가 넘어서까지 한순간도 몸과 마음이 편한 때가 없었고, 통증이 너무나 심해서 말할 수 없는 스트레스를 받았습니다. 고통 때문에 밤을 지새우기 일쑤였고 혼자서 끙끙 앓느라 고생을 많이 했습니다. 가족들 또한 매일 아픈 저를 보면서 치를 떨 정도였습니다. 상황이 이러니 몸과 마음은 지칠 대로 지쳐갔고, 삶에 대한 의욕 또한 잃어갔습니다.

작년 5월에 이제는 쉴 요량으로 직장을 그만두고 병원에 정밀 검사를 받으러 가려던 때에 교회에서 이문현 회장님이 진행하시는 디톡스 강좌가 열린다는 안내문을 받게 되었습니다. 전에도 디톡스에 대한 이야기를 주변 사람들로부터 들어서 알고 있었지만, 일정한 기간 동안 다른 사람들과 숙식하면서 프로그램에 참여해야 하고 비용도 만만치가 않았습니다. 그리고 프로그램이 끝나고 나서 비싼 제품들을 구매해야 했기 때문에 내 여건과는 맞지 않는다는 생각이 들어 엄두를 내지 못했었습니다. 하지만 교회에서 하는 디톡스는 등록비가 10만 원이었고, 그 정도는 부담이 되지 않아 지인들과 함께 등록하여 이문현 이사장님을 처음 뵈었습니다.

저는 디톡스 강좌를 들으면서 이문현 회장님이 성경에 있는 방법대로 사람들을 치료하시는 분이라는 점에서 너무나 감동했고 기뻤습니다. 회장님께서 말씀하시는 방법이 성경에서 말하는 하나님의 방법과 일치하는 치료법인 데다 굶어야 하는 것도 아니고, 아픈 것도 아니어서 전혀 받아들이기가 어렵지 않았습니다. 과일과 야채즙을 배부르게 먹고 관장을 하고 나서는 몸이 날아갈 듯이 매우 가벼웠습니다. 그리고 프로그램대로 따라한 지 3일 만에 지긋지긋했던 통증이 싹 사라졌습니다. 한순간도 편치 않았던 삶이었는데 3일 만에 통증이 사라지는 것을 경험하고 깜짝 놀랐습니다. 그러나 한편으로는 '이 프로그램이 끝나고 다시 집으로 돌아가면 100% 통증이 재발할 것'이라는 생각이 들기도 했습니다. 그러나 일상으로 돌아와서도 통증은 다시 찾아오지 않았습니다. 오히려 4일째가 되니 더욱 몸이 좋아지는 것을 느꼈습니다. 약을 먹은 것도 아니고 늘 먹어왔던 야채와 과일을 먹은 것뿐인데 이렇게 좋아질 수 있다는 사실에 놀라움을 금치 못했고, 그 이후로 생즙과 천연치유에 깊은 관심을 가지게 되었습니다.

저와 딸과 손녀는 처음 디톡스 강좌를 들은 이후로 가까운 곳에서 열리는 디톡스 강좌에 매번 참여하고 있습니다. 이문현 회장님의 강의를 녹음해 와서 매일같이 복습하고, 건강에 관련된 책도 꾸준히 읽으면서 올바른 식습관과 건강을 유지하기 위해 공부하는 것이 너무나 즐거웠습니다. 매일 아침 저는 냉수를 한 잔 마시고 새벽기도회에 갑니다. 집으로 돌아오는 길에 텃밭에 들러 싱싱한 채소를 따서 집으로 돌아와 가족들에게 줄 녹즙과 씨앗즙을 준비합니다. 출근하는 식구들에게는 커피 대신에 마실 수 있는 과즙을 싸주고, 집에 돌아오면 자기 전까지 먹일 녹즙과 과즙들을 준비합니다. 다른 사람들은 이런 저에게 그렇게 챙겨 먹으려면 번거롭지 않느냐고 묻는데 오히려 저는 너무나 행복함을 느낍니다.

이렇게 1년 동안 꾸준히 생즙을 마셨더니 온몸에서 느껴지던 통증이 거짓말처럼 모두 사라지고 안구건조증, 비염, 축농증 등 소소하게 앓고 있던 잔병들이 치료되었습니다. 그리고 사계절 팔다리에 일어나던 각질도 없어지면서 피부가 매끈해졌습니다. 게다가 매일 최상의 컨디션으로 좋아하는 일을 하며 주어진 하루를 열심히 살게 되었습니다. 크게 살을 빼려고 노력하지 않았는데도 평소 56kg이었던 몸무게는 자연스럽게 보기 좋을 정도로 빠졌고, 몸도 가벼우며 허리도 잘록해져서 10년 전에나 입었던 예쁜 원피스들을 입을 수 있게 되었습니다. 제 딸은 얼굴에 모공이 꽤 넓은 편이어서 스트레스를 굉장히 많이 받았었는데 생즙을 마시고 나서 모공이 좁아지고 잡티가 없어지면서 아기 피부가 되었습니다. 남편 또한 피부 발진으로 스테로이드 약을 3~4년째 먹고 있었는데 생즙을 마시고 나서는 노랗던 혈색이 밝고 맑게 돌아왔고 피부약을 먹지 않아도 견딜 만하다고 합니다.

처음에 저의 경험을 주변의 많은 사람들에게 이야기했을 때는 믿는 사람이 그리 많지 않았습니다. 그리고 "사람마다 다 자기 형편에 맞는 것들을 하면서 건강해지면 돼. 그게 어쩌다 너한테 잘 맞았을 뿐이지"라고 비아냥거리던 사람도 있었습니다. 그러나 1년의 시간이 지나는 동안 저는 매우 건강해졌고, 그 사람들은 병을 얻었습니다. 제 존재 자체가 진실을 보여주었고 제게 핍박을 하던 사람들이 조금씩 변화되기 시작했습니다.

하나님은 병자를 치료하실 때, 가난한 사람이라서 치료가 더뎌지거나 오랫동안 병을 앓던 사람이라서 치료가 좀 더 늦어지거나 유전적인 병이라서 치료가 어렵거나 하질 않았습니다. 누구에게나 한순간에 다 같은 효과를 볼 수 있도록 치료해주셨습니다. 이문현 회장님의 디톡스는 바로 하나님의 이러한 방법과 매우 닮아 있다는 것을 알고 깜짝 놀랐습니다. 아무리 병이 유전에 의한 것일지라도 내가 스스로 내 몸을 청소하고 제대로 된 영양을 집어넣으면 당장 회복이 됨은 물론, 아무리 오래된 병이라 할지라도 기간의 차이만 있을 뿐 회복이 이루어진다는 사실과 몸이 많이 상하지 않은 상태의 사람에게는 더욱 회복이 빠르게 진행된다는 사실을 알게 되었고, 이 세 부류의 사람들이 모두 똑같은 효과를 볼 수 있다는 것이 매우 감동이었습니다.

시중에 많이 나와 있는 각종 건강식품들은 어느 누가 어떤 재료로 어떤 공정을 거쳐 만드는지도 모르고 값도 만만치가 않습니다. 그러나 천연치유는 내가 늘 먹던 것을 먹어 내 몸을 치료하는 것이므로 누구나 한 번쯤 해볼 만한 것이 아닌가 생각합니다. 내 손으로 고른 재료를 적절하게 먹으면 몸이 청소되고 어떠한 부작용도 없기 때문입니다. 우리가 늘 먹던 것들을 제대로 알고 먹으면 그동안 모르고 있던 새로운 세상이 펼쳐집니다. 망설이지 마시고 꼭 실천해보셔서 저와 같은 기쁘고 행복한 삶을 되찾으시길 바랍니다.

지금 운동하러 갑니다

회전근개 파열

오○○(59, 남)

왼쪽 회전근개 파열로 수술을 하려고 날짜까지 잡은 상태였습니다. 마침 아는 분을 만나 이야기를 했더니 천연치유교육센터를 추천해주었습니다. 수술하기 전에 먼저 한번 가보고 결정하라는 권유에 입소하게 되었습니다. 원장님과 상담을 하고 강의를 들으면서 수술 없이도 나을 수 있다는 확신이 생겼습니다.

8월 18일 금요일 오후에 이곳에 와서 8월 23일 현재까지 천연치유를 하고 있는데 벌써 변화가 생겼습니다. 무엇보다도 이미 수술했던 오른쪽 어깨와, 수술예정이었던 왼쪽 어깨의 통증이 많이 사라졌습니다. 그리고 높은 요산 수치로 인해 손가락, 목, 무릎이 아팠는데 통증이 확 줄었습니다. 아직 병원에 가보지를 않아 모르겠지만 좋지 않았던 전립선도 괜찮아지고 있는 느낌입니다. 그리고 목에서 계속 가래가 올라왔었는데 많이 줄었습니다. 얼마 후면 퇴소하지만 집으로 가서도 계속 여기서처럼 생활해보려고 합니다. 지금은 운동하러 갑니다. 모두 건강하십시요!

병원에서도 못 밝힌 회전근 파열의 원인

근육통, 탈모

이○○(48세, 남)

저는 30대 초반, 서적창고 관리자 일을 시작했습니다. 40대 중반이 된 어느 날, 주문받은 책들을 박스에 담아 택배로 보내는 일을 하던 중 갑자기 허리의 힘이 빠지면서 그 자리에 주저앉고 말았습니다.

한의원에 가서 침을 맞아보았지만 별 효험이 없어서 이상한 자세로 걸을 수밖에 없었고 통증도 계속되었습니다.

그다음에 찾아간 정형외과에서는 사진을 찍어 보더니 뼈가 빠져나와 신경을 누르고 있다는 것이었습니다. 여러 번의 물리치료로 허리통증은 완화되었지만 오른쪽 어깨 통증의 원인과 손목에 생긴 작은 혹이 무엇인지는 여전히 알 길이 없었습니다. 의사가 손목의 뼈를 만져보더니 작은 혹에 무엇이 들어 있는지 궁금하다며 주사기로 빼보자고 했습니다. 혹에 빈주사기를 꽂아 빼보니 갈색 기름이 나왔습니다. 그러나 제 어깨 통증의 원인은 여전히 찾아내지 못했습니다.

가장으로서 일을 그만둘 수도 없고, 그런 몸으로 힘에 겨운 일을 계속할 수도 없는 상황에서 제가 택한 일은 버스운전이었습니다.

손목과 허리의 통증은 개선되었지만 어깨의 통증은 버스의 기어를 움직일 때마다 계속되어 다시 정형외과를 찾았습니다. 그러나 원인을 알 수 없다는 대답뿐이었고 주사와 약을 사용해 보았으나 해결이 되지 않고 통증이 계속되니 얼굴은 갈수록 찡그려지고 인상도 나쁘게 변해갔습니다.

그러던 중 대학 선배를 통해 천연치유를 강의하시는 이문현 회장님의 강의를 듣게 된 건 정말 하나님의 은혜였습니다. 강의를 들으며 몸이 석회화가 되는 원인과 어깨의 회전근이 파열되는 이유를 비로소 알게 되었습니다. 병원에서도 알아내지 못한 원인을 여기서 알게 되다니! 오랜 세월 잘못된 습관으로 살아온 것의 결과를 보게 된 것입니다. 저는 강의에서 배운 대로 집에서 꾸준히 녹즙을 짜서 저와 가족들을 먹였습니다. 주로 먹기 좋은 당근즙을 먹고, 배를 구할 수 있는 계절엔 배를 갈아서 많이 먹었습니다. 6개월여가 지난 지금은 팔을 들어 올리거나 돌리는 동작이 전혀 불편하지 않습니다. 통증이 완전히 사라졌습니다. 물론 꾸준히 운동도 병행했지만 근육과 혈관 사이사이에 끼어 있는 노폐물을 녹즙으로 꾸준히 제거하지 않았더라면 불가능한 일이었을 것입니다. 그리고 신기하게도 머리카락이 빠져 훤했던 앞머리에 머리카락이 나기 시작했습니다. 사실 올라가지 않는 팔을 치료하는 일에만 급급했지 머리카락은 없어도 사는 데 큰 지장이 없어서 신경도 쓰지 않았습니다. 그런데 이제는 6개월 전에 찍은 사진과 비교해 보면 티가 날 만큼 머리카락이 많아진 덕에 더 젊어 보여 행복합니다.

고혈압으로 고생하시는 어머니, 녹내장으로 고생하시는 아버지에게도 이런 좋은 강의를 듣게 해드리고 싶습니다. 이문현 회장님께 감사드리고 여기까지 인도하신 창조주 하나님께 감사드립니다.

인내와 끈기로 이뤄낸 완치의 기적

류마티스성 관절염

박○○(여)

어릴 때는 여느 아이들처럼 큰 질병 하나 없이 자랐으나 중학교를 다니며 몸에 이상이 오기 시작했습니다. 처음에는 전신에 가려움증이 생기더니 나중에는 요도염뿐만 아니라 변비, 만성 위장병까지 겹쳤으며 이렇듯 여러 질병들을 동시에 겪다보니 신경이 쇠약해져서 불면증까지 생기게 되었습니다. 이렇게 시작된 저의 투병 생활은 류마티스성 관절염으로 이어져 20여 년 동안 계속 되었고, 남들은 멋있게 즐기는 청춘을 저는 병마의 고통 속에서 살아야만 했습니다. 28세 되던 해에는 큰 오빠가 살고 있는 스페인까지 가서 치료를 받았으나 아무런 효과를 보지 못하고 되돌아온 경험 등 말로 표현할 수 없는 삶의 고통을 겪었던 저이기에 지금 이 순간 저와 같은 질병으로 삶의 회의를 느끼고 계신 분들에게 조금이나마 도움이 되었으면 하는 바람으로 이 글을 적습니다.

워낙 여러 질병들을 겪어서인지 20대 중반으로 넘어오면서 한쪽 팔이 쑤시고 아파오기 시작하더니 온몸 마디마디까지 통증이 느껴지기 시작했습니다. 밤잠조차 이루지 못할 정도가 되어 병원을 찾아갔지만 원인을 잘 모르겠으니 집에 가서 영양을 충분히 섭취하고 쉬라는 말뿐이었습니다. 집에 돌아온 저는 의사의 말대로 먹장어부터 시작해서 온갖 영양탕을 먹기 시작했습니다. 그런데 증세가 호전되기는커녕 점점 악화될 뿐이었습니다. 하는 수 없이 유명하다는 정형외과를 찾아가 다시 진찰을 받은 결과, 현대 의학으로는 치료가 불가능한 '류마티스성 관절염'이라는 진단을 받았습니다.

병명을 알고 나서 소문난 병원은 모조리 찾아다녔으나 한결같은 대답은 확실한 치료법이 없다는 것이었습니다. 결국 한의원으로 발길을 옮겨 침, 뜸, 온천목욕 등을 열심히 받았고 알로에를 비롯한 여러 건강 식품 섭취 등 해볼 수 있는 수많은 방법을 총동원해 보았으나 결과는 마찬가지였습니다.

저는 미신을 그렇게 신뢰하지 않으며 점치는 것 또한 좋아하지 않았습니다. 그러나 워낙 답답했고 억눌린 심정을 감당하지 못해 무당을 불러 굿도 여러 번 했고, 신을 집 안에 모셔야 한다는 무당의 말에 법당을 모신 적도 있습니다. 하지만 결과는 마찬가지. 계속해서 숨통을 조여 오는 고통으로 모든 의욕을 상실한 채 삶 자체가 무의미해지기 시작했으며 남들은 결혼해서 자식 낳고 잘 살 나이에 내 처지를 돌아보자니 정말 죽고 싶은 충동을 느끼기까지 했습니다.

그러던 중에 우연히 모 일간지에 실린 광고를 보고 '녹즙'이라는 정보를 처음 접하게 되었으며, 천연치유교육센터의 건강 법칙하에 녹즙 요법을 시작하게 되었습니다.

지금까지의 식생활을 전면적으로 개선하여 육식 섭취를 금한 채 채식으로 바꾸고, 하루 15잔 이상의 녹즙을 꾸준히 마신 결과 그동안 뱃속의 가스로 인해 불러 있던 배가 가라앉기 시작했으며 몸의 전반적인 상태가 확실히 호전됨을 느낄 수 있었습니다. 이에 자신감을 얻어 더욱 열심히 녹즙 요법을 실시하니 그동안의 고통은 씻은 듯이 사라지고 근 십여 년 동안 한 번도 누려보지 못했던 편안한 밤잠을 이룰 수 있었습니다. 저는 이러한 결과를 맛보고 즉시 집 안에 있던 법당을 불살라 버렸습니다.

그리고 천연치유교육센터의 건강 법칙에 따라 하루에 한 번 이상은 일광욕을 실시하고 관장까지 병행하니 여느 20대 청춘 남녀보다 더욱 건강한 몸으로 회복될 수 있었으며 그로부터 3년이 지난 지금,

저는 아무 탈 없이 밝은 삶을 이어가고 있습니다.

'왜 진작 녹즙을 접하지 못했을까, 처음부터 녹즙을 알았더라면 나의 젊음을 헛되이 낭비하지 않아도 되었을 텐데…' 하는 안타까움을 지금도 가져보곤 합니다. 류마티스성 관절염은 의약품에 의존하지 마시고 먼저 잘못된 식습관을 바꿔서 육식으로 인해 더럽혀진 피를 채식을 통해 맑게 한 후 과일야채즙 요법을 인내와 끈기를 가지고 꾸준히 실시해 나간다면 결코 불치의 병이 아니라 충분히 완치할 수 있는 병임을 확신하게 되었습니다.

아직도 저와 같은 병에 시달리고 있는 수많은 사람들에게 저는 천연치유교육센터의 건강 법칙과 녹즙 요법을 적극 추천하는 바이며, 분명 새로운 삶의 희망을 가지게 되시리라 믿습니다.

살아 있는 그대로를 마시는 것, 녹즙의 힘

류마티스성 관절염

이○○(여)

언제부턴가 남편이 위궤양, 축농증, 변비, 대장염 등을 앓기 시작했다. 처음엔 가볍게 생각했는데 퇴근 후 집에 돌아오면 피곤하다며 누울 자리부터 찾고, 매사에 신경질적으로 변한 데다 식사를 끝낸지 채 5분도 되지 않아 화장실에 들락거리는 모습을 지켜보자니 슬슬 걱정이 되기 시작했다. 뱃속에서는 항상 부글부글 끓는 소리가 났고, 위경련이 시작되면 온 방을 굴러다니며 고통을 호소하기에, 좋다는 약은 이것저것 다 써보았지만 그때뿐이었다. 그러던 어느 날, 녹즙에 관한 자료를 읽다가 양배추가 위점막과 위벽을 재생시켜 위궤양을 치료하는 데 효과가 좋다는 것을 알게 되었다. 그리하여 사과, 케일, 양배추, 감자 등을 섞어서 아침 식전과 저녁 공복 시에 한 컵씩, 매일 두 컵을 복용케 했다. 그렇게 두 달쯤 지나자 남편은 식사를 정상적으로 하기 시작했다.

2년 후 병원에 갔더니 구멍이 뚫려 있을 정도로 심했던 위궤양이 감쪽같이 없어져 담당 의사도 놀라움을 감추지 못했다. 병원과 약국을 제 집 드나들 듯하던 남편은 감기 한 번 앓지 않고 한겨울에 내복도 입지 않을 정도로 건강해졌다.

그러나 남편이 건강을 회복한 기쁨도 잠시, 이번에는 내 다리와 손가락이 뻣뻣해지고 저려오기 시작했다. 병원에서 진단을 받은 결과 급성 류마티스 관절염이었다. 눈앞이 캄캄했다. 몸을 꼼짝할 수 없어 화장실도 엉덩이를 질질 끌면서 겨우 다녀올 수밖에 없었고, 물 한 모금 마시는 것도 아이들과 남편의 도움 없이는 불가능했다. 말 그대로 산송장이었다. 남편은 집안일과 장보기, 아이들 뒤치다꺼리까지 도맡아야 했고, 급기야 시어머니께서 오셔서 살림을 맡아 주셨다.

좋다는 약은 다 써봤지만 효과가 없어 마음을 고쳐먹고 남편처럼 녹즙과 자연식으로 체질개선을 시도했다. 하루 6잔 이상 녹즙을 마시고 알로에 마사지까지 병행했다. 그렇게 4개월이 지나자 부기가 가라앉고 조금 걸을 수 있게 되었다. 지금까지 계속 녹즙과 식이요법을 병행한 결과 90% 정도 정상으로 돌아왔다.

살아 있는 그대로를 마시는 것, 녹즙의 힘이 이렇게 놀라운 것인지 남편에 이어 내 건강까지 되찾게 되면서 다시 한 번 깨닫게 되었고 좋은 녹즙기를 만들어 주신 이문현 회장님께 감사의 말을 전하고 싶다.

진짜 칼슘으로 허리 통증을 말끔하게

허리디스크

김○○(62세, 남)

고질적으로 가지고 있던 허리디스크로 3주 천연 치유 프로그램의 문을 두드렸다. 많이 망설이다가 아내와 함께 참여했는데 나중에는 아내가 더 좋아지는 듯했다. 1주가 지나자 옥상에 있는 탁구대에서 여러 사람과 탁구를 칠 정도로 좋아졌다. 허리디스크의 문제가 칼슘의 문제라는 것을 알고 가짜 칼슘을 내보내고 진짜 칼슘으로 채우니 허리 통증이 말끔히 사라졌다. 많은 사람에게 적극 추천하고 싶다.

진통제 중독증에서 해방되다

교통사고 후유증

심○○ (53세, 여)

1999년에 교통사고를 당했습니다. 허리, 인중, 코뼈를 크게 다쳐서 병원에서 수술을 받았습니다. 그런데 코를 지탱하기 위해 넣었던 심이 문제가 되었습니다. 코 속의 심이 빠지지를 않았습니다. 그러던 와중에 염증으로 답답해서 코를 훌쩍거릴 때에 심이 목으로 빠져나온 것입니다. 심이 목으로 빠져나오면서 코와 귀의 연결 부위가 망가졌습니다. 머릿속이 심하게 흔들리고 속이 울렁거리는 느낌이 나를 괴롭혔고 아무것도 하지 못하고 바닥에 누워 있었습니다. 진통제를 하루에도 여러 개 먹으며 버텼지만 결국에는 진통제도 잘 듣지 않았고 오히려 진통제의 부작용으로 속이 쓰리는 등 괴로움은 커져만 갔습니다. 소리가 크게 나는 곳에는 갈 수 없었고 아이들이 떠드는 소리나 교회에서 스피커를 통해 나오는 설교와 노랫소리가 증상을 더 심하게 만들었습니다. 한 번 큰소리를 듣게 되면 신경이 곤두서고 머리가 울렁거려서 일주일은 고생을 했습니다. 병원에 가도 현대의학으로는 치료가 불가능하다는 말을 들었고 '진통제 중독증'이라는 병명만 하나 더 붙여서 돌아왔습니다.

정말 그렇게 사는 게 너무 힘들었고 우울증까지 생겼습니다. 그러던 중 혹시나 하는 마음으로 아주 적은 기대를 가지고 천연치유교육센터에 입소했습니다. 생즙 단식을 시작하고 8일째 되던 날이었습니다. 귀에 늘 꼽고 있던 귀마개를 16일 일요일 오전 강의시간에 빼고 있는지도 몰랐는데 옆에 앉아 계시던 어머니가 말씀해주셨습니다. 그런데 강의가 시작되고 얼마간의 강의가 진행되는 동안에도 참을 수 있었고 머리가 울렁거리지 않는 것이었습니다. 옆에 같이 계시던 어머니가 눈물을 흘렸습니다. 차를 타고 고속도로만 달려도 거기에서 나는 소리 때문에 정신을 차릴 수 없었는데 이제는 스피커를 통해 나오는 큰 소리에도 괜찮아진 겁니다. 덕분에 소리에 예민해져 미간에 생기던 인상주름도 사라졌습니다.

오랫동안 괴롭히던 질병이 8일 만에 좋아지기 시작한 것이 기적 같습니다. 집으로 가서 가족들에게 저의 건강해진 모습을 보여주고 싶습니다. 그리고 온 가족이 건강원리대로 실천하며 살고 싶습니다.

건강한 사람일수록 꼭 경험해보세요

안면근육마비

정○○(43세, 남)

저는 안면 근육이 부분적으로 마비돼 약간의 불편함이 있는 것 외엔 다른 질병이 없는 건강한 사람이었습니다. 하지만 봉사자로 참가한 천연치유프로그램에서, 입소한 다른 환자분들과 똑같이 생즙을 마시며 2주가 지나자, 건강하다고 생각했던 제 몸에도 놀라운 변화가 생긴 것을 말씀드리지 않을 수가 없습니다. 저는 봉사자의 입장에 있었기 때문에 제 신체에 일어난 변화뿐 아니라 입소한 다른 분들의 변화를 함께 지켜볼 수 있는 좋은 기회를 가졌습니다.

입소 후 3, 4일 정도 지났을 때 격한 운동을 해도 전혀 숨이 가쁘지 않는 신기한 체험을 했습니다. 혈액이 깨끗해지니 산소 공급이 좋아진 결과라고 생각합니다. 보통 생즙을 마시면 간에 무리가 간다고 하는데 여기선 2주간 매일 생즙을 18잔씩 마셨는데도 전혀 간에 문제가 생기지 않았습니다. 어제도 할 일이 많아 새벽 1시까지 작업하고 오늘 아침에 일찍 기상했는데도 몸에 활력이 넘칩니다. 지난주에는 한동안 만나지 못했던 몇 분들을 만났는데 그분들이 먼저 제 얼굴을 보고 안면 마비가 없어진 것을 알아차렸습니다.

3, 4일 만에 몸 컨디션이 좋아지고 몸이 날아갈 것처럼 가벼워지는 체험은 입소한 모든 분들이 공통적으로 겪는 경험입니다. 혈액순환이 개선되니 운동을 해도 숨이 차지 않고 혈색도 좋아지고 표정이 밝아집니다. 두뇌 회전이 빨라지니 기억력도 좋아집니다. 혈액순환이 잘 되니 체온이 올라가서 손발이 차갑던 분들도 따듯해집니다. 1주일 정도 지나면 사람들 피부가 달라집니다. 허리를 못 펴던 분이 허리를 펴고, 생리가 끊어진 지 몇 년 되신 한 여성분은 생리가 다시 시작되는 신기한 일도 있었습니다.

저는 오래전부터 채식주의자였지만 이곳에서 강의를 들으면서 그동안 제가 잘못된 채식을 해왔다는 걸 깨달았습니다. 같은 채소라도 그것을 익혀 먹는 것과 생으로 먹는 것의 차이가 이렇게 클 줄은 몰랐습니다. 전에는 채식을 하면서도 암에 걸리는 사람들을 보면서 그런 질병에 대한 염려도 많이 있었지만 여기서 강의를 듣고 직접 몸의 변화를 체험한 후에는, 채식을 해도 여기서처럼 하면 암에 걸릴 일이 없겠다는 확신이 들면서 그런 걱정이 다 사라졌습니다. 몸으로 체험해보는 것처럼 확실한 것은 없습니다. 독자 여러분도 생채소와 생과일 속에 있는 치유 효과를 꼭 경험해보시기 바랍니다.

생채소를 먹고 난 후, 익혀 먹을 때 치아에 음식물 찌꺼기가 잘 끼곤 하던 문제가 거의 없어졌습니다. 전에는 음식 먹고 나면 늘 잇 사이에 찌꺼기가 끼어서 하나님이 사람을 창조하실 때 치아 구조는 잘못 만드셨던 게 아닌가 하고 생각했었습니다. 하지만 생채소를 먹고 나서는 그동안 내가 식사를 잘못해서 그랬던 거라는 생각이 듭니다.

전에는 치간 칫솔을 많이 사용했었는데 지금은 거의 사용하지 않고도 문제가 없습니다. 건강도 건강이지만 삶이 상당히 편해졌습니다. 생채식을 하면 남자도 식사 준비하는 게 너무 쉽습니다.

질병은 나이 탓이 아닙니다

면역력 저하

정○○(75세, 남)

이곳에 올 때는 그저 체력이 좀 떨어졌다고 생각해 좋은 것 먹고 체력 좀 끌어올려야겠다는 단순한 생각이었다. 처음 이틀 동안은 녹즙을 잘 먹었는데 그 후엔 체한 것처럼 잘 받지 않아서 녹즙과 과즙의 양을 줄여서 천천히 먹었다. 어지럽기도 하고 힘도 없어서 강의 시간에 앉아 있기도 힘들었다. 그런 상태가 10일 정도 갔다. 때로는 녹즙을 토하기도 했다. 특히 레몬즙을 마실 때는 식도가 너무 아팠다. 남들처럼 매일 2회씩 관장도 했지만 다른 사람들처럼 빨리 할 수 없어서 시간이 두 배나 걸렸다.

결국 열흘쯤 됐을 때 즙을 마시는 일이 왜 그렇게 힘들었는지 알게 됐다. 40여 년 전, 위염과 식도염으로 병원치료를 받은 적이 있었다. 그때 다 나은 줄 알았는데 아직 그 부위에 염증이 있어서 산이 강한 레몬즙을 마시니 쓰리고 아팠던 것이다.

그 원인을 찾자면 중학생 시절로 거슬러 올라간다. 당시 매일 밥을 먹자마자 학교까지 뛰어가곤 했는데 밥을 먹고 바로 뛰니, 먹었던 음식이 역류해 올라오기를 수없이 했다. 하지만 그때는 그렇게 할 수밖에 없어서 입까지 넘어온 음식을 다시 삼키곤 했다.

어쨌든 이제 원인을 알았으니 위염부터 치료해야 했다. 녹즙을 계속 마시면서 중간 중간 파파야즙을 마시기를 5일간 했다. 밤에 잠들기 전에는 숯가루 한 술을 물 한 컵에 타서 마시고 잤다. 덕분에 편안한 잠을 잘 수 있었다.

그렇게 5일이 지난 후에 다시 레몬즙을 마시기 시작했는데 다시는 쓰리거나 아프지 않았다. 40년 넘게 나를 괴롭혔던 위염과 식도염이 깨끗하게 나은 것이다. 그렇게 위염을 치료하고 그다음 단계로 레몬즙과 관장을 통해 혈관을 깨끗하게 청소하고 그 후 남은 5일간 보식을 하면서 씨앗즙을 통해 완전히 활력을 되찾았다.

난 내가 활력이 없었던 이유가 단순히 나이 탓이라고 생각했다. 목소리도 크게 낼 수 없었고 어떤 일도 할 수 없었다. 하지만 이곳 프로그램을 통해 나도 잊고 있었던 위염을 완전히 치료하고 나니 영양 흡수가 정상으로 이뤄지며 활력이 회복되었다. 무엇보다 큰 변화는 영적인 변화다. 그 전에는 아픈 사람을 보아도 그저 남일 뿐이었다. 하지만 이제는 아픈 사람을 보면 괜히 눈물이 나고 손을 잡고 위로해 주고 싶다. 지금 이 말을 하면서도 눈물이 난다.

그동안은 채식을 한다고 하면서도 내 입맛을 만족시키기 위해 전부 익혀서 맛있게 요리해서 먹었지만 이 프로그램을 경험하면서 그것조차 내 이기심이었다는 것을 깨달았다. 처음엔 이 프로그램이 단지 바르게 먹는 방법을 가르쳐주는 프로그램이라고 생각했지만 이제는 하나님과의 관계를 회복시키는 프로그램이라고 감히 말하고 싶다.

불치의 병에서 20일 만에 벗어나다

자가면역질환

손○○(여)

작년 이맘때쯤이었던 것 같다. 모기에 물린 것처럼 다리에 붉은 반점이 하나둘 생기기 시작하더니 날이 갈수록 다리 전체로 퍼져 부어 올랐다. 처음에는 그냥 '모기에 물린 것이겠거니' 하며 대수롭지 않게 생각했다. 그러나 가려운 증상이 전혀 없었고, 붉은 부분을 누르면 통증이 느껴지기도 했다. 시간이 지날수록 붉은 반점이 더 진하게 눈에 띄었다. 피부에 뭔가 문제가 생겼음을 직감하고 가까운 피부과를 찾아 진료를 받았다. 피부과에서는 혈관성 질환이 의심된다며 복용하는 약과 스테로이드 연고를 처방해주었다. 며칠 더 기다려보면 자연적으로 없어지지 않을까 하는 마음에 병원에서 처방해준 약을 먹지 않고 연고도 바르지 않았다.

며칠 후, 반점의 크기와 범위가 점점 확대되더니 발목 관절과 무릎 관절에 심한 통증을 느끼면서 걸을 수조차 없는 지경에 이르게 되었고, 그제야 사태의 심각성을 깨닫기 시작했다. 살면서 이런 경험이 처음이었기 때문에 도대체 원인이 무엇인지 궁금했고 정확한 진단을 받아보기 위해서 남편과 함께 대학병원을 찾아갔다. 내 다리에 나타난 증상을 본 의사는 정확한 판정을 위해서 이것저것 검사를 많이 해봐야 하지만, 검사 전에 육안으로만 봤을 때는 자가면역질환이 의심된다고 말했다. 만약 이 증상의 결과가 자가면역질환이라면 다른 장기나 다른 부위로 전이될 가능성이 많으므로 꼭 입원하여 경과를 지켜보면서 치료를 받아야 한다고 했다. 그러나 약을 먹고 치료를 한다고 해도 질병 자체가 완벽하게 없어지는 것이 아니라 잠시 사라졌다가 재발할 수도 있고, 호전되었다가도 다른 부위에서 다시 발생할 수도 있는 질병이라고도 했다.

결국은 완치될 수 없다는 의사의 이야기를 듣고 있던 남편은 병원에서 치료할 것이 아니라 이것이야말로 녹즙으로 치료해야 하는 것이라며 이문현 회장님과의 상담을 통해 해결책을 찾아보자고 나를 설득했다.

남편은 평소 녹즙 마시기를 생활화하는 사람으로, 천연치유에도 큰 관심을 갖고 있었던 터라 당연히 이러한 질병은 녹즙만으로 충분히 완치될 수 있다고 믿고 있었다. 그에 반해 나는 결혼 후에 남편을 따라 녹즙을 마시기 시작한 게 전부였고, 그것이 특별히 몸에 좋은 줄을 느끼지 못한 채 일종의 의무감으로 매일 녹즙을 마셔온 상황이었다. 나에게는 남편의 확신보다 의사의 말이 더 신뢰감 있게 다가왔기 때문에 남편의 의견에 거세게 저항했다. 질병에 대해서는 의사들이 전문가인데 병원에서 치료하는 게 당연히 더 빨리 나을 수 있는 길이라고 생각했다. 그러나 남편은 물러서지 않았고 더 적극적으로 천연치유법을 통해 치료해보자고 나를 설득했다. 시간이 지날수록 온몸에 기운이 빠져가고 걸을 수도 없이 통증이 심해지자 나는 밑져야 본전 아니겠나 싶어 남편의 말에 따르기로 하고 병원을 나섰다.

남편은 곧장 이문현 회장님께 전화를 드렸고 이런저런 현재의 상황을 설명했다. 그러고는 그 길로 회장님 댁에 찾아가 증상이 있는 부위를 보여드리고 구체적인 상담을 받았다. 다리에 생긴 반점들을 보신 회장님은 단번에 자가면역질환이라며 병원에서 처방하는 항생제를 복용하면 기본적으로 인체가 가지고 있던 좋은 면역 체계가 무너질 수 있으니 약물로 치료하지 말고 꼭 녹즙으로 치료해야 재발하지 않을 거라고 설명해주셨다. 결혼하기 전에는 전혀 녹즙이라는 것을 모르고 살았는데 결혼 후에 남편을 따라서 규칙적으로 녹즙을 먹기 시작하면서 원래 몸속에 잠재돼 있던 질병이 바깥으로 나타난 것이라고 했다. 만약 녹즙을 마시지 않았더라면 나이가 들어서나 나타날 질병인데 몸에 영양분을 주는 녹즙을 마심으로 해서 일종의 명현반응이 일어난 것이다. 오히려 이렇게라도 일찍 발견하여 치료할 수 있는 것에 감사한 마음이 들었다.

회장님은 단식과 관장이 포함된 생즙 프로그램을 짜주시며 이대로 꼭 실천하면 며칠 내로 괜찮아질 테니 크게 걱정하지 않아도 된다고 다독여주셨다. 집으로 돌아와 다음 날부터 오전 6시에 감자즙을 시작으로, 한 시간마다 신 과일즙과 녹즙을 번갈아 마셨다. 당시 내 몸 안에 면역력이 많이 떨어져 있었는지 목젖 근처에 심한 염증이 느껴져서 물을 삼키는 것조차 매우 힘들었다. 게다가 발목과 무릎 관절의 통증이 더욱 심해져서 꼼짝없이 누워 있을 수밖에 없었다. 아침저녁으로는 레몬 관장을 하고, 샤워할 때를 제외하고는 숯가루로 팩을 만들어서 환부에 계속 붙여두었다. 손과 발을 뜨거운 물에 담가서 혈액순환을 돕는 수족탕도 매일같이 병행했다. 관절 통증이 심해서 걸을 수가 없으니 과즙과 녹즙 재료를 구입하고 손질하고 즙을 짜는 일은 시어머님이 대신해주셨다. 매일 새벽에 내가 하루 동안 먹을 즙을 몇 시간씩 짜서 5~6병을 가져다주시면 매시간 어떤 즙을 마셔야 하는지 체크해 가며 열심히 챙겨 마셨다.

그렇게 치료한 지 열흘이 지날 때쯤이 되니 염증 때문에 마시기 어려웠던 생즙의 목 넘김이 한결 부드러워졌고, 발목과 무릎 관절의 통증도 많이 줄어서 약간씩 걸을 수도 있게 되었다. 하지만 다리의 붉은 반점들은 쉽게 사그라지지 않았다. 사실 열흘이 되기 전까지만 해도 천연치료에 대한 회의감이 있었다. 번거롭기도 했고, 고생하시는 시어머님께도 너무나 죄송한 마음이 들었다. 육안으로도 좋아지는 것이 보이지 않아서 '이걸 계속해야 하나? 처음부터 병원에서 치료할 걸……' 하는 생각에 심란했지만 열흘이 지나면서부터는 질병이 호전되는 게 몸으로 느껴지기 시작했다.

치료 기간 동안 붉은 반점이 없었던 부분에 새로운 반점이 나타나기도 하고, 무릎 주변에 물집이 여러 개 생기기도 했지만 시간이 갈수록 다리 전체적으로 붉은 반점의 색이 점점 옅어져 갔다. 힘이 없어서 계속 누워서만 지냈는데 보름 정도 지나고부터는 기운이 생겨서 걷는 데도 무리가 없었다.

천연치유를 실천한 지 20일이 채 되기도 전에 붉은 반점이 거의 보이지 않을 정도로 회복되었다. 사실 이렇게 나을 것이라고는 상상도 하지 못했는데 점점 나아지는 것을 체험하고 나니 매우 신기했다. 자가면역질환을 치료한 지 1년 정도 시간이 지난 현재도 나는 남편과 함께 녹즙을 꾸준히 마시면서 정상적인 생활을 하고 있다. 그리고 이후에 이런 증상은 다시 나타나지 않았다. 야채와 과일만으로 병을 치료한 후에 식생활의 중요성에 대해 다시금 생각해 보게 되었고, 실제로도 우리 집 식탁의 변화를 불러왔다. 그전에는 고기 위주의 식사였다면 지금은 대부분 야채를 이용한 식단으로 바뀌었고, 웬만하면 가열하지 않고 생으로 먹을 수 있는 조리법을 찾아보게 되었다. 물론 한 번에 식습관이 바뀌지는 않지만 시간이 지나니 조금씩 현미와 생야채 식습관에 적응이 되어 가고 있다.

남편의 단호한 결정이 아니었다면 나는 이 병을 극복할 수 없었을 것이다. 남편의 판단 덕분에 빠른 시간 안에 회복될 수 있었던 것 같다. 만약 결혼 전에 이런 질병과 맞닥뜨렸다면 치료가 불가능했을지도 모른다. 아픈 몸을 이끌고 녹즙 재료를 준비하고 즙을 짜서 먹는다는 것은 상상할 수도 없는 일이기 때문이다. 남편과 시어머님의 도움과 모든 내 주변 여건이 허락되었기 때문에 완치가 가능했다고 생각한다.

암 치료해주던 내가 암이라니

복막암

이○○(72세, 남)

2006년 어느 날 트럭 위에 짐을 싣고 뛰어내렸는데 서해부에 따끔한 것이 느껴졌다. 그런 뒤에 무엇인가가 서해부 아래로 밀고 내려오는 것이 보여 사람들에게 물어보니 탈장이라고 했다. 처음엔 그것을 밀어 넣으면 들어가곤 했다. '만약 복막이 터진 거라면 언젠가는 저절로 아물겠지' 하고 생각하며 수년을 그대로 견디었다. 그러나 시간이 어느 정도 지나자 이제는 밀어 넣어도 더 이상 들어가지 않았다.

2012년 5월, 하는 수 없이 병원을 찾아가 CT를 찍었더니 큰 병원에 가야 한다는 것이었다. '탈장도 오래되면 큰 병원에서라야 수술이 되는가보다'라고 생각하면서 부산의 큰 병원에 가서 다시 진찰한 결과 문제가 심각하단 걸 알게 됐다.

"이 수술은 보통 수술이 아닙니다. 아기 머리만큼 큰 암 한 개가 하복부 복막에 있고 그보다 좀 작은 것이 하복부 중요부위에 붙어 있기 때문에 수술하려면 세 번 해야 합니다. 첫 번째 수술은 암의 상태를 확인하고 수술 계획을 잡기 위한 것이고, 두 번째는 큰 것을 떼어내는 수술, 그리고 마지막은 중위부위의 수술인데 그것이 문제입니다."

하복부 중요부분 일부를 들어낼 것인지 아니면 전부 들어내고 평생을 불구로 어렵게 살 것인지를 결정해야 했다. 그래서 나는 의사 선생님께 "죽고 사는 것은 제가 결정할 것이니 크고 시급한 것, 걸음을 걷기에 불편하게 하는 것만 떼어내시고 나머지는 그대로 두십시오"라고 말했다. 그래서 큰 암 덩어리를 제거하기 위한 수술만 진행됐고 그때 생긴 긴 흉터가 아직도 배에 그대로 남아 있다.

수술을 마치고 1주일 만에 퇴원하여 회사에 출근하며 집에서 치료를 시작했다. 그러면서 만감이 교차했다. '나는 그동안 건강 강의를 하며 남을 도와왔고 나 자신도 제법 건강을 실천했다고 생각했는데…… 채식을 했다면 당연히 건강해야 하는데 그것도 암이라니! 암도 대단히 큰 암 두 개가 그것도 하필이면 해결 불가능한 중요 부위에…….

나는 살아온 삶을 가만히 되돌아봤다. 가끔씩 고기도 입에 넣었고 삶은 채소도 곧잘 먹으면서 나는 그것이 채식이라고 생각했었다. 바로 그게 문제였다. 생각이 거기에 미치자 나는 즉시 식생활 개혁을 시작했다.

나는 늘 사람들에게 암 같은 것은 얼마든지 해결할 수 있다고 강의했었다. 왜 암에 걸리는지, 왜 고혈압, 당뇨, 심장병, 관절염, 녹내장 등에 걸리는지를 누구보다 잘 알고 있었기에 곧바로 실천에 옮겼다.

우선 나에게 녹즙만 전적으로 짜 줄 사람을 한 사람 고용했다. 그리고 매일 18컵 이상의 녹즙을 낮이든 밤이든 마셨다. 심지어는 밤에 자다가 소변을 보러 일어나서도 몇 컵을 더 마셨다. 그리고 차콜 찜질을 했다. 그렇게 한 지 3개월이 채 지나기 전에 암이 점점 줄어들어들기 시작해 지금은 암이 완전히 자취를 감추었다. 암을 천연치유로 접근하는 것은 암을 근본 원인부터 치료하는 것이기에 얼마든지 치료할 수 있다는 것을 알고는 있었지만 내 몸에 생긴 암에 직접 적용해보니 그동안 내가 강의했던 내용이 옳았다는 것을 체험하는 기회가 되었고 그 후 나는 건강강의를 더 힘 있게 말할 수 있게 되었다.

나는 하나님께서 나를 확실하게 교육하시려는 목적을 갖고 계셨다고 생각한다. 심각한 심장병과 간 기능 저하로 인한 죽음에서 체험적으로 살아나게 하시고 다시 암에서 살아나게 하셨으니 혈관성 질병, 대사성 질병, 바이러스성 질병 어느 하나도 불가능은 없다는 생각을 하지 않을 수 없게 된 것이다. 사단은 이러한 것으로 나의 생명을 끊으려고 몇 번씩 시도했지만 하나님께서는 그때마다 나를 구해 주셨고 오히려 모든 해결방법까지 알려주시니 이런 일을 경험할수록 하나님이 나에게 맡겨주신 사명에 대해 더욱 확신이 들 수밖에 없다.

이 땅에 너무나 많은 사람들이 질병으로 고통받고 있지만 얼마든지 고통에서 벗어나 생명을 되찾을 수 있다는 확신이 나에게 더욱 힘을 준다.

제7장

이문현 이사장이 직접 쓴 치유 사례

사흘 만에 복수가 빠지다

간암

40년 쯤 전, 내가 심장병에서 천연치유를 통해 회복된 직후, 처음으로 건강 상담을 하게 된 분은 간암 말기 환자였다. 이분의 치유 경험이 없었더라면 어쩌면 나는 지금과 같은 치유상담의 일을 시작하지 못했을지도 모른다.

내가 불치의 병에서 기적적으로 회복된 것을 알고 있던 한 분이 어느 날 전화를 했다.

"아저씨, 우리 아파트 아래층에 환자 한 분이 있는데 어제 저녁에 구급차가 그 환자를 들것으로 실어오는 것을 봤어요. 조금 전에 그 집에서 기도하는 소리가 들리던데 한 번 찾아가 보시면 어떨까요?"

나는 환자를 치유해본 경험도 없고 교회에 다닌 지도 6개월밖에 안 된 초신자였지만 나에게 전화한 분은 내가 병에서 낫게 된 경험을 이야기해주면 그 환자에게 작은 도움이라도 되지 않을까 생각해서 그런 부탁을 하는 것 같았다. 나는 나도 모르게 그러마고 선뜻 대답하고 말았다.

환자는 30대 후반의 남자였다. 내가 그의 집에 찾아갔을 때 그는 배가 남산만큼이나 부어오른 채로 벽에 이불을 붙여놓고 기대어 앉아 있었다. 배가 얼마나 크게 올라왔는지 큰 와이셔츠의 맨 위 단추 한 개만 겨우 잠그고는 벌어진 옷 사이로 뱃가죽이 팽팽해지다 못해 반짝거릴 정도였다. 그런 환자를 눈앞에 두고 보니 마음이 여간 괴로운 것이 아니었다.

그 사람이 아픈 것보다 내 마음과 몸이 더 괴로웠다. 나는 그 자리에서 무릎을 꿇고 기도하기 시작했다. '하나님, 이 사람을 살릴 수 있으면 좋겠습니다. 제발 도와주십시오.' 이렇게 기도를 하고 얘기를 시작하는데 막상 해줄 얘기가 없었다. 간암에 대해서는 물론이고 복수에 대해서도 전혀 아는 지식이 없었기 때문이다. 그래서 나는 내 경험담을 이야기하기 시작했다. 잘못된 식생활로 심장병을 얻었던 일, 현식과 야채로 건강을 회복한 일들을 주저리주저리 환자에게 풀어놓았다. 내가 할 수 있는 이야기가 그것뿐이었기에.

그렇게 한참을 이야기하는데 내 경험담은 어디로 간 데 없고 갑자기 복수가 생기는 원인과 복수를 빼는 방법에 대해 설명하고 있는 나를 발견했다. 내가 내 입으로 이야기를 하고 있는데도 믿을 수 없는 일이었다. 복수가 무엇인지도 모르는 내가 복수의 원인을 설명하면서 복수는 이렇게 해야 빠진다며 마치 전문가처럼 유창하게 설명하고 있는 것이 아닌가! 어떻게 이런 일이 일어날 수 있는지 말하고 있는 내 자신에게 깜짝 놀랐다. 한참 얘기를 하고 나서 환자에게 물었다.

"한번 해 보시겠습니까?"

그 환자는 내가 그 병에 대해서 아주 잘 아는 사람으로 생각하는 눈치였다.

"제가 사는 길이라면 뭔들 못하겠습니까?"

그 환자는 병원에서 호스를 꽂아서 소변을 보고, 스스로 대변도 못봐서 변을 파내야 할 정도로 중증인 환자였다. 아무리 치료를 해도 가망이 없자 원장은 이제 살날이 5일 정도밖에 안 남았으니 먹고 싶은 것 다 먹고 원하는 대로 지내라며 집으로 보냈다는 것이다.

"녹즙을 가능한 한 많이 마시세요! 그러면 피가 깨끗해질 겁니다!"

내 입에서 느닷없이 나온 말이었다. 나는 그 말을 뱉어놓고도 깜짝 놀랐다. 녹즙을 가능한 한 많이 마시라니! 도대체 이게 무슨 말인가!

물론 그동안 내가 읽은 엘렌 화잇의 책에도 녹즙에 대한 얘기가 나오지만 나는 녹즙에 대해서 정확히 알지도 못했을 뿐더러 그 효과를 체험해 본 적도 없었다. 단지 심장병이 좋아질 무렵에 우연한 기회로 생즙을 한 번 먹어본 것이 전부였다. 그리고 어떤 채소와 과일을 어떻게 생즙으로 만들어서 먹으라는 방법도 말하지 않았다. 사실 나는 그 방법을 몰랐기 때문이다. 어디서 그런 용기가 나왔는지 그냥 채소와 과일을 갈아서 그 생즙을 마시면 된다고만 얘기했다. 환자도 생즙에 대한 얘기는 생소한 모양이었다. 덧붙여서 나는 숯가루를 구해다 드릴테니 그것도 가능한 한 많이 드시라고 말했다. 교회에서 배탈이 나면 숯가루를 물에 타서 마시라는 얘기를 들은 적이 있어서 나도 모르게 튀어나온 말이었다. 그 환자는 꼭 내 말대로 하겠다고 다짐했다.

그로부터 사흘째 되던 날 낮에 한창 서점에서 일을 하고 있는데 그 환자에게서 전화가 왔다.

"오늘 복수가 다 빠졌습니다!"

"예? 정말입니까?"

"네! 너무 신기합니다! 다 빠져서 배가 몰라보게 홀쭉해졌습니다!"

나는 믿을 수가 없었다. 그러나 그것은 사실이었다.

"하나님, 감사합니다."

나는 그 자리에 서서 수화기를 잡은 채로 고개를 숙이며 '하나님, 감사합니다'를 연신 외쳤다. 기적은 그것만이 아니었다.

"소변과 대변을 저 혼자서 다 봤습니다. 그동안 병원에서는 소변줄을 박아서 보고 대변도 파냈었는데 혼자 화장실에 가서 소변과 대변 다 보고 나왔습니다."

"축하합니다. 정말 축하합니다."

세상에 이럴 수도 있구나! 세상 누구에게나 기적이 찾아올 수 있는 거구나! 나는 너무 행복했다.

하루는 서점에서 일을 하는데 그 환자에게서 전화가 왔다. 이번에는 아주 신이 난 목소리였다.

"저, 오늘은 공중목욕탕에서 목욕하고 왔습니다!"

나는 도저히 궁금해서 참을 수가 없었다. 전화를 끊자마자 그 환자의 집으로 달려갔다. 처음 보았을 때 이불을 벽에 쌓아 놓고 기대어 있던 사람이, 그날은 방 한복판에 혼자 앉아 있었다. 남산처럼 부풀어 있던 큰 배는 어디로 사라졌는지 보이지 않고 겉으로 보기에도 멀쩡한 사람이 앉아 있는 것이었다. 그는 나를 보자마자 구세주를 만난 것처럼 반가워했다.

"나흘 동안 어떻게 하셨습니까?"

"녹즙을 가능한 한 많이 먹으라고 하셨는데 하루에 한 컵 반 정도밖에 못 먹었어요. 먹을 수가 없어서요."

"숯가루는요?"

"숯가루도 물에 타서 한 컵 반 정도 먹었습니다."

숯가루 한 컵 반과 녹즙 한 컵 반이면 하루에 3컵밖에 안 먹었을 것이고, 그것을 4일 동안 먹어봐야 12컵에 불과했다. 복수는 3일 만에 모두 빠졌으니 3일 동안 마신 것을 해도 9컵밖에 되지 않았다. 이렇게 생즙과 숯가루 9컵을 먹고 나았다면 안 믿을 사람이 어디 있고 또 못 나을 사람이 누가 있을까?

"이것은 기적입니다. 제가 보기에 당신이 새벽에 기도를 열심히 했기 때문에 하나님께서 그 기도에 응답을 주신 것입니다."

이분이 나의 첫 번째 환자였다. 지금 와서 가만히 생각해 보면 이 모든 게 우연이 아니었던 것 같다.

관절염 아가씨

관절염

녹즙기 사업이 점차 자리를 잡아갈 무렵, 부산 영도에 사는 30대 초반의 한 아가씨가 우리 회사를 찾아왔다. 수놓는 일을 한다는 그 아가씨는 관절염이 어찌나 심한지 온몸의 관절이 마디마다 쑤시고 통증이 워낙 심해서 하루하루를 너무나 고통스럽게 보내고 있었다. 관절을 전문으로 다루는 병원은 다 찾아가 보았고 좋다는 약도 많이 먹어 봤지만 관절의 뼈마디가 마치 바늘로 콕콕 쑤시는 것같이 아파서 도저히 살 수가 없다고 했다. 치료할 방법을 찾기 위해 도서관에 가서 관련된 책이란 책은 다 뒤져서 읽어보았다고 했다. 하지만 원인도 모르고 치료할 수 있는 방법도 없다는 것을 확인하자 자살할 결심까지 했었다. 그런데 어느 날 우연히 본 신문에 '음식으로 고치지 못하는 병은 약으로도 못 고친다'고 쓰여 있는 건강식품 가게의 광고를 보고 지푸라기라도 잡는 심정으로 그 가게를 찾아갔다고 한다. 아가씨는 가게 주인에게 자신의 증상을 얘기했고, 그 사람은 나를 찾아가라며 소개해 주었다. 그렇게 찾아온 환자이기에 긴 시간 동안 상담을 해주었고, 아가씨는 당장 생즙을 짜먹고 싶은데 녹즙기를 구입할 돈이 없다는 말을 털어놓았다.

"사장님, 제가 지금 녹즙기를 살 만한 돈이 없는데 3개월에 걸쳐 갚아도 될까요?"

그때는 신용카드라는 것이 없었기 때문에 사람을 믿는 수밖에 없었다. 그날 처음 만난 사람인데 돈을 떼일지도 모르는 상황에서 제품을 그냥 내어준다는 것이 쉬운 결정은 아니었지만, 이토록 살아보겠다고 하는데 야박하게 대할 수가 없었다.

"좋습니다, 아가씨. 대신 꼭 나으셔야 합니다."

그 아가씨는 석 달에 걸쳐 녹즙기값을 착실하게 다 갚았고, 날마다 채소와 과일을 짜서 일반식사와 함께 하루에 12컵씩을 마셨다. 그러나 생즙을 4개월 동안 먹었는데도 병이 나을 기미가 없다며 어떻게 하면 좋겠느냐고 물어왔다. 그래서 식사를 일반식에서 자연식으로 바꾸고 녹즙의 양을 조금 더 늘려보라고 말했다. 그 아가씨가 5개월째

내 조언대로 식사와 생즙을 먹던 어느 날, 갑자기 통증이 사라지더니 거짓말처럼 병이 다 나았다며 연락을 해왔다. 지긋지긋하던 관절염의 고통에서 벗어난 그녀는 매우 기뻐했다. 이 이야기는 조금의 허위도 없는 있는 그대로의 사실이다. 그녀는 너무 감격한 나머지 자청해서 자신의 경험담을 많은 사람들 앞에서 발표하곤 했다. 이분은 그때 이후로도 아주 건강하게 잘살고 있다.

또 한 번의 기적

C형 간염

C형 간염에서 간경화로 병이 진행되어 죽음만을 기다리던 40대 중반의 한 남성이 있었다. 이분은 부인과 함께 나를 찾아와 살려달라고 하소연했다.

"C형 간염 때문에 가진 돈을 모두 병원에 퍼부었는데 이제는 간경화가 되어서 병원에서는 더 이상 가망이 없다고 합니다. 사장님, 어떻게든 살려만 주십시오."

그의 상태는 매우 심각했다. 그래서 나는 간경화를 극복할 수 있는 방법을 충분히 설명한 후에 당장 다니는 직장을 그만두고 치료에만 집중해야 한다고 말했다. 그의 건강상태로 봐서는 직장을 병행하며 치료하기에 무리가 있었기 때문이었다. 그러자 내 말에 부부는 펄쩍 뛰며 말했다.

"사장님, 지금 저희는 월세방에 사는데 당장 직장을 그만두면 다음 달 월급이 없어서 방세도 못 내고 굶어 죽게 될 것입니다."

"사람이 그렇게 쉽게 굶어 죽지는 않습니다. 살고 싶으시다면 제 말대로 직장을 그만두고 치료에 전념하십시오. 치료를 하다가 만약 정말로 굶어 죽을 지경이 되면 우리 회사로 오세요. 우리하고 같이 먹고삽시다."

내 말에 용기를 얻은 그 사람은 직장을 그만두고 오로지 치료에만 열중했다. 그런데 이게 웬일인가! 3개월 정도 치료를 하니 병원에서 가망이 없다던 사람이 다 나아버린 것이다. 실제로 그는 병원에 가서 완치 판정까지 받아왔다. 그 후 그는 새로운 사업으로 충무동에서 건강식품 사업을 하며 새로 얻은 삶을 살고 있다.

환자들이 주는 아름다운 감화

중증심근경색

나에게는 잊히지 않는 두 분이 있다. 한 분은 부산에서 이름만 대면 누구나 아는 유명한 예식장의 사장님이다. 어느 날 그분이 중증

심근경색증에 걸려 유명하다는 병원과 한의원을 아무리 전전해 봐도 차도가 없었다. 사장님의 부인은 학교 선생님이었는데 남편 때문에 건강식품을 사러 갔다가 건강식품을 녹즙과 함께 먹으면 좋다는 얘기를 듣고 상담을 하기 위해 우리 회사를 찾아왔다. 이 여선생님은 참 지혜로운 분이어서 남편이 앓고 있는 심근경색의 원인과 대처방법에 대해 많은 것을 물었고, 나는 아는 대로 자세히 설명해 주었다. 그러자 그녀는 자신이 몰랐던 대체 의학적인 방법과 효능에 놀라면서 내 설명에 고마워했다. 그리고 집에 돌아가서 얼마나 꼼꼼하게 생즙을 잘 짜서 남편에게 먹이고 관리를 잘 해주었는지 석 달도 채 되지 않아서 병원과 한의원에서 두 손을 든 중증심근경색이 완치되었다.

생즙의 효과를 몸소 체험한 예식장 사장님은 이렇게 좋은 생즙을 많은 사람들에게 널리 알려야 한다며 자신의 예식장을 3일 동안 무료로 제공해 줄 테니 건강세미나를 열어보자고 했다. 그래서 건강세미나를 하기로 결정하고 신문광고를 냈더니 세미나가 있던 사흘 동안 예식장은 인산인해를 이뤘다. 이 세미나 때 앞서 소개한 30대 초반의 관절염 아가씨와 직장을 그만두고 간경화를 이긴 분이 연사로 나와 사람들 앞에서 자신들의 경험담을 생생하게 들려주었다.

엄마를 부탁해

간암

기억에 남는 다른 한 분은 경기도의 어느 초등학교 여선생님이다.

당시에 여선생님의 어머니 연세가 80세 정도 되셨는데 건강검진을 받은 결과 간암이라는 판정을 받았다. 의사는 이 사실을 딸에게만 얘기했고, 이 얘기를 들은 딸은 그렇게 괴로울 수가 없었다고 한다. 그도 그럴 것이 어머니가 젊은 나이에 홀로 되어 모진 고생을 하며 딸을 뒷바라지하여 키웠기 때문이다. 딸이 장성하여 교사로 일하면서 집도 사고, 이제야 좀 살 만하게 되었는데 어머니가 그만 암에 걸린 것이다.

"어떤 일이 있더라도 우리 어머니를 꼭 살려야겠습니다. 저는 우리 어머니가 없으면 못 삽니다. 도와주세요."

나는 그녀의 말에 감동했다. 이 땅의 모든 어머니가 그렇듯이 그 어머니도 딸자식 하나밖에 모르는 분이었다. 딸을 위해서라면 죽어도 좋다는 분이었다.

"어머니한테 암이라고 알리지 않았습니다. 절대로 알리면 안 됩니다. 어머니가 암이라는 것을 알면 틀림없이 아무것도 안 하고 그대로 죽으려고 하실 겁니다. 딸에게 피해 주고 싶지 않아서요. 암이란 걸 알면 녹즙도 안 드시려고 할 거예요."

생즙을 먹으려면 당장 녹즙기부터 사야 하고, 날마다 딸이 자신이 먹을 생즙을 짜는 데 시간을 뺏길 테니 어머니가 틀림없이 못하게 하실 것이며 그럴 바에는 그냥 죽겠다고 하실 것이 뻔하다는 얘기였다.

나는 그녀에게 다시 한 번 감동했는데 효성이 어머니를 살릴 것임에 틀림없었다.

그로부터 6개월 정도가 지나서 그녀에게서 전화가 왔다.

"사장님, 감사합니다. 어머니 간암이 완치되었답니다. 병원에서 검사하고 확인했어요. 어머니가 사장님께 꼭 인사를 드리고 싶으시대요."

"그래요? 진심으로 축하합니다. 그런데 어머니께서 자신이 암에 걸리신 것을 아셨나요?"

"네, 다 나았다고 하기에 안심하고 말씀드렸더니 깜짝 놀라시면서 내 병을 낫게 한 사람이 누구신지 꼭 만나고 싶다며 찾아뵙겠다고 하셔요."

얼마 후 부산에서 친척 결혼식이 있는데 그때 함께 내려오면서 꼭 우리한테 들르겠다고 하시더니 아니나 다를까, 약속한 날 80세가 넘는 어머니를 모시고 우리 집으로 찾아왔다. 그녀의 어머니는 우리 부부를 얼싸안고 고마워서 어쩔 줄을 모르시더니 돈이 든 봉투 하나를 한사코 떠밀고 떠나셨다. 그분들이 가고 난 후 봉투를 열어보니 30만 원이 들어 있었다. 그때 우리는 보증금 5백만 원에 월세 60만 원짜리 집에서 살고 있을 때였다. 홀몸으로 자신을 키워준 암에 걸린 어머니를 어떻게든 살리려고 노력한 눈물겨운 효성, 이것이 진정한 '엄마를 부탁해'가 아닐까 싶다. 이런 환자와 가족들을 만나면 내 가슴도 덩달아 뜨거워진다.

의미 있는 시작

관절염

미국 오렌지카운티에서 1시간 30분 거리에 있는 데저트 핫 스프링스(Desert Hot Springs)의 사하라 온천을 임대해, 녹즙을 먹고 관장을 하는 디톡스 프로그램을 시작했다. 이 수련원에서 매달 한 번씩 15일 프로그램을 실시하기로 했는데, 생각과 달리 첫 번째 교육에는 환자가 관절염을 앓고 있는 단 한 명뿐이었다. 솔직히 맥이 풀렸지만 우리는 이 환자에게 최선을 다하기로 했다.

이 관절염 환자는 이화여대 약학과를 졸업하고 서울대병원에서 수년 동안 약사로 근무했던 여성으로 미국에 이민 온 지 25년 정도 되었다고 했다. 이분은 류마티스성 관절염이 얼마나 심한지 걸음을 걷지 못해서 휠체어에 의존하고 있었다. 발바닥 밑의 뼈와 관절에 주먹만 한 혹이 달려 있었는데 통증이 매우 심했다. 게다가 손가락도 비틀어진 데다가 온몸의 관절이 울룩불룩하게 부어서 움직이기가 매우 힘들어 보였다. 간신히 일으켜 세워서 걷게 했더니 무릎에서 덜그럭거리는 소리가 났다. 2주 동안의 프로그램이 끝나자 이 류마티스성 관절염 환자에게 기적과 같은 일이 일어났다. 들어올 때는 분명히 걷지를 못해서 휠체어를 타고 왔는데 프로그램이 끝나고는 휠체어 없이 자기 발로 걸어서 나간 것이다. 이러니 사람들이 얼마나 놀랐겠는가?

이 관절염 환자가 우리 천연치유 프로그램에 참여해 2주 만에 나았다는 소문이 퍼지자 금세 몇 십 명의 사람들이 몰려들었다.

기적 같은 생즙의 효과

백납병

미국에 살고 있는 30대 후반의 한국 여성이 우리 프로그램에 참가했는데 이 여성은 당시 백납병白蠟病에 걸려 얼굴이 흰 종잇장 같았다. 백납병은 얼굴뿐만 아니라 눈썹까지도 하얗게 변하여 현대 의학으로는 손을 쓸 생각조차 못하는 불치병이다. 현대 의학에서는 이 백납을 피부병으로 판단하지만 사실 이것은 피부병으로 판단하여 해결할 문제가 아니니다. 그녀는 자신의 병 때문에 바깥출입도 못하고 너무나 괴로워했다. 이 여성이 수련원에 찾아와 프로그램대로 따라하면 고칠 수 있느냐고 묻기에 참여하다 보면 원인을 알 수 없는 많은 병들이 치료되는 경우가 많으니 한 번 도전해 보자고 했다.

프로그램을 시작한 지 5일째 되던 날 아침, 그녀의 눈썹이 까맣게 변해 있는 것이 아닌가? 얼굴은 종잇장처럼 흰데 눈썹이 까맣게 변하니 얼마나 뚜렷하게 보였겠는가? 게다가 정작 본인은 눈썹 색이 변한 사실조차 모르고 있었다. 같이 교육을 받던 사람들이 알아보고는 놀라서 얘기를 해주니 그제야 뛰어가서 거울에 자신의 얼굴을 비춰보고 눈썹이 까맣게 변한 사실을 알게 되었다. 함께 교육을 받던 사람들이 그녀에게 축하한다며 박수를 쳐주며 즐거워했다. 그다음 날부터는 한쪽 볼도 붉게 변하기 시작했고, 14일째 되던 날에는 거의 정상적인 피부를 되찾았다. 우리는 프로그램을 마치고 기념사진을 찍었다. 교포뿐만 아니라 암에 걸린 미국인 부부도 프로그램에 참가해서 놀라운 효과를 봤다. 핫 스프링스 수련원의 명성은 한국인들뿐만 아니라 현지인들에게도 점점 더 널리 알려졌다.

언니의 눈물겨운 설득

루푸스

한 번은 심한 루푸스에 걸린 한 중년 여성이 신문 광고를 보고 우리가 운영하는 프로그램에 참여했다. 오렌지카운티에 있는 한 교회 목사의 부인인 그녀는 루푸스가 어찌나 심했던지 피부에 반동현상까지 나타나 사람들이 보면 놀라 도망갈 정도였다. 피부의 반동현상이란 약물 등을 복용하다가 중단할 때 진물 등이 심하게 나오는 현상을 말한다. 그래서 그녀는 낮엔 사람들의 눈에 띄지 않으려고 밤에만 외출을 했고 일부러 목욕도 사람들이 없는 시간대에 가서 했다고 한다. 그녀 역시 프로그램을 시작한 지 약 3주가 지나자 피부가 아물었고, 두세 달이 지나니 피부암이 완전히 사라지면서 피부가 얼마나 깨끗해졌는지 모른다.

그녀는 자신의 피부 질환이 완치되어 너무 기뻐하면서 중증 당뇨를 앓고 있는 자신의 여동생에게 전화해서 우리 수련원에서 치료받을 것을 강권했다. 프린스턴대의 교수로 있던 그녀의 여동생은 당뇨가 매우 심했는데 인슐린 주사를 하루에 두 번씩 맞고도 당수치가 250~300mg/dℓ에 이르는 중증 환자였다. 하지만 이 교수는 중증 루푸스가 나은 언니의 모습을 직접 눈으로 보고서도 우리 프로그램을 믿으려 하지 않았다. 특히 교수의 두 남동생이 모두 의사였는데 이 동생들이 극구 반대하고 있었다. 우리 프로그램에 참여해 루푸스를 완치한 그녀는 울면서 남동생들을 설득했고, 동생들 또한 큰누나의 병이 나은 것을 목격한 데다 둘째 누나의 당뇨병 역시 현대 의학으로는 방법이 없으니 더 이상 반대하지 못하고 물러났다. 그러나 간신히 허락을 받아낸 그녀가 여동생을 데리고 우리 수련원에 오기 위해 비행기를 타려고 공항까지 왔는데 막상 의사 남동생들의 생각이 바뀌어 공항까지 누나들을 막으러 쫓아왔다. 누나 같은 중증 당뇨 환자가 거기 가서 과일주스를 먹으면 그 자리에서 죽을 수도 있다며 절대 가지 말라고 했다. 또다시 언니는 동생들에게 자신을 제발 믿어달라며 눈물로 설득했고, 결국 우리 수련원으로 여동생을 데려오는 데 성공했다.

중증 당뇨를 극복한 교수

당뇨

동생들의 만류에도 불구하고 언니를 따라 힘겹게 우리 수련원에 입소한 여교수에게는 당뇨 외에도 문제가 많았다. 1년 전에 넘어지면서 팔이 부러졌는데 당뇨가 너무 심해서 수술도 하지 못한 상태였다.

수련원에 오기 전에 병원에 가서 검사를 받았는데 넘어지면서 부러졌던 팔이 수술을 하지 못해 썩기 시작했으니 팔을 자를 수밖에 없다고 의사가 말했다. 하지만 혈당 때문에 무서워서 그 수술마저 하지 못하고 우리에게 온 것이다. 마침내 프로그램은 시작되었고, 그녀에게 모든 인슐린 주사를 끊고 아침에는 배즙을 먹도록 했다. 배즙을 받아든 여교수는 나를 위에서 아래로 훑어보았다. 마치 '이 사람이 도대체 당뇨에 대해 알기나 하는 건가?' 하는 눈치였다. 그러고는 "저는 제 방에 가서 마시겠습니다"라는 말을 남긴 채 배즙을 들고 방으로 가버렸다.

이틀째 아침에도 배즙을 건넸더니 역시 자신의 방에 가서 마시겠다며 배즙을 들고 사라졌다. 다른 분들은 생즙을 받는 즉시 그 자리에서 맛있게 마시는데 혼자서만 자신의 방에 가서 마시겠다며 생즙을 들고 사라졌다. 아무래도 수상한 마음에 같이 봉사하시는 분에게 한 번 따라가 보라고 했다. 뒤따라가서 그녀의 방문을 여는 순간 아니나 다를까 변기에 배즙을 버리고 있는 모습을 발견했다. 그다음 날 아침 나는 여교수에게 배즙을 주며 "오늘은 여기서 마시십시오. 당 문제는 전혀 걱정 안 하셔도 됩니다. 서울의 모 대학 총장 부인께서도 당뇨합병증으로 뼈만 남은 상태에 전신마비로 말도 전혀 못하시는 데다 눈은 장님이 되신 분인데 맨 먼저 도전한 것이 바로 배즙이었습니다. 그분은 2개월 후에 신문도 읽으시고 전화도 잘 받으시며 혼자서 시장에 가서 장도 봐 오실 정도로 회복이 되셨습니다"라고 말을 하니 그제야 하는 수 없다는 듯이 그 자리에서 배즙 한 컵을 다 마셨다. 그러고는 혹시 자신의 몸에 문제가 생기지나 않을까 노심초사했다. 그러나 별 문제없이 그날이 지나가자 여교수는 지금까지 갖고 있던 당뇨에 대한 생각을 서서히 바꾸는 듯한 모습을 보였다. 대부분의 당뇨 환자들은 현대 의학이나 당뇨학교에서 배운 대로 당이 높은 음식은 절대로 먹어서는 안 된다고 알고 있다. 또한 과일주스를 마시면 순간적으로 혈당이 올라가기 때문에 마시기를 꺼려한다. 의사들도 금방 핏속으로 흡수되는 과당은 위험하다며 절대 먹지 못하게 한다. 그러나 이렇게 치유 목적으로 단식을 하면서 마실 때는 다르다. 내가 이러한 논리로 설득하자 교수는 제공하는 과일주스를 거리낌 없이 마셨다. 그리고 입소한 지 나흘쯤 지나자 인슐린 주사를 하루에 두 번 맞고도 250~300㎎/㎗이던 혈당수치가 인슐린 주사를 모두 끊고도 180㎎/㎗으로 뚝 떨어졌다. 일주일 후에는 매일 8컵 이상의 과일즙을 마시면서 100㎎/㎗ 이하를 유지했다. 그 후 줄곧 당이 정상으로 조절되고 있음을 확인했고, 그렇게 성공적으로 프로그램을 마친 후에 콧노래를 부르며 집으로 돌아갔다. 퇴소 후 근황이 궁금하여 한 달이 지나서 전화를 했더니 예전에는 자기 집 앞 공원을 3분의 1도 못 걸었는데 오늘은 한 바퀴를 돌았고, 예전에는 남편이 자신보다 더 잘 걸었지만 이제는 본인이 더 잘 걷는다며 즐거워했다. 그러고 나서 또 두 달 정도가 지나 다시 전화를 했는데 이번에는 전화를 받지 않는 것이었다. 나는 혹시 잘못된 것은 아닌가 하여 몹시 걱정했는데 나중에 확인해보니 그때는 파마를 하느라 전화를 못 받은 것이라며 깔깔깔 웃었다. 이 교수는 집에 돌아가서도 매일 생즙을 먹으면서 우리가 시킨 대로 건강관리를 아주 잘했고, 그 결과 극심한 당뇨로 절망 속에 빠져 있던 그녀는 핫스프링스의 프로그램과 생즙을 통해 새로운 인생을 되찾았다. 지금도 '언니의 눈물 어린 권유는 나를……'로 시작되는 그녀가 정성 들여 써서 보내온 감사의 편지를 자주 읽곤 한다.

두 달 만에 새 삶을 찾다

근육암

하루는 60대의 한 여집사님이 찾아왔다. 이분은 몸에 뾰두라지가 났는데 아무리 약을 발라도 낫지 않았다. 여러 병원을 다녀봤지만 의사들은 금방 낫는 병이라며 걱정할 필요가 없다는 얘기뿐이었다. 그러나 한 달 정도 지나자 뾰두라지가 작은 토마토만큼 커졌고 빨리 큰 병원으로 가보시는 게 좋겠다고 했더니 가까운 곳에 있는 대학 병원에 가서 진찰해 본 결과 근육암이라는 진단을 받았다. 근육암은 매우 빨리 자라기 때문에 살아남는 사람이 거의 없을 정도로 무서운 병이다. 사색이 된 여집사님은 병원에서 수술을 해야 한다고 하는데 어떻게 하면 좋겠냐고 우리에게 물어왔다. 그러자 우리를 도와 자원봉사를 하시던 지윤아 선생이 말했다.

"집사님이 제 자신이거나 우리 가족이라면 절대 수술하지 말라고 할 거예요. 일단 수술을 했다 하면 항암치료를 할 것은 뻔하니까요!"

그러나 이런 상황에서 천연치료를 했다가 상태가 좋아지지 않으면 원망이 돌아올 수 있기 때문에 수술을 하라거나 말라거나 하는 얘기를 직접적으로 하기는 힘들다. 그 후 그 집사님은 한인 의사에게 결국 수술을 받았다. 수술하기 전에 의사가 항암치료는 할 필요가 없을 것 같다고 하기에 수술을 받기로 결정했다는 것이다. 하지만 수술한 지 사흘이 지나자 상태가 악화되었고, 병원에서는 결국 항암치료를 했다. 그 후에도 7번의 항암치료를 더 받고 나서 우리에게 찾아와 수술로 움푹 파인 자리를 보여주며 수술한 그 자리에 또 뾰두라지가 난다는 것이었다. 우리는 빨리 병원에 가서 다시 검사해 보시라고 말했고, 병원에 다녀온 그분은 울면서 전화를 걸어왔다.

"수술을 하지 말 걸 그랬어요. 의사가 항암치료도 더 이상 해주지 않고, 평소 먹고 싶었던 것 많이 먹고 편안하게 살다 가래요."

사형선고나 다름없는 의사의 얘기에 그분은 울음을 그칠 줄 몰랐다. 그 심정이 어떠했겠는가? 의사들은 근육암이 얼마나 무서운 병인지 누구보다 잘 안다. 보나마나 그 집사님도 근육암이 빠르게 온몸으로 전이되어 더 이상 치료에 의미를 가질 수가 없었을 것이다. 나는 그래도 마지막으로 한의원을 몇 군데 찾아가 보라고 했다. 성격이 까다로운 환자들은 나중에 한의사에게도 한 번 가보지 못한 것을 후회할 수도 있기 때문이다. 결국 한의원에서도 치료가 불가능했다. 그제야 집사님은 우리 프로그램에 참여하게 되었고 생즙으로 깨끗이 치료했다. 그사이에 조그만 뾰두라지는 작은 토마토 크기만큼 커졌었는데, 한 달 정도를 프로그램에 따라 생즙을 먹고 나니 그 크기가 1.5cm 정도로 작게 줄어들더니 두 달이 지나자 완전히 없어졌다. 역시 기적 같은 일이 일어난 것이다. 새 삶을 얻은 그 집사님은 매우 기뻐했고, 매일처럼 우리 수련원에 나와서 열심히 자원봉사까지 해주셨다.

삶의 마지막에서 희망을 만난 할머니

급성췌장염, 당뇨

하루는 한 할머니가 소화액이 역류해서 췌장으로 들어갔는데 그것이 썩기 시작해서 혈당이 갑자기 300~600㎎/㎗ 사이를 왔다 갔다 하고, 약을 먹어도 조절이 안 된다며 자신과 같은 사람도 치료가 가능하느냐고 물었다. 병원에서는 앞으로 5일밖에 살지 못한다고 하기에 관에 들어갈 때 입을 옷만 남겨놓고 나머지 옷과 구두, 살림살이는 모두 남에게 줘버렸다는 것이다. 그러면서 깨끗한 모습으로 관 속에 들어가기 위해서는 머리가 지저분하면 안 된다는 생각에 미용실에서 머리를 하다가 우연히 우리 수련원에 대한 소문을 들었다고 했다. 나는 지금 당장이라도 들어오시라고 했더니 고혈압과 당뇨를 앓고 있는 친구가 한 명 있는데 같이 가도 되겠느냐고 묻기에 함께 오시라고 했다.

이튿날 할머니는 친구와 함께 왔다. 실제로 얼굴을 뵈니 너무나 형편없었다. 이 두 분은 한 달 동안 프로그램을 실시하기로 했다. 병원에서 앞으로 5일밖에 못 산다는 진단을 받았다는 할머니는 계획대로 열심히 교육을 받았고, 시간이 지날수록 혈당의 심한 높낮이가 사라지더니 3주가 지나자 당이 정상 범위 내로 떨어졌다. 급성췌장염과 당뇨가 거짓말처럼 사라졌다. 더 신기한 것은 평소에 뜨거운 물을 사용하면 손바닥이 헐었었는데 이 증상도 말끔히 없어졌다.

고혈압과 당뇨를 앓고 있는 할머니의 친구분도 프로그램을 하는 동안 서서히 수치가 낮아지더니 한 달 후에 병원을 찾아가 검사한 결과, 고혈압과 당뇨가 사라졌다는 판정을 받았다. 이 할머니는 전직 대사의 부인으로 별명이 '치키타 할머니'였다. 할머니는 작은 강아지 한 마리를 키우고 있었는데 스페인어로 '치키타'는 작다는 뜻이라고 한다. 강아지가 워낙 작다 보니 동네 사람들이 작은 강아지를 키우는 할머니를 '치키타 할머니'라고 부르게 된 것이다. 치키타 할머니는 우리 수련원에 오기 전에 ○○○ 박사를 세 번이나 찾아가 교육을 받았다고 한다. 그러나 전혀 차도가 없었고, 그곳에서는 녹즙을 아예 먹지도 말라고 했다는 것이다. 여기저기 아무리 다녀봐도 병세가 호전될 기미가 없자 친구를 따라 우리 수련원까지 오게 되었고, 여기서 고혈압과 당뇨를 깨끗하게 치료했다.

관절염으로 포기한 의사의 꿈을 되찾은 의대생

관절염

내가 2년간의 미국 생활을 접고 한국으로 돌아온 후에도 지윤아 선생은 환자들을 모아서 프로그램을 계속 진행했다. 지윤아 선생은 환자들을 관리하다가 의문이 생기거나 모르는 것이 있으면 항상 나에게 전화를 해서 물었고 또 힘이 달릴 때면 내가 직접 미국으로 달려가 도와주기도 했다. 이번 사례는 지윤아 선생이 교육했던 젊은 의대생의 이야기다.

로마린다 의대 졸업을 6개월 남긴 한 의대생의 어머니로부터 전화가 왔다. 참고로 로마린다 의대는 세계 7대 의대로 손꼽힐 만큼 유명한 의과대학이다. 이 학생은 졸업이 불과 6개월밖에 남지 않았는데 관절염에 걸려 핀셋도 잡지 못하는 상황까지 악화되었다고 했다. 사실 손가락으로 핀셋도 잡지 못할 정도라면 의사로서의 생명은 끝난 것이나 다름없었다. 학생이 이렇게 고통스러워하는 것을 본 의대 교수가 약을 처방해줘서 계속 복용했는데 약을 먹을 때만 괜찮고 약 기운이 떨어지면 다시 통증이 반복되더니 이제는 약을 먹어도 통증이 계속되었다. 상황이 이렇게 되니 학생은 계속 학교를 다니는 것 자체가 무의미하다고 느껴서 졸업을 6개월 앞두고 그만두려고 했다. 그래서 학생의 어머니에게 학생을 데리고 꼭 찾아오라고 말했지만 학생은 졸업이 6개월밖에 남지 않은 데다가 공부에도 아직 미련이 남아 있었는지 금방 찾아오지는 않았다. 그 안타까운 마음을 충분히 이해하고도 남았다.

지윤아 선생은 어머니에게 프로그램을 충분히 숙지시키고 일주일에 한 번씩 관장을 시켜주고, 생즙을 직접 짜놓을 테니 일주일에 한 번씩 가져가서 냉동고에 넣어두고 학생에게 열심히 먹이라고 했다.

결과는 어떻게 되었을까? 놀랍게도 프로그램을 시작한 지 불과 두 달만에 학생의 류머티즘성 관절염은 깨끗하게 나았다! 학생도 엄마도 병원에서도 교수들도 모두 놀랐고 처음에는 믿으려 하지도 않았다. 이렇게 해서 그 의대생은 무사히 학교를 졸업했고 현재는 의사가 되어 있다.

희귀 심장판막증의 완치

심장판막증

40대 중반인 ○○ 상무님은 마라톤 동호회 회원으로 활동할 만큼 누구보다 마라톤을 좋아했는데 심장판막증에 걸려 고생하고 있었다.

병원에서는 작아진 판막을 끊고 인공 실리콘 판막을 만들어 부착하라고 권하지만 인체의 물렁뼈처럼 정확하게 안 닫히기 때문에 피가 새서 좋아하는 마라톤도 못하고 70대 노인이 걷듯이 생활해야 한다고 말했다는 것이다. 그러다가 마지막으로 자연식을 해보려고 인터넷을 검색하다가 알게 된 것이 녹즙, 생즙이었고 우리 엔젤녹즙기였다. 이분이 녹즙기를 사겠다고 문의해 왔을 때 내가 말했다.

"녹즙기를 사시는 것이 중요한 것이 아니라 병이 낫는 게 중요하고 그것이 목적이 되어야 합니다. 자세한 건강교육을 받고 프로그램을 짜서 그대로 실행에 옮기시면 짧은 기간에 효과를 보실 수 있습니다."

내 말을 들은 상무님은 즉시 부산으로 찾아오셨다. 상담은 무려 다섯 시간 이상 이어졌고 상담이 끝나자 상무님은 자신이 찾았던 희망을 발견한 듯 환한 얼굴로 말했다.

"제가 찾은 것이 바로 이런 겁니다! 오늘부터 말씀하신 대로 생즙을 열심히 먹으며 프로그램을 실천하겠습니다!"

고도의 인내력과 지구력을 필요로 하는 마라톤 동호인답게 누구보다 열심히 노력해서 꼭 건강을 되찾겠다는 자신감이 생겼다고 말했다. 그리고 우리 회사에서 가장 비싸고 좋은 녹즙기를 달라고 했다.

게다가 상담료로 30만 원을 기꺼이 지불하려고 했다. 우리는 돈을 안 받는다고 하면서 왜 돈을 주느냐고 물었더니 그가 말했다.

"서울에 가면 앞으로 제가 전화로 물어볼 것이 많은데 이 돈을 받지 않으시면 제가 미안해서 전화를 못합니다. 그러니 저를 위해서라도 꼭 받아주십시오. 제 부탁입니다."

서울로 돌아간 상무님은 철저히 단식하며 생즙만 짜서 먹기 시작했다. 부인이 재료를 사오면 직접 생즙을 갈았는데 생즙을 짜서 싸들고 다니며 회사에서도 열심히 먹었다. 저녁에 집에 들어오면 레몬관장을 하는 등 프로그램도 소홀히 하지 않았다. 이렇게 두 달이 지나자 놀라운 변화가 일어났다. 70대 노인처럼 걸으며 살아야 한다던 사람이 아무리 뛰어도 호흡곤란이 오지 않았다. 심장판막증이란 심장에서 혈액을 내보내면 그것이 역류하지 못하도록 막는 문이 작아진 희귀질병이다. 그래서 피를 뿜어내도 다시 역류한다. 현대 의학에서는 작아진 판막을 잘라내고 실리콘으로 된 판막을 이식하는데 인공적으로 설치한 이 실리콘 문은 아무리 최선을 다해도 딱 맞게 제대로 닫히지 않고 조금씩 열리는 경우가 생긴다. 이렇게 되면 피가 역류할 수밖에 없다. 상무님은 환희에 찬 목소리로 전화를 했다.

"회장님, 두 달 동안 프로그램을 해보니까 아무리 뛰어도 호흡곤란이 없습니다. 제가 다 나은 것일까요? 병원에 가서 진찰을 받아보려고 합니다."

그래서 내가 말했다.

"일단 축하드립니다만 완치되었다는 판결을 받으려면 두 달로는 부족합니다. 제 말을 들으시고 한 달만 더 하신 후에 병원에 가서 검사를 받으십시오."

"네, 회장님! 꼭 그렇게 하겠습니다!"

한 달 후, 그러니까 생즙을 먹으며 프로그램을 시작한 지 석 달 만에 그분은 자신이 수술했던 병원을 찾아가 검사를 받았다. 놀랍게도 심장 판막이 완전히 정상으로 돌아와 있었다. 또 하나의 기적이 일어났다. 과연 그 이유는 무엇일까? 이것은 현대 의학으로는 도저히 설명되지가 않는다. 그 까닭은 단순하다. 피가 맑아지면서 녹즙을 통해 충분한 영양이 공급되니까 짧아졌던 판막의 세포가 재생되어서 정상으로 회복이 된 것이다.

성장이 멈춘 아이

뇌전증(간질)

어느 인터넷 포털사이트의 건강 상담 코너에 한 아이의 엄마가 쓴 간절한 사연이 올라와 있었다.

"저희 아이는 하루에 12번씩 발작을 일으킵니다. 그래서 병원에서 처방받은 신경안정제를 매일 먹고 있습니다. 나이는 다섯 살이지만 정신연령은 5개월에서 멈춘 상태입니다. 배밀이도 안 하고, 먹는 것 외에는 말도 할 줄 모르며 엄마인 저와도 눈을 맞추질 못합니다. 찾아가는 병원마다 간질이라고 하는데 치료할 방법은 없다고 합니다. 어떻게 하면 좋을지 아시는 분이 계시면 제발 좀 가르쳐 주십시오."

현대 의학에서 말하는 간질은 전해질의 불균형, 산과 염기의 이상 등의 이유로 아무런 신체적인 이상이 없음에도 불구하고 만성적으로 발작을 일으키는 병이다. 과연 이 아이에게 나타난 발작이 간질의 증상일까?

내가 이와 같은 의문이 담긴 댓글을 올렸더니 부산 반여동에 사는 아이의 엄마로부터 전화가 왔다. 한참 통화를 하다 보니 짐작대로 간질이 아닌 것 같다는 판단이 들었고, 다른 관점으로 이 문제를 해결해야 할 것 같으니 만나서 내 설명을 들어보는 것이 좋겠다고 권했다.

아이의 엄마는 그 후로 6개월이 지나서야 나를 찾아왔다. 그동안 전국의 병원을 쫓아다니며 치료했지만 도무지 방법이 없었고 결국 지푸라기라도 잡는 심정으로 나를 찾아왔다고 했다. 상담을 하며 아이의 상태를 살펴보니 내가 생각했던 것에서 크게 벗어나지 않아 보였다.

"아이의 가장 큰 문제는 간질보다 빈혈입니다."

"빈혈이요?"

빈혈로 인해서 이런 심각한 증상들이 나타났을 거라고는 생각지도 못했고, 그 어느 병원에서도 발작의 원인이 빈혈이라는 말을 들어보지 못했기 때문이었는지 아이의 엄마는 매우 놀라는 눈치였다. 다섯 살짜리 아이가 생후 5~6개월에서 성장이 멈추고, 하루에도 12번씩 발작을 일으켰던 원인이 단순한 빈혈 때문이었다고 한다면 누구나 선뜻 믿기가 어려울 것이다.

"우리 아이가 왜 빈혈인가요?"

아이 엄마가 못 믿겠다는 얼굴로 물었다.

"아이가 빈혈인 것은 어머니와 관련이 있습니다."

"저하고요?"

나는 그 이유를 설명해 주었다. 아이를 임신하면 엄마의 몸은 칼슘이 많이 부족한 상태가 된다. 피도 산성이 되고 저항력이 몹시 떨어져서 체내에 독이 쌓인다. 엄마의 몸이 이렇게 되면 아기는 몸속에 상당한 양의 독을 지닌 채 태어나게 된다. 이것을 일반적으로 우리가 '태열胎熱'이라고 부른다. 태열은 그 증상이 심한 아기와 약한 아기가 있는데, 여기에 칼슘까지 부족하면 신경이 극도로 예민해지고 혈액도 산성화되어서 혈액을 생산하는 데 큰 지장이 생긴다. 게다가 소화력도 약해져서 몸은 더욱 독으로 중독되고, 피는 극도로 오염되어서 뇌에 혈액순환 장애가 발생하기 때문에 간질과 비슷한 발작 현상을 일으키는 것이다.

이러한 상태로 태어난 아기는 간이 정상적으로 성장하지 못해서 간 기능이 현저하게 떨어진다. 이처럼 칼슘이 부족한 데다가 간 기능까지 떨어지면 골수가 약해지고, 혈액을 제대로 생산하지 못해서 피가 모자라게 되면 순환 장애를 일으키며, 영양분과 산소를 운반하는 능력도 떨어진다. 이런 증세가 계속되면 뇌는 영양분과 산소 공급의 결핍으로 간질과 비슷한 증상을 나타낸다. 이 때문에 아이가 자주 경련을 일으키고 발육 상태 또한 다른 아이들보다 매우 늦어지게 된 것이다. 검사 결과 아이의 증상을 간질로 판단한 의사는 당연히 신경안정제를 처방할 수밖에 없었고 생후 5개월부터 5년간 신경안정제를 복용한 상태였다. 그렇지 않아도 신경이 둔해서 발달 상태가 느린 아이에게 처방받은 신경안정제를 치료약인 양 오랜 기간 먹였으니 아이의 정신 발달은 아예 정지돼 버렸을 게 뻔하다. 게다가 아이는 날마다 죽을 먹고 있었는데, 죽을 먹다가도 자주 기절을 했다고 한다. 혼수상태가 아니라 순간적으로 깊은 수면에 빠지는 기면상태嗜眠狀態에서 2분쯤 후에 깨어나 다시 죽을 먹는다는 것이다. 나는 아이의 상태를 더 자세하게 점검하기 위해 혈압을 쟀다. 수축기 혈압이 86mmHg, 확장기 혈압은 52mmHg로 극심한 저혈압을 보였다. 이 저혈압은 극심한 빈혈에서 오는 것으로, 이렇게 저혈압이 심할 경우에는 밥을 먹다가 기절할 수가 있다. 저혈압 환자가 식사를 하면 뇌를 포함하여 몸 전체를 돌던 혈액이 소화를 위해 한꺼번에 위로 몰리는데 이때 뇌에 겨우 공급되고 있던 혈액은 순간적으로 더 부족해지고, 이 혈액의 부족이 산소결핍을 가져오기 때문이다. 다음으로 측정한 맥박에서도 문제가 있었다. 맥박은 보통 분당 75회가 정상인데 이 아이는 109회로, 정상보다 무려 45%나 높았다. 아이의 수축기 혈압은 정상인 110mmHg보다 21.8%가 낮았고 이완기 혈압은 정상인 80mmHg보다 35%가 낮은 데 비해 맥박은 무려 45%나 높았던 것이다.

이 수치들은 무엇을 의미할까? 피의 양이 부족하여 수축기 혈압이 정상보다 낮은 상태가 되면 각 장기, 특히 뇌에 혈액이 부족하여 신진대사에 큰 장애가 발생할 수 있기에 뇌는 이것을 해결하라고 심장 박동을 더 빠르게 하라는 명령을 내렸고 그에 따라 맥박이 빨라진 것이다. 따라서 빠른 맥박이 도와주지 않았더라면 이 아이에게는 아마 더 큰 문제가 생겼을지도 모른다. 그러나 계속되는 심장의 빠른 박동은 심장 근육에 큰 부담을 주고 부정맥을 초래해서 자칫하면 심장이 멎을 수 있는 가능성을 항상 내포하고 있기 때문에 위험하다. 빈혈로 인한 혈액의 부족 또한 위장 기능을 떨어뜨리기 때문에 음식물을 먹어도 소화가 힘들고, 장에서는 소화되지 않은 음식물이 유해균에 의해 부패되어서 독소를 만들어낸다. 그래서인지 이 아이는 유난히도 방귀를 많이 뀌었다. 이처럼 인체 각 기관의 메커니즘만 알면 질병의 원인은 쉽게 알 수가 있지만 이런 상호작용을 모르기 때문에 불행이 생긴다.

"이제 이해가 되십니까?"

내 설명을 들은 아이의 엄마는 얼굴이 파랗게 질려 어쩔 줄을 몰라 했다. 아이 때문에 많은 병원을 다니며 의사들을 만났고 또 그동안 보고 들은 의학적 상식이 풍부해서인지 이해도 빨랐다.

"원장님, 그럼 이제 어떻게 해야 할까요?"

“당장 이 아이에게 필요한 것은 몸이 피를 많이 만들 수 있도록 해주는 것과 에너지를 보충하는 일입니다.”

그동안 아이가 복용해온 신경안정제가 해독하는 데에 오히려 방해가 되기 때문에 과일즙부터 먹이도록 권해주었다. 녹즙에는 미량의 탄수화물이 들어 있어서 채소 생즙生汁 한 가지만 마셔도 소화·흡수시키는 것이 무리인 현재 상태에서는 과즙부터 시작해야 했다. 과당은 소화가 필요 없이 곧바로 핏속에 흡수되기 때문에 30분에 한 번 소화가 가능한 정도의 양을 먹이고 생즙은 1시간 간격으로 먹이라고 조언했다. 또한 아이에게 먹이는 죽의 양을 절반 이하로 줄이라고 했다.

소화 기능이 크게 떨어져 있는 상태에서 죽을 많이 먹으면 소화되지 못한 죽이 장에서 부패하여 독소를 만들고 혈액을 오염시키기 때문이다. 이렇게 피가 산독화酸毒化되면 혈액 생산에 장애가 되고 혈액의 수명이 짧아져서 빈혈을 더 재촉하게 되며 저혈압이 지속돼 혈액순환 장애를 유발한다. 아이의 엄마는 내 말대로 꼭 실천하겠다며 집으로 돌아갔다. 그리고 사흘 후, 기쁨에 가득 찬 목소리로 나에게 전화가 왔다.

“원장님, 놀라워요! 아이가 정말 많이 쾌활해졌어요!”

엄마는 아이에게 더 이상 약을 먹이지 않고 내가 말한 그대로 실천했다고 했다. 그로부터 닷새가 지나 또 전화가 왔다.

“원장님, 아이의 방귀가 줄어들고 피부가 좋아지기 시작했어요. 저랑 눈도 맞추고 배밀이도 해요!”

일주일이 지나자 하루에 12번 이상 계속되던 아이의 발작은 멈줬다. 그리고 한 달 뒤, 아이의 기력이 다소 회복된 듯해서 레몬 관장과 숯가루 관장을 하고 손발을 뜨겁게 하는 수족탕手足湯을 해주라고 했다. 부모는 내 말에 충실히 따랐고, 아이는 언제 그랬냐는 듯 몰라보게 건강을 회복해 가고 있다.

간肝세포와 뇌腦세포도 충분히 재생될 수 있다

간농양, 척수소뇌증

십여 년 전까지만 해도 현대 의학에서 간세포는 절대로 회복되지 않는다고 했지만 나는 이미 그에 대한 치료 경험을 갖고 있었다. 대구에 사는 30대 초반의 한 여성은 대학병원에서 간 문제로 수술을 하기 위해 배를 절개했는데 간의 염증으로 고름이 생기는 간농양肝膿瘍이 있었다고 한다. 그녀의 간은 이미 5분의 4가 썩은 상태여서 회복하는 것 자체가 불가능한 상황이었다. 수술이 무의미하다고 느낀 의사들은 수술을 포기하고 환자를 퇴원시켰는데 한 지인의 소개로 이분과 상담을 하게 되었다. 나와 상담을 진행한 후, 채소와 과일 생즙을 먹으며 천연치유를 시작한 지 1주일 만에 그녀의 몸은 하루가 다르게 건강을 회복했고, 3개월이 지나 수술을 포기한 병원에 다시 찾아가 검사를 받아본 결과, 썩어서 없어졌던 간이 100% 회복되어 있었다. 검사결과를 본 의사들도 깜짝 놀라며 혹시 쌍둥이가 아니었느냐고 물을 정도였다고 한다. 한 번 파괴된 뇌세포에 관해서도 현대 의학에서는 절대 회복하지 못한다고 주장하지만 나는 뇌세포도 얼마든지 회복될 수 있다고 본다.

전남 담양에 사는 44세의 전직 경찰관은 2005년 서울대병원에서 '척수소뇌증'이라는 판정을 받았다. 소뇌의 운동 중추가 줄어들어서 걸음도 제대로 못 걷고, 앉았다 일어서는 것조차 매우 힘들어 했다.

게다가 말도 둔해지고 눈은 사시斜視가 되어 갔다. 이분도 채소와 과일 생즙을 먹으며 천연치유를 하자마자 걷기가 부드러워졌고 앉았다 일어서는 것이 편해졌으며 혈압도 좋아졌다. 현재도 소뇌가 점점 회복되어 가고 있다.

생즙 두 컵으로 알레르기를 극복한 의사

알레르기

나는 1990년대에 건강 카운슬러 양성을 위해 중국 하얼빈시에 간 적이 있다. 그곳에서 보름 동안 12명의 중국인 의사들을 교육했는데 막상 중국 안에 들어가서 중국을 바라보니 이것이 하나님께서 나에게 준 기회라는 생각이 들었다.

당시에 서구 민주주의국가들은 자유경쟁을 통해서 경제는 크게 발달했지만 문화적으로는 상당히 퇴폐해 있었다. 반면 중국은 각종 통제에 묶여 있다 보니 서구 국가들에 비해 그 문화가 오염되지 않고 순수한 편이었다. 그러나 또 한편으로는 중국의 모습이 마치 냉동실에 보관된 고기와 같이 느껴지기도 했다. 냉동실에 들어가 있는 고기는 잘 썩지도 않고 안전하지만 냉동실에서 나오는 순간 부패가 더 빨리 진행된다. 나는 자유경쟁 체제가 자리 잡아서 중국인들의 식생활문화가 오염되기 전에 하루라도 빨리 천연치유법을 보급하고 싶었다.

내가 중국에 간 까닭은 이런 문제를 안고 있는 중국을 보았기 때문이다. 12명의 중국인 의사들과 보름을 지내는 동안 단식을 하고 생즙만 마시며 관장을 하는 프로그램을 직접 실천했다. 교육 첫날에 오리엔테이션을 마치자 여의사 한 명이 나에게 찾아와서는 자신은 이 프로그램을 그만두고 집으로 돌아가겠다고 했다. 그래서 내가 왜 그러느냐고 물었더니 자신은 어릴 때부터 생것에 대한 알레르기가 있어서 야채나 과일을 못 먹는다는 것이었다.

"저는 생것만 먹으면 눈이 토끼 눈처럼 빨갛게 변하면서 정신을 잃고 쓰러집니다. 그래서 자신이 없습니다."

그녀는 정말 특별한 사람이었다. 그래서 내가 그녀에게 말했다.

"그래요? 그럼 아주 잘됐습니다!"

"네?"

여의사는 눈이 동그래지면서 나를 쳐다보았다. 그만두고 집으로 돌아간다고 하면 내가 붙잡을 줄 알았는데 '잘됐다'는 대답을 어서 돌아가라는 의미로 받아들인 모양이었다. 하지만 내 대답은 그런 의미가 아니었다.

"알레르기는 가장 중요한 인체의 질병 중의 하나이며 질병의 기초입니다. 현대 의학에서는 난치병이지만 천연치유로는 치료하기가 쉽습니다. 그럼 이것부터 해결하면 되겠군요. 가장 기초 질병인 알레르기 하나를 못 고친다면 여러분이 나가서 누구에게 무엇을 고친다고 말할 수 있겠습니까?"

그녀는 반신반의하면서 조심스럽게 말했다.

"그럼 한 번 해보겠습니다."

나는 생것 알레르기를 가진 여의사를 비롯하여 프로그램에 참여한 모든 교육생들에게 알레르기에 대한 특별교육을 실시했다. 그리고 배즙을 한 컵씩 마시도록 권했다. 그러자 여의사는 알레르기 증상이 나타날까 봐 겁이 나서인지 배즙을 마시지 못하고 우물쭈물했다. 나는 염려하지 말고 마시라고 했다. 설령 무슨 일이 일어나더라도 어떻게 일어날지 알고 있으며 거기에 대한 대책도 마련되어 있으니 걱정할 필요가 없다고 했다. 그러자 그녀는 기분이 언짢았는지 얼굴을 찌푸리며 배즙을 다 마셨다. 그리고 계속 거울 앞을 왔다 갔다 하면서 불안해 하는 기색이었다. 나 역시 그녀의 상태가 궁금해서 유심히 살펴봤더니 아니나 다를까 두 눈이 점점 핑크빛으로 변하기 시작했다. 하지만 그 후로 1시간이 지나도 그녀는 쓰러지지 않았다. 1시간이 더 흘러서 나는 또 생즙을 가져오라고 하여 그녀에게 건넸다. 두 번째 즙을 마신 후 30분 정도 지나니 핑크빛이었던 눈이 다시 하얗게 바뀌었다. 두 번째 즙을 마시면 더 빨갛게 변할 줄 알았는데 다시 정상적인 상태로 돌아온 것이다. 나는 의사들을 모아놓고 그녀의 눈이 왜 이렇게 될 수밖에 없는지를 설명했다.

"이분이 만약 야채를 씹어서 먹었다면 평소처럼 문제가 생겨서 병원에 실려 갔을지도 모릅니다. 하지만 생즙으로 먹었기 때문에 괜찮은 것입니다."

나의 이 같은 발언에 의사들은 놀라며 웅성거렸다.

"그 이유가 무엇입니까?"

"이유는 간단합니다. 이분은 생것에 대한 알레르기가 있기 때문에 만약 야채를 씹어서 먹었다면 몸에서 소화, 분해, 흡수되는 시간이 길어서 그사이에 알레르기 반응을 일으켰을 것입니다. 그러나 생즙은 이 과정이 없기 때문에 몸속에 들어가자마자 해독부터 한 것입니다. 즉, 혈액을 해독해서 저항력을 끌어올린 것이지요. 그래서 첫 번째 마셨을 때는 약간의 반응을 일으켰지만 두 번째 마셨을 때는 알레르기 반응을 일으킬 필요가 전혀 없었던 것입니다."

그러고 나서 이틀 뒤에 여의사는 나머지 의사들이 모인 자리에서 오늘로서 자신의 생것 알레르기가 완치되었다고 선언했다. 의사들은 그녀에게 박수를 보내며 축하해주었고 그 후에 그녀는 다른 의사들과 똑같이 단식과 관장을 하고 매일 18컵의 과일즙과 채소즙을 마셨다. 그 뒤로도 보름 동안 아무리 생즙을 많이 마셔도 그녀의 몸에서는 한 번도 알레르기 반응이 일어나지 않았다. 이 정도면 완치라고 부를 만하지 않은가? 생즙만 마셨을 뿐인데 그녀는 자신이 평생 동안 갖고 있던 생것에 대한 알레르기를 완전히 치료했다. 그러나 이 사례를 놓고 많은 분들이 오해하지 않기를 바란다. 모든 알레르기가 그녀처럼 생즙 두 컵에 치료되는 것은 아니다. 사람에 따라 차이는 있지만 사실 오십보백보의 차이가 있을 뿐이다. 이처럼 내용을 제대로 알고 나면 병은 더 이상 병이 아니다. 알레르기 반응은 내 몸이 적으로부터 자신을 보호해 달라는 신호일 뿐이다. 그러나 이것을 적절한 방법으로 치료하지 않고 방치하면 간 기능이 저하되고 저항력이 떨어진다.

아버지를 살린 딸들의 효심

대동맥 폐쇄증

경남 사천에 사는 70대 초반의 어르신이 딸들과 함께 나를 찾아온 적이 있다. 서울에 살고 있는 딸들은 아버지의 다리가 시커멓게 썩어가고 걸음조차 걷기가 힘들어지자, 서울의 큰 병원에 모시고 가서 검사를 받았는데 거기서 '대동맥 폐쇄증'이라는 진단을 받았다고 한다. 대동맥 폐쇄증이란, 혈관이 막혀 다리에 혈액이 잘 통하지 못하고 산소와 영양분이 공급되지 않기 때문에 조직이 서서히 썩어가는 괴저壞疽 현상을 말한다. 일단 병원에 입원해서 치료를 받았지만 차도는 없었고 발부터 허벅지까지 점점 더 시커멓게 변해서 절단하는 방법밖에는 다른 해결책이 없다는 통보를 받았다. 사실 현대 의학에서 이런 질병은 다리를 절단하는 것 말고는 다른 대책이 없다. 대동맥 폐쇄증은 동맥혈관 속에 스케일이 쌓이고 콜레스테롤과 적혈구가 응혈을 이루면서 동맥과 정맥이 대량으로 막혀 피가 통하지 못하는 증상이다. 당뇨가 심해지면 혈액이 끈적끈적해지고 심장에서 가장 먼 부위인 다리와 발끝까지 혈액이 잘 돌지 못하고 결국은 발가락부터 썩기 시작하여 점점 위로 올라오지 못하게 절단하듯이, 대동맥 폐쇄증도 마찬가지로 절단 외에는 방법이 없는 것이다. 그러나 여기에 대한 해답은 천연치유 요법에서 찾을 수 있다. 아버지를 생각하는 효성이 참 인상 깊었던 딸들은 내가 가르쳐준 대로 레몬 관장을 하고 날마다 대량의 생즙을 드시도록 도왔다. 그리고 아버지의 썩어가던 다리가 변화하는 모습, 관장을 할 때 나오는 변 등을 사진으로 찍고 내용도 상세히 써서 내게 메일로 보냈다. 첫 번째 관장을 했을 때는 고추장 알갱이 같은 것들이 엄청나게 나왔고, 두 번째 관장에서도 알갱이들이 많이 보였다. 첫 번째 관장 때는 관장 액을 주입한 지 몇 시간이나 지나서야 변을 봤는데 두 번째에는 1시간 반 정도 후에 일을 보셨다고 했다(혈압 125/75mmHg, 맥박 76). 한 달 후, 이분의 증상은 어떻게 변했을까? 서울에 사는 이 분의 딸이 보내온 메일 내용을 그대로 소개한다.

"발가락의 상처는 두 번째 발가락에 시커멓게 보이는 부분만 남아 있고 나머지는 모두 좋아진 상태이며 발가락 끝이 아프던 것도 많이 좋아지셨다고 합니다. 발톱 부분은 아직 통증이 남아 있어서 누르면 아프시다고 합니다. 앉거나 누워 있을 때는 오른쪽과 색깔이 거의 같지만 서 있거나 활동을 할 때는 좀 붉은색으로 차이가 납니다. 예전에 아픈 다리는 붉기보다 시커멓게 색이 죽은 느낌이었어요. 지금까지는 저희 집에서 모시며 마무리를 하고 언니 집으로 옮기셨습니다. 이후의 자료는 언니가 보내드리게 될 것 같습니다."

참 효심이 깊고 현명한 딸들이었다. 만약 나를 찾아오지 않고 병원에서 하라는 대로 다리 절단 수술을 받았다면 지금쯤 어떻게 되었을까? 다리를 절단한다고 해서 해결이 되면 다행이지만 체내 환경이 대동맥 폐쇄증을 불러올 만큼 이미 오염되어 있기 때문에 다리의 문제를 해결하더라도 뇌, 심 장, 폐, 신장 등 각종 장기에 같은 증상이 또 나타날 수 있다. 그러나 관장과 생즙, 단식을 통해서 몸속의 독소를 없애고 체내환경을 깨끗하게 만들었기 때문에 이후로 올바른 식습관만 유지한다면 얼마든지 건강하게 사실 수가 있는 것이다. 이 사례를 보면 보호자의 판단과 역할이 이렇게도 중요하다는 것을 새삼 느낄 수가 있다.

난치의 병에서 완치된 30대 여성

자반증

어느 날 나에게 전화 한 통이 걸려왔다.

"안녕하세요. 여기는 여순데요, 한 가지 여쭤볼 것이 있어서 전화했습니다."

"예, 말씀하십시오."

"다름이 아니라 몇 년 전이지요. 제 친구 한 사람이 병원에서 다리를 절단해야 한다고 했는데 어느 날 보니까 다리가 멀쩡해져서 게이트볼을 치러 다닙니다. 그런데 제가 그 친구와 똑같은 병이랍니다. 어떻게 해야 합니까?"

"그렇습니까? 그렇다면 좋은 친구분을 두셨습니다. 그 친구분께 어떻게 치료했는지 물어보시고 그대로 하십시오. 그러면 어렵지 않게 회복될 수 있을 겁니다."

"아! 예, 감사합니다."

천연치유란 이렇게 쉽고 간단하다. 한 번 경험한 사람은 누구나 가르칠 수 있다. 어렵고, 복잡하고, 이름도 이해할 수 없는 약도 없고 굳이 대단한 실력을 가진 박사가 아니더라도 얼마든지 해결할 수가 있다.

자반증紫斑症에 걸린 30대 한 여성이 있었다. 자반증이란 피내, 피하, 점막 밑에서 모세혈관이 전신에 다발적으로 터져 출혈이 나타나는 것으로 이 증상이 나타나면 피부에 붉은 점인 홍반과 보라색 점인 자반이 생긴다. 이 자반증은 혈관 밖으로 적혈구가 유출되면서 발생하는 것이기 때문에 홍반이나 자반이 쉽게 사라지지 않고 가려움증과 건선乾癬을 동반한다. 미국에서 공부 중인 그녀는 서양식 식사와 일주일에 3~4일을 밤샘할 정도의 과도한 공부로 인한 육체적, 정신적 스트레스 때문에 온몸에 자반증이 온 것이다. 당연히 온몸이 가려운 데다가 피부 껍질까지 벗겨지고 올록볼록한 것들이 계속 튀어 나왔다.

이런 질병이 더욱 악화되면 루푸스(홍반성낭창)가 되고, 더욱 심해지면 전신성 홍반성낭창이라고 하는 전신의 모든 세포들이 녹아내리는 무서운 질병으로 변한다. 현대 의학에서는 자반증을 '자가면역 질환'이라고 해서 백혈구가 자신의 정상적인 모세혈관을 파괴하여 출혈이 일어나는 질병으로 보고 있다. 그래서 모세혈관의 파괴를 막기 위해 백혈구(저항력)를 약화시키는 약을 처방한다. 저항력이 떨어져 생긴 질병에 백혈구를 약화시키는 약을 주입하면 결과는 뻔하지 않은가? 그래서 난치병이라고 하는 것이다.

하지만 이 문제에 대한 나의 관점은 정반대다. 혈액이 각종 독으로 오염되면 이로 인하여 간 기능이 저하되고, 독으로 인해 발생한 활성산소가 전신을 돌면서 혈액과 혈관벽 또는 기관의 세포들을 파괴하고, 혈관벽 세포를 분해하기 때문에 새로운 세포로 대체해야 하는 문제가 발생한다. 그러나 오염된 몸과 저하된 간 기능은 새로운 세포를 만들 수 있는 능력을 잃어버리고, 백혈구에 의해 병든 세포의 분해가 일어날 때 혈액의 누수가 일어날 수밖에 없다. 이것이 혈관염이며 자반증이다. 거꾸로 원인을 파악하면 모든 것이 해결될 것은 너무나 당연하다. 원인은 바로 독에 의한 혈액의 오염과 저항력의 저하다.

나는 그녀에게 담석 관장과 항산화제와 해독제가 풍부한 녹즙과 과일즙을 18컵 이상 마시라고 권유했다. 그리고 천연의 법칙에 맞는 식생활을 하도록 조언했다. 결국 2개월이 되기 전에 완치가 되었고 지금은 아주 건강하게 잘 살고 있다. 이 사람에게 다시는 자가면역질환이란 없을 것이다. 창조주께서는 인류가 회복될 수 없는 질병으로 인해 평생을 고생하다가 고통 속에서 죽기를 원치 않으시기에 너무나 간단하고 쉬운 방법으로 회복의 길을 마련해 놓으셨음을 느낄 수 있었다. 아이러니하게도 사람들은 너무나 쉽고 간단한 것은 믿어지지가 않는 모양이다. 그 방법이나 재료가 놀랄 만큼 비싸거나 구하기가 어렵거나 특별히 유명해야 비로소 믿음이 가는 것 같다.

광야에서 이스라엘 백성이 뱀에 물려 죽어갈 때 모세는 놋 뱀을 만들어서 많은 사람이 동시에 볼 수 있도록 장대 끝에 매달아 놓도록 지시를 받았다. 고개를 들어서 단지 그 놋뱀을 쳐다보기만 하면 누구나 즉시 살아나도록 허락되었음에도 불구하고 고개를 드는 간단한 수고를 하지 않아서 결국 믿음이 없는 사람들은 다 죽었다는 성경의 내용은 오늘날에도 많은 사람들에게 적용되는 것 같다. 자반증은 단순히 오염된 핏속에 생긴 활성산소가 혈관벽을 파괴해서 생기는 것이며 이것은 피를 맑게 해주어 활성산소를 제거하면 해결된다. 현대인의 질병 중에 약 90%(암, 동맥경화증, 당뇨병, 뇌졸중, 심근경색증, 간염, 신장염, 아토피, 파킨슨병, 자외선과 방사선에 의한 질병)가 이 활성산소와 관련된 것들이다.

두 달여 만에 완치된 간암 말기의 환자

간암

광주의 한 교회 목사님으로부터 녹즙기에 대한 문의 전화가 왔다.

녹즙기가 필요하시다기에 그 이유를 물었더니 신도 한 분이 간암 환자인데 생즙이 좋다고 해서 그분을 돕기 위해서라는 것이다. 환자를 도우려는 마음이 너무 고마워서 직접 찾아가 녹즙 먹는 방법에 대해 자세히 설명해드리고 싶다고 하니, 그렇다면 교회 성도들을 모아 놓을 테니 강의를 부탁한다면서 약속 날짜를 잡았다. 나는 약속한 날 아침 일찍 직원 한 명을 데리고 광주로 출발했다. 비록 녹즙기를 주문한 사람은 목사님 한 분이었지만 여러 사람이 모일 테니 찾는 사람이 더 있을까 싶어 여분으로 몇 대를 더 준비했다. 도착한 곳은 비교적 작은 교회임에도 3백 명이 훌쩍 넘어 보이는 사람들이 모여서 나를 기다리고 있었다. 서둘러 점심을 먹고 오후 1시부터 강의를 시작했는데 어찌나 분위기가 진지하던지 한 시간, 두 시간, 세 시간, 네 시간……, 그렇게 밤 9시가 다가오는데도 어느 한 사람 집으로 돌아갈 생각조차 하지 않고 집중하는 것이었다. 그러나 강의를 더 계속할 수가 없어 밤 9시 정각에 강의를 끝냈다. 무려 8시간의 롱런이었다. 내 자신도 그렇지만 그 긴 시간 동안 꿈쩍도 않고 자리를 지킨 신도들이 더 대단하다고 느껴졌다.

저녁을 먹으러 밖으로 나와 승합차 안을 살펴본 나는 깜짝 놀랐다. 여분으로 가져온 녹즙기가 한 대도 남아 있지 않은 것이다. 알고 보니 강의 도중에 신도들이 녹즙기가 모자랄까 봐 화장실에 가는 척하며 미리 녹즙기를 구입해간 것이었다. 그다음 날 필요한 양을 더 보내야 할 정도로 사람들의 관심이 뜨거웠고 녹즙기에 대한 인기도 폭발적이었다. 그렇게 강의를 마치고 늦은 밤이 되어서야 떠나려고 하는데 목사님이 무척 아쉬웠던 모양이었다.

"사장님, 제 처를 보낼 테니 좀 더 자세히 가르쳐주십시오."

"그렇게 하십시오."

그래서 사모님은 사흘 동안 우리 집에 머물며 생즙과 녹즙기, 치유 프로그램, 기타 건강법 등을 배워서 그 간암 환자를 배운 대로 직접 돌봤다고 한다. 50대 남성은 암의 크기가 무려 12㎝인 간암 말기 환자였다. 이 정도면 암의 크기가 매우 커서 회생을 기대한다는 것 자체가 무리였지만, 환자는 불과 두 달 정도 생즙을 먹으며 프로그램을 실천한 결과 12㎝나 됐던 암이 거짓말처럼 깨끗하게 사라졌다.

과연 이런 일이 가능한 것일까? 환자는 물론 목사님과 사모님도 놀랐고 내 자신마저도 놀랐다.

"세상에 이런 일이 있을 수 있을까요?"

"기적입니다. 기적! 사모님께서 정성을 다하신 덕분입니다."

그 환자는 언제 간암을 앓았느냐는 듯 컨디션도 최상을 되찾아서 몸이 날아갈 것처럼 가볍다고 했다. 암이 없어졌다는 사실이 너무 기쁜 나머지 검사를 받기 위해 다시 병원을 찾아갔더니 간암이 감쪽같이 사라진 것이 의아했는지 간암 판정을 했던 의사가 오진이었을 가능성이 높다는 말을 했다는 것이다. 의사의 말도 이해가 된다. 두 달여 만에 12㎝의 간암이 갑자기 사라졌다는 것은 도저히 누구도 이해할 수 없는 일이기 때문이다. 그러나 간암은 분명 오진이 아니었다.

그 환자는 간암 말기 상태라는 말이 믿기지 않아 한두 병원에서 진찰을 받아본 것도 아니었고, 가는 병원들마다 간암 말기라는 판정을 내놓았기 때문이다. 아무튼 간암이 오진일 가능성이 크다는 의사의 말에 환자는 '그럼 그렇지!' 하면서 맥이 풀렸고, 이제는 생즙을 만들기도 귀찮은 데다 먹기도 싫었던 마음에 그날로 녹즙을 바로 끊어 버렸다고 한다. 그리고 이튿날 잔칫집에 가서 암 발병 이후 전혀 입에 대지 않았던 고기와 부침개를 먹고 집으로 돌아와 곧바로 숨을 거두고 말았다고 한다.

왜 이런 일이 일어났을까? 놀라운 일이지만 실제로 암 환자들에게서 이런 일은 빈번하게 발생한다. 어이없게도 이 사람이 세상을 떠나게 된 것은 그동안 생즙으로 몸의 조화를 잘 이루며 회복되어 가는 중에 오진이라는 말을 듣고 소화가 어떻게 되든지 상관없이 그동안 참아왔던 음식들을 먹은 데에 그 이유가 있다. 소화하기 힘든 음식물이 갑자기 위와 장에 들어오면서 소화가 되지 않은 음식물들이 썩기 시작했고, 그로 인한 맹독이 순간적으로 온몸에 퍼져서 손 쓸 겨를도 없이 사망에 이르게 된 것이다.

우리 집사람 역시 비슷한 경험을 한 적이 있다. 집사람이 어느 날 운동을 하다가 넘어져서 심한 타박상을 입었다. 그래도 크게 다치지 않은 것을 확인하고 나는 회사에 출근했다. 3월 중순이라 그리 춥지도 않았는데 집사람은 몸이 춥다고 하소연했다. 독이 생기면 인체는 독을 배출하기 위해서 몸에 열을 내고, 그로 인한 오한이 날 수도 있기에 아침에 다치면서 놀라고 타박상을 입으면서 몸에 독이 발생하여 나타난 증상들인 것 같다는 판단으로 집에 가면 뜨거운 물에 몸을 풀게 하고 해독시켜 주어야겠다고 생각했다. 저녁 5시에 생채소 비빔밥을 맛있게 먹고 1시간쯤 지나니 집사람이 갑자기 머리 뒤가 쪼이듯이 아프다며 어찌할 줄을 몰라 했다. 갑자기 소변이 마려워 급히 변기에 앉았는데 소변이 나올 듯하면서도 나오지 않는다며 쩔쩔맸다. 평생을 함께 살면서 아프다는 소리도 못 지를 만큼 허둥대는 아내의 모습은 그때 처음 봤다. 억지로라도 4~5번 정도 토하게 한 뒤 따뜻한 물에 숯가루 2스푼을 가득 타서 2번을 먹이고 또 토하게 한 후에 3번째 숯가루를 먹이고 나니 겨우 진정이 되어서 가까스로 급한 상황을 넘길 수 있었다.

컨디션이 좋지 않을 때의 급체는 빨리 응급처치를 하지 않으면 죽을 수도 있다는 것을 아내를 통해 경험하게 되었다. 더구나 암 환자였으면 오죽했겠는가? 실제로 옛날에 시골에서 아이들이 급체하여 죽는 것을 본 일이 있다. 시골은 병원도 멀고, 응급처치법을 아는 사람이 적기 때문에 그럴 수밖에 없겠다는 생각이 든다. 이런 때를 대비하여 해독 기능이 있는 숯가루를 물에 타서 마시거나 뜨거운 물에 몸을 담그는 응급처치법을 알아둘 필요가 있다. 응급처치를 하지 않으면 병원에 가는 동안 위험해질 수 있다. 한 번 환자였던 사람은 최소 2~3년은 음식이든 스트레스든 항상 조심해야 한다. 아무리 좋은 채식도 몸 컨디션이 좋지 않은 상태에서는 조금만 과해도 소화불량으로 이어질 수 있다. 소화불량은 독을 생산하고 강약에 따라 증상이 급박해질 수도 있으니 되도록 빨리 해독시키는 것이 중요하다. 나 자신은 물론 가족들 중에 건강이 좋지 않은 사람이 있다면 병원에서 시키는 대로만 하지 말고 인터넷이나 건강 관련 책 등을 활용하여 자연치유법을 익혀두는 것이 좋다. 이것은 재산 못지않게 중요하다. 나 역시도 처음부터 전문가는 아니었다. 몸이 아프다 보니 이것저것 다 해봐도 잘 회복되지가 않아서 지인의 소개로 자연요법을 배우게 되었고, 독학으로 환자를 돌보면서 익혔다. 내 지식의 80% 정도는 환자에게서 배운 것이다. 내 병만 나았다고 주변을 모르는 척하지 않고 계속 돕다보니 오히려 내가 더 많은 복을 받게 된다는 것을 알게 되었다. 그래서 천연요법을 실천하라고 권하는 바이다.

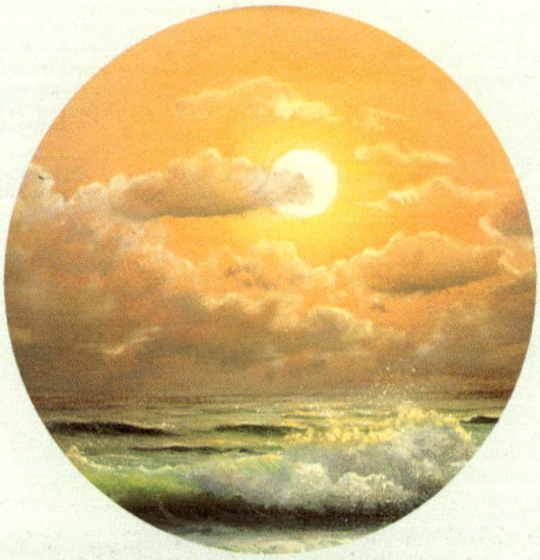

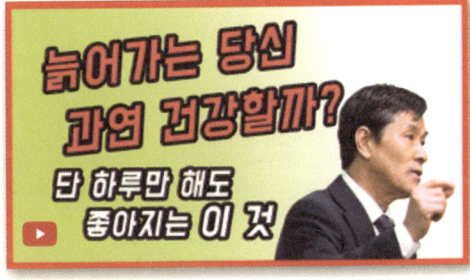

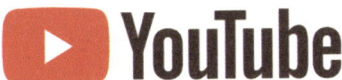

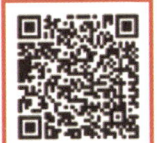

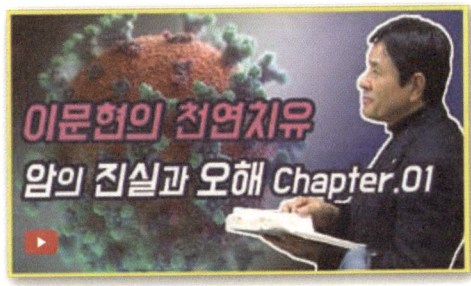

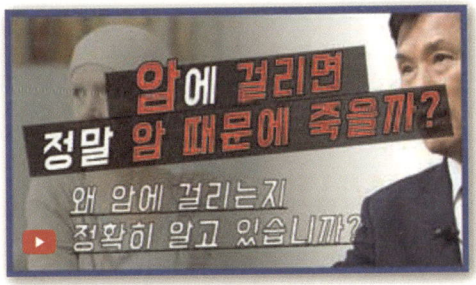

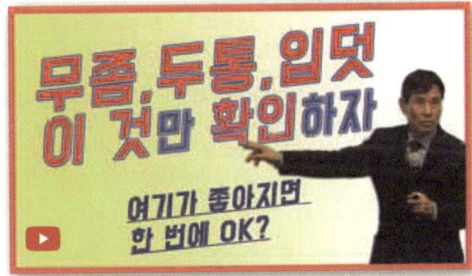

음식과 습관조절로 치료한
나의 혈액암 투병일기

김현정님 여포성림
천연치유 교육
2018년 8월 입소자 체험

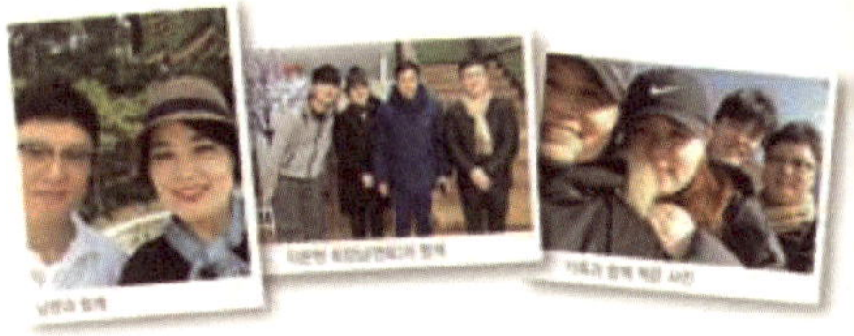

저는 2017년 12월, 약 7개월 전에 여포성림프종 4기로 암진단을 받았습니다. 당시에는 남의 일 같아 제 귀를 의심하며 놀랐습니다. 하지만 이미 선고된 일이라 어쩔 수 없이 받아들이기로 했고, 순간 '1년 후에 내가 이 땅에 있을까?'라는 상상도 해보았습니다.

여러 가지 검사 후 들리는 결과는 뼈와 골수까지 이미 전이된 악성 림프종 4기라는 말뿐이었고, 처음에는 의사인 제 남동생과 친척들의 의견을 전부 수렴하였습니다. 1차 항암을 받고 난 후, 남편에게 자연치유라는 단어를 듣게 되었습니다. 그 당시에는 왠지 미덥지도 않았고 신뢰가 가지 않아 신경을 전혀 쓰지 않았습니다. 그리고 자연치유라고 하면 왠지 생활한복을 입고 다니시는 분들이나 산속에 사시는 자연인분들의 모습이 제 머릿속에 떠올랐습니다.

1차 항암제를 투여받으면서 화학 냄새가 나는 것 같은 느낌을 받았습니다. 서있는지 앉아있는지 누워있는지 조차모를 정도로 아플 때도 있었습니다. 또한, 한 번의 항암제 투여였지만 불면증을 경험하며 죽음이 눈앞에 있는것처럼 느껴졌습니다. 온몸에 있는 세포들이 전부 아픈 느낌이랄까요? '다른 방법이 없다면 죽을 수밖에 없겠구나.'라는 생각과 함께 수많은 생각들이 제 머릿속을 스쳐 지나갔습니다.

그러던 중 우연히 혈액에 관한 강의를 듣게 되었습니다. **피가 깨끗하고 백혈구가 건강해진다면 그 어떤 악성 바이러스도 사라질 수 있을 거라는 생각이 들었습니다. 외국의 자연치유는 역사가 굉장히 길고 제가 알고 있던 투병생활과 상당히 달랐습니다. 항암제가 화학요법 이라면 저는 자연요법을 통한 항암을 해보기로 결정했습니다.**

항암치료를 받다 보면 나타나는 부작용들이 있습니다. 그리고 제 주위에 고혈압이나 저혈압, 당뇨병, 골다공증 등으로 인해 많은 약을 복용하는 사람들을 본 경험이 있습니다. 그 분들의 모습을 보고 '건강식과 운동을 통해 병을 조금 더 빠르게 이겨낼 순 없을까' 하는 생각이 들었습니다.

가족들은 처음에는 걱정하고 두려워했지만 나중에는 저를 지지해 주기 시작했습니다. **치료 방법에 대한 생각을 바꾸자 다른 길도 보였습니다. 음식과 자연치료를 통해 현재까지 6개월이 흘렀습니다. 제 피는 자연치료를 시작한 지 한 달도 채 되지 않은 1월 말에 모든 수치가 정상이 되었고, 점점 더 몸의 컨디션은 빠르게 변했습니다.**

제가 시도했던 여러 가지 과정들을 다른 분들에게도 알려드리고 싶다는 생각이 들었습니다. 돈이 많이 들지 않고 고통도 덜한 이 과정을 통해 암 이외의 다른 질병도 함께 이겨낼 수 있었습니다. 2년 정도 복용했었던 고혈압약도 현재는 끊은 지 6개월이 되었습니다. 혈압이 정상으로 돌아와 약을 먹을 필요가 없어졌습니다. 또한, 병원에 가도 의사 선생님께서 저에게 더 이상 처방해주 실 것이 없다고 하셨습니다. 저는 모든 일상을 예전과 똑같이 지내고 있습니다.

"모두 완치하시고 사랑하는 사람들과 더불어 행복하게 살아갈 수 있기를 바랍니다."

햇빛과 물과 공기와 음식과 푸른잎 채소와 여러 가지 색의 다양한 과일 그리고 레몬이 제게 굉장한 도움을 주었습니다. 항암 화학요법은 항암제 투여하여 암을 잡습니다. 하지만 가끔은 부작용이 나타나 너무 힘들었 우울증이 찾아오기도 했습니다. 그래서인지 건강한 음식과 습관을 통 자연치료를 함께 하기로 더욱 마음 먹게 되었습니다.

고형암보다 혈액암은 천연의 채소와 과일 섭취를 병행한 치료가 비교 효과가 좋다는 것을 알게 되었습니다. 저는 매일 여러 가지 초록잎의 채소 시간 있을 때마다 의식적으로 챙겨서 먹었고, 또 즙을 내어 마셨습니다 푸른잎 채소나 자몽, 오렌지, 포도, 귤, 사과 등 다양한 과일을 주스로 착즙하 페트병에 가득 담아 매일 마셨습니다. 또한 혈액을 깨끗이 하며 혈관을 건 하고 튼튼하게 하기 위해 레몬즙을 내어 하루에 300ml를 수시로 나누 마시고 있습니다. **그 결과는 놀라웠습니다. 한 달도 채 되지 않아 혈액 최적의 수치를 내게 되었습니다.** 제 몸 속의 암세포를 전부 없앨 수 있을 거 는 믿음으로 최선을 다해 초점을 맞추어 생활하고 음식도 절제하며 고기류 어패류, 밀가루음식, 유제품은 전혀 먹지 않고 있습니다. 주위에서 고기류 권장하는 분들도 계시지만, 가족들과 함께 최대한 먹지 않으려고 합니다.

더불어, 하루에 한 시간씩 야외운동도 빼놓지 않았습니다. 혈류를 강하게 흘 보내고 온몸의 피를 건강하게 돌리기 위해서 다리의 근력이 필요하다는 듣고부터 열심히 땀을 흘리며 움직였습니다. 환자라고 방 안에만 있으면 나빠지고 생각도 건강하지 못해지니까요. 식구들은 이제 활발한 저를 보 환자 취급을 하지 않습니다. 친구들은 본인들보다 혈색이나 피부가 훨 좋아진 저를 보고 방법을 묻고 따라하고 있습니다.

우연히 암이라는 터널을 만나게 되어 알게 된 천연치유력은 병에 대한 저 생각과 고정관념을 뒤집는 계기가 되어 또 다른 지식을 흡수하는 역할 했습니다. 저는 주변에 의사가 많아 약과 수술을 최고로만 생각하고 살 왔는데, 그런 치료를 받으며 조금씩 지쳐가는 저를 발견했습니다. 병에 대한 생각을 바꾸니, 병마가 제 인생을 지배하지 못했습니다. 저의 이런 삶 통해 많은 분들도 도움을 받을 수 있다면 좋겠습니다. 의식만 바꾼다고 되는 것이 아니라 방법을 알아야 합니다.

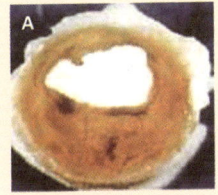

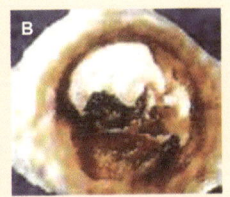

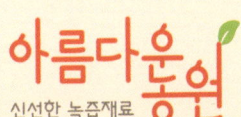

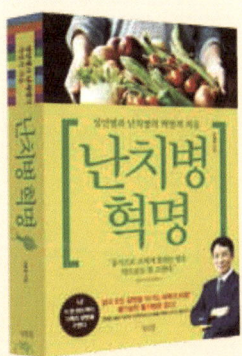

생즙의 놀라운 치유력으로

20일의 기적

1판 1쇄 인쇄 | 2021년 1월 8일
1판 1쇄 발행 | 2021년 1월 15일

지은이 | 이문현
펴낸곳 | 청림뜰
기획 · 편집 | 김현철
디자인 | 페이퍼마임

등록번호 | 제 2014-000004호
주소 | 서울시 영등포구 당산로 30길 엔젤빌딩 4층
전화 | 070-8884-3004, 010-8255-6603
팩스 | 02-2637-3005
홈페이지 | http://cafe.naver.com/angeljuicer
이메일 | healingmhl@naver.com

ISBN 979-11-963112-3-0 03510

• 본 도서는『질병에서 기적처럼 회복된 사람들의 이야기』개정증보판입니다.